ESKKA BASIC SERIES

エスカベーシック

臨床医学概論

奈良信雄 [著]

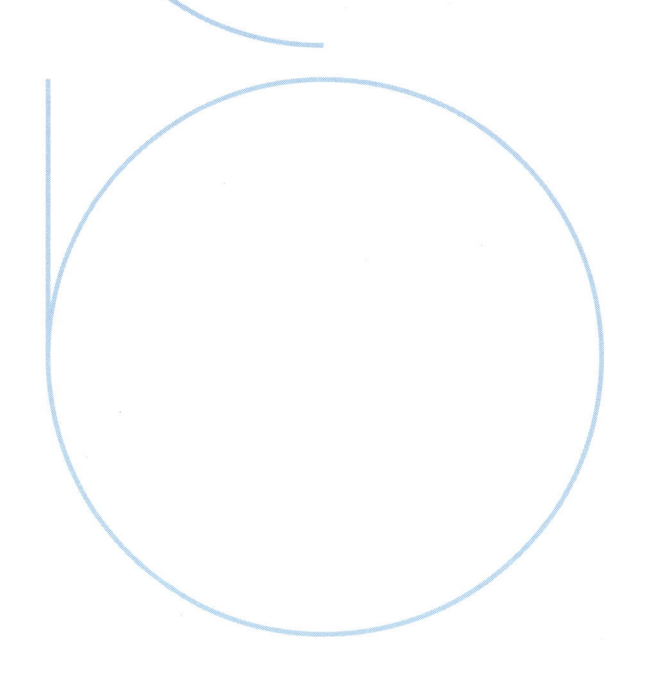

同文書院

『エスカベーシック・シリーズ』の刊行にあたって

　今，管理栄養士・栄養士を取り巻く環境は激変している。2000年3月の「栄養士法」改正により，とりわけ管理栄養士は保健医療分野の重要な担い手に位置づけられた。しかし，現代の大きなテーマとなっている「食の安全」や国民の「健康保持活動」の分野で，管理栄養士・栄養士が十分な役割を果たしているかは意見が分かれるところである。

　同文書院では，2002年8月に「管理栄養士国家試験出題基準（ガイドライン）」が発表されたのを受けて，『ネオエスカ・シリーズ』を新ガイドラインに対応して全面的に改訂し，より資質の高い管理栄養士の育成を目指す教科書シリーズとしての強化を図ってきた。

　『エスカベーシック・シリーズ』は，『ネオエスカ・シリーズ』のいわば兄弟版として位置づけ，ガイドラインの「社会・環境と健康」「人体の構造と機能および疾病の成り立ち」「食べ物と健康」「基礎栄養学」「応用栄養学」「臨床栄養学」「公衆栄養学」「栄養教育論」「給食管理」の各分野の基本を徹底的に学ぶことに焦点をあて，応用力があり，各職域・現場で即戦力になりうる人材の養成を目指すことにした。

　本シリーズは『ネオエスカ・シリーズ』と同様，"基本的な事項を豊富な図表・イラストと平易な文章でわかりやすく解説する"とのコンセプトは踏襲しているが，より一層「コンパクト」に「見やすく」したのが最大の特徴で，内容もキーワードを網羅し，管理栄養士・栄養士養成施設校のみならず，栄養を学ぶすべての関係者に活用いただけるものと，自負している。

2008年4月

監修者代表
(株)同文書院

執筆者紹介

奈良信雄（なら・のぶお）
東京医科歯科大学
医歯学教育システム研究センター長
大学院医歯学総合研究科臨床検査医学分野教授

まえがき

　管理栄養士・栄養士にとってもっとも重要な業務の一つは，栄養アセスメントを的確に行い，栄養指導，栄養療法，食事療法を適切に実施することである。この業務は，現代の医療・介護のなかで極めて重要な位置を占めている。

　栄養アセスメント，栄養療法などを適切に行うには，患者の病態を正確に把握することが求められよう。その前提には，各種疾患の病態や診断・治療といった知識を十分に習得しておくことが要求される。

　本書はエスカベーシック・シリーズの一環として，「臨床医学概論」を解説したものである。管理栄養士・栄養士にとって必要な疾患につき，アプローチのしかた，病態生理，診断，治療等についてわかりやすく解説することにした。著者の経験した症例をもとに，画像やデータをもりこみ，より理解しやすいような工夫も凝らした。

　管理栄養士・栄養士養成校で勉学に励まれる学生諸君に学習の参考書としてはもちろんのこと，現場でご活躍の方々にもぜひ知識を整理する目的にご利用いただければと考える。

　本書の企画・編集には同文書院編集部の多大なご尽力をいただいた。ここに深謝したい。

2010年3月

奈良信雄

contents ■もくじ

まえがき　iii

chapter 1　疾患による細胞，組織の変化　1

1. 炎　症　2
2. 創傷治癒　2
3. 変　性　3
4. 壊　死　3
5. アポトーシス　4
6. 萎　縮　4
7. 過形成　5
8. 腫　瘍　5
- ◆ 演習問題　7

chapter 2　疾患診断の概要　9

1. 一般的診察　9
   1）診察の進め方　9
   2）医療面接（問診）　10
2. 身体診察　12
   1）身体診察の進め方　12
   2）視　診　12
   3）触　診　12
   4）打　診　12
   5）聴　診　12
   6）神経学的診察　13
3. 主な症候　13
   1）バイタルサイン（生命徴候）　13
   2）全身症候　15
   3）そのほかの症候，病態　22
4. 臨床検査　33
   1）種類と特性　34
   2）検体の種類，採取方法　35
   3）基準値の考え方　36
   4）一般検査（尿，糞便，喀痰など）　37
   5）血液学検査　39
   6）生化学検査　41
   7）免疫学検査　48
   8）病原微生物検査　54
   9）生体機能検査（生理機能検査，臨床生理検査）　55
   10）画像検査　56
   11）病理検査　60
- ◆ 演習問題　61

chapter 3　疾患治療の概要　63

1. 種類と特徴　63
    1) 原因療法，対症療法　63
    2) 根治療法，保存療法　64
2. 治療計画，実施，評価　65
3. 治療の方法　66
    1) 食事・栄養療法　66
    2) 薬物療法　67
    3) 輸液，輸血，血液浄化療法　68
    4) 手術，周術期管理　69
    5) 臓器・組織移植，人工臓器　70
    6) 放射線治療　71
    7) そのほかの治療法　71
4. 末期患者の治療　72
    1) ターミナルケア（終末期医療）　72
    2) 緩和医療　72
    3) 尊厳死　73
5. 救命救急診療（クリティカルケア）　73
    1) 損傷，外傷　73
    2) 外科手術　74
    3) 熱傷　74
    4) 集中治療　74
6. 根拠（エビデンス）に基づいた医療（EBN）　75
    1) EBN（Eviedence-based-medicine）　75
    2) 診療ガイドライン　75
◆ 演習問題　76

chapter 4　栄養障害と代謝疾患　77

1. 栄養障害の成因，病態，診断，治療の概要　77
    1) 飢餓　77
    2) タンパク・エネルギー栄養障害（栄養失調症；PEM）　77
    3) ビタミン欠乏症・過剰症　78
    4) ミネラル欠乏症・過剰症　78
    5) 肥満　80
    6) やせ（るいそう）　80
2. 代謝疾患の成因，病態，診断，治療の概要　82
    1) 糖尿病とその合併症　82
    2) 低血糖症　82
    3) 脂質異常症　84
    4) 高尿酸血症，痛風　84
    5) 先天性代謝異常　85

◆ 演習問題　88

chapter 5　消化器系　89

1．消化管の疾患　89
　　1）口内炎，舌炎　89
　　2）胃食道逆流症　91
　　3）胃・十二指腸潰瘍　92
　　4）タンパク漏出性胃腸障害　92
　　5）クローン病　93
　　6）潰瘍性大腸炎　94
　　7）過敏性腸症候群　95
　　8）便　秘　96
2．肝臓，胆のう，膵臓の疾患　96
　　1）肝　炎　96
　　2）肝硬変　99
　　3）脂肪肝　100
　　4）胆のう・胆道系疾患　100
　　5）膵　炎　102
◆ 演習問題　104

chapter 6　循環器系　105

1．循環障害　105
　　1）虚　血　105
　　2）充　血　105
　　3）うっ血　105
　　4）出　血　105
　　5）血栓症　106
　　6）塞　栓　106
　　7）梗　塞　106
2．循環器疾患の成因，病態，診断，治療の概要　106
　　1）高血圧症　106
　　2）動脈硬化症　108
　　3）虚血性心疾患　108
　　4）心不全　111
◆ 演習問題　112

chapter 7　腎・尿路系　113

1．症　候　113
　　1）血清ナトリウム濃度異常　113
　　2）血清カリウム濃度異常　114
　　3）血清カルシウム濃度異常　115
　　4）アシドーシス，アルカローシス　116

2．腎・尿路疾患の成因・病態・診断・治療の概要　118
 1）腎　炎　118
 2）ネフローゼ症候群　120
 3）腎不全　120
 4）糖尿病性腎症　123
 5）尿管結石症　124
3．透　析　124
 1）血液透析　124
 2）腹膜透析　124
◆ 演習問題　126

chapter 8　内分泌系　127

1．内分泌疾患の成因，病態，診断，治療の概要　127
 1）甲状腺疾患　127
 2）原発性アルドステロン症　130
 3）クッシング病，クッシング症候群　130
 4）更年期障害　131
◆ 演習問題　133

chapter 9　神経系　135

1．感覚器・神経疾患の成因，病態，診断，治療の概要　135
 1）脳出血，脳梗塞　135
 2）認知症　136
 3）パーキンソン病，パーキンソン症候群　137
 4）糖尿病性網膜症　138
 5）糖尿病性神経障害　138
2．摂食障害の成因，病態，診断，治療の概要　138
 1）神経性食欲不振症　138
 2）神経性過食症　139
3．精神疾患の成因，病態，診断，治療の概要　140
 1）アルコール依存症　140
 2）薬物の乱用，依存，離脱　140
◆ 演習問題　141

chapter 10　呼吸器系　143

1．呼吸器疾患の成因，病態，診断，治療の概要　143
 1）慢性閉塞性肺疾患　143
 2）気管支喘息　144
 3）気管支炎，肺炎　145
 4）肺結核　146
◆ 演習問題　148

chapter 11　血液，造血器，リンパ系　149

1. 血液疾患の成因，病態，診断，治療の概要　149
   1）貧血　149
   2）白血病　154
   3）紫斑病　155
   4）凝固異常症　156
◆ 演習問題　157

chapter 12　運動器（筋骨格）系　159

1. 筋骨格疾患の成因，病態，診断，治療の概要　159
   1）骨粗しょう症　159
   2）骨軟化症（くる病）　159
   3）変形性関節症　160
◆ 演習問題　161

chapter 13　生殖器系　163

1. 異常妊娠と妊娠合併症　163
   1）妊娠高血圧症　163
   2）流産　163
   3）子宮外妊娠　164
◆ 演習問題　165

chapter 14　感染症　167

1. 感染症の成因，病態，診断，治療の概要　170
   1）細菌感染症　170
   2）ウイルス感染症　174
   3）クラミジア感染症　176
   4）リケッチア感染症　177
   5）真菌症　178
   6）寄生虫症，原虫疾患　178
   7）性行為感染症，性感染症　180
   8）院内感染症　180
   9）新興感染症，再興感染症　182
2. 化学療法の概要　182
◆ 演習問題　183

chapter 15　免疫と生体防御　185

1. 免疫・アレルギー疾患の成因，病態，診断，治療の概要　185
   1）アレルギー性疾患　185
   2）食物アレルギー　187
   3）膠原病，自己免疫疾患　188

		4）免疫不全症　190
	◆ 演習問題　191

chapter 16　悪性腫瘍　193

1．腫　瘍　193
		1）細胞の増殖，分化　193
		2）組織の再生・修復，肥大，増生，化生，異形成・退形成　193
		3）良性・悪性腫瘍　194
		4）局所における腫瘍の増殖，局所浸潤，転移　195
		5）腫瘍発生の遺伝的要因，環境要因　196
		6）ガン遺伝子，ガン抑制遺伝子　196
		7）ガンの疫学　196
		8）ガンの症状　199
		9）ガンの治療　199
2．ガンの成因，病態，診断，治療の概要　200
		1）食道ガン　200
		2）胃ガン　200
		3）結腸・直腸ガン　201
		4）肝ガン　202
		5）膵ガン　203
		6）肺ガン　204
		7）子宮頸ガン　204
		8）子宮体ガン　205
		9）乳ガン　206
		10）前立腺ガン　206
	◆ 演習問題　207

chapter 17　加齢（老化），死　209

1．加齢（老化）　209
2．死　209
		1）死の判定　209
		2）心臓死　210
		3）脳　死　210
	◆ 演習問題　211

chapter 18　トピックス　213

1．再生医療　213
2．牛海綿状脳症（BSE）　213
	◆ 演習問題　215

		さくいん　217

chapter 1 疾患による細胞，組織の変化

〈学習のポイント〉
①病気は個人の体質，病原体，環境要因などが関連して発生する。
②炎症は，体内外の刺激に対して起きる生体の総合的反応である。発赤，発熱，腫脹，疼痛が炎症の四主徴である。
③組織の傷害による創傷は，肉芽組織，さらに瘢痕組織が形成されて治癒する。
④組織の変化として，変性，壊死，アポトーシス，萎縮，過形成などがある。
⑤細胞の過剰増殖による変化として，良性腫瘍と悪性腫瘍がある。

図1-1　疾病の成立

　人間は，肉体的にも精神的にも健康であることが望まれる。
　健康とは，すべての臓器，器官が調和をとって本来の機能を営み，周囲の環境に適応しながら生活できている状態をいう。
　健康状態が障害されると，臓器，器官が正常に機能を発揮できず，周囲との調和が乱れてしまう。たとえば，細菌やウイルスなどの病原体が体内に侵入したり，高熱や毒物などの影響を受けたり，また体内に悪性腫瘍が発生したりすれば，臓器，器官の機能が障害され，健康を維持できなくなってしまう。
　肉体的または精神的に健康な状態を維持できなくなった状態を，病気あるいは疾患（疾病）にかかっていると表現する。
　疾病は，遺伝的に規定された個人の体質に，病原体や環境要因などが複雑にからみ合って発生する（図1-1）。病原体の侵入によって発病する感染症，体質に環境要因が加わって発生する高血圧症や糖尿病などの生活習慣病，細胞の増殖調節に乱れが生じて発生する悪性腫瘍，免疫機構の破綻が原因で起きる自己免疫疾患など，さまざまな疾病がある。
　疾病にかかると，免疫など，合目的な生体反応が細胞や組織に起こり，健康状態に回復させようとする。しかし，生体反応をしのぐような過剰な負荷がかかれば，健康状態に戻れず，死に至ることすらある。

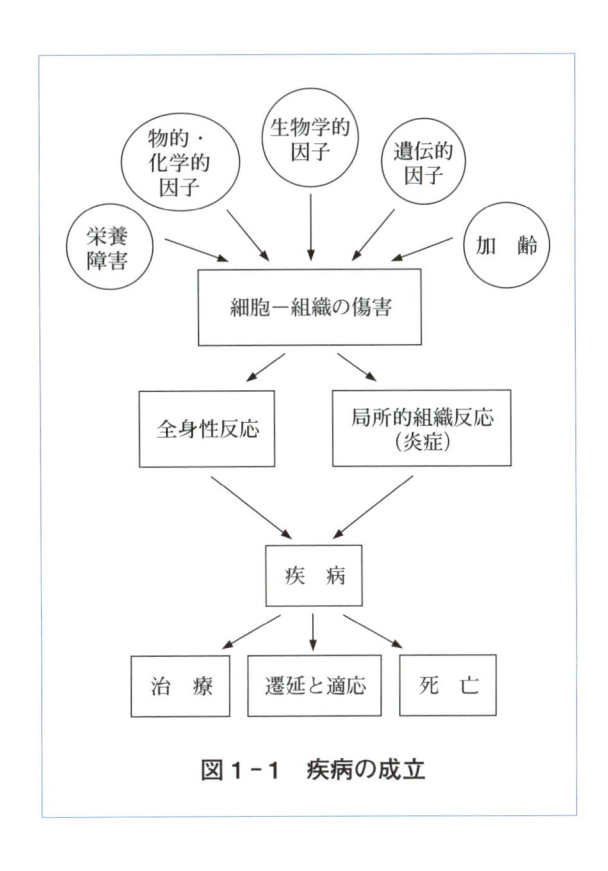

1. 炎症

病原微生物，血行障害，物理的要因，化学物質などの侵襲に対して起きる生体の総合的な反応を炎症という。

たとえば，黄色ブドウ球菌が皮膚に化膿した場合を考えてみよう。黄色ブドウ球菌が侵入して増殖している局所は，赤く腫れあがって熱を発生し，痛みを伴う。局所を動かせないこともある。

このように，炎症という生体反応は，発赤，発熱，腫脹，疼痛が特徴で，これらは炎症の四主徴と呼ばれる。しばしば機能障害も加わる。

このような炎症反応は，局所における微小循環の変化，液性成分の血管外への滲出，好中球，単球など炎症細胞の集合などによって起こる（図1-2）。

すなわち，小動脈が拡張し，毛細血管が新生することにより，病変部位は充血し，赤くなる。小動脈の拡張により動脈血流が増え，さらに組織で代謝が亢進する結果，発熱する。また，充血や，液性成分の血管外への滲出により，局所が腫脹する。細菌や昆虫などの毒素，生体内で好中球やマクロファージなどから放出される化学物質（ケミカルメディエータ）などが組織にある末梢神経を刺激し，疼痛が生じる。腫脹や疼痛が強いと，機能障害も起こる。

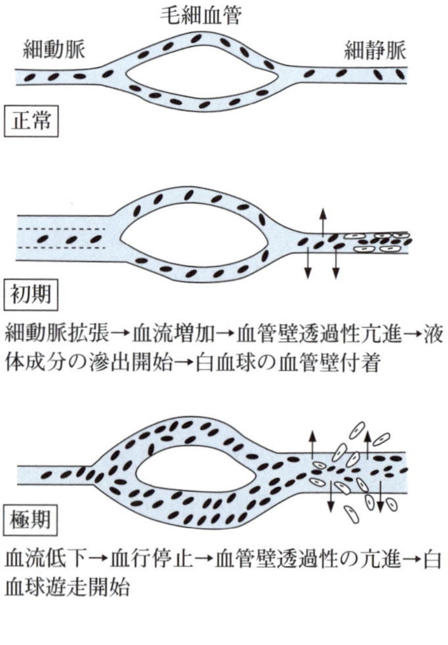

炎症は，本来は侵入した外敵を排除するための合目的な生体反応である。好中球やマクロファージなどは細菌などを貪食し，殺菌する。また，滲出した液性成分には補体や抗体などが含まれ，細菌の排除や中和に役立つ。血流の増加や発熱は，生体の代謝反応を効率よく進めるのに都合がよい。

こうして，細菌などの侵入による病変は終息し，治癒する。腫れあがっていた局所は健康なときの元の状態に戻る。

しかし，場合によっては，慢性的な炎症の状態になることがある。また，しこりや腫瘤をつくることもある。

図1-2 炎症の進行過程

2. 創傷治癒

創傷は，もともとは外力による傷害を意味しているが，外因性要因（機械的刺激，熱，低温，放射線，化学物質，動物咬傷など）や内因性要因（ストレス，神経性障害，内分泌異常など）による組織の損傷をも含めることが多い。

局所が損傷を受けた後，さまざまな組織変化によって完全に，もしくはきずあと（瘢痕）を残して治癒する。このしくみを創傷治癒という。創傷の治癒では，まず肉芽組織がつくられ，その後に瘢痕組織が形成されて終了することが多い（図1-3）。

肉芽組織は，線維芽細胞を主な成分として，毛

細血管が新しくつくられ，マクロファージ，好中球，リンパ球，形質細胞などの炎症細胞が集まって形成される組織である。肉芽組織は，損傷によって生じた欠損部位を補充する役目がある。

やがて肉芽組織からは滲出物や炎症細胞などが消失し，膠原線維だけからなる組織になる。こうしてできる組織を瘢痕組織という。瘢痕組織は伸縮したり，神経を伝えることはできず，四肢などの広い範囲に生じると変形が残る。

熱傷などの後に残る，太い膠原線維が過剰に密につくられる瘢痕組織をケロイドと呼ぶ。

3. 変 性

変性は，細胞や組織の構造や代謝が何らかの原因で障害されて起きる可逆的な変化である。細胞の微細構造が変化し，細胞や組織の代謝活動が変化している。細胞や組織の代謝活動が変化する結果，細胞内や組織に異常な物質が出現したり，生理的な量が変化したりする。

細胞質が変化する変性には，細胞内に脂肪が蓄積する脂肪変性，空胞が出現する空胞変性，粘液が蓄積する粘液変性などがある。

細胞間質＊が変化する変性には，ヒアリン（硝子質）が沈着する硝子変性，タンパク質と多糖類の複合物であるアミロイドが沈着するアミロイド変性，膠原線維が膨化して均質になるフィブリノイド変性，粘液が蓄積するムコイド変性などがある。

4. 壊 死

細胞や組織がきわめて強い傷害作用を受けて，完全に死滅した状態をいう。

壊死を起こす原因には，外傷・熱・放射線など物理的因子，水銀・クロロホルムなど化学的因子，

＊**細胞間質**
細胞と細胞はピッタリと密に接触しているのではなく，細胞と細胞の間はさまざま物質で埋められており，これを細胞間質という。プロテオグリカン，コラーゲン，カルシウムアパタイトなどが細胞間質を構成している。
細胞と細胞間質の構成は組織によって異なり，たとえば上皮組織は主に密に結合した細胞から構成されて細胞間質はほとんどない。支持組織は細胞間質が豊富で，細胞間質の成分から結合組織，骨組織，軟骨組織に分けられる。

図1-3 創傷治癒

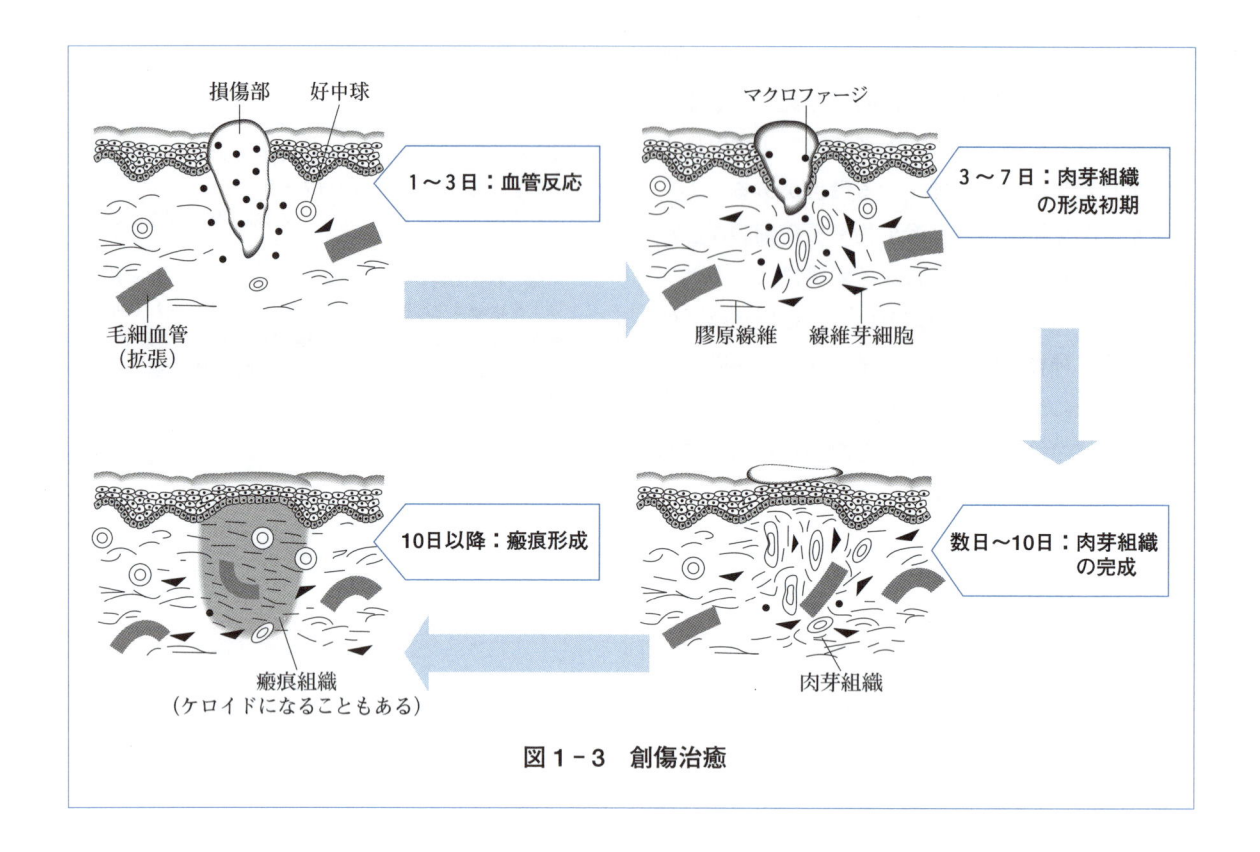

- 1〜3日：血管反応（損傷部、好中球、毛細血管（拡張））
- 3〜7日：肉芽組織の形成初期（マクロファージ、膠原線維、線維芽細胞）
- 数日〜10日：肉芽組織の完成（肉芽組織）
- 10日以降：瘢痕形成（瘢痕組織（ケロイドになることもある））

血行障害, 病原体毒素などがある。組織の壊死は, その特徴から, 凝固壊死, 融解壊死（液化壊死）, 壊疽に分けられる。

凝固壊死では, 壊死に陥った組織が硬くてもろく, 灰白色になる。心筋梗塞, 腎梗塞など, 組織への血行障害などが原因で起こる。

融解壊死は, 脳などタンパク質の少ない組織にみられ, 軟らかくなって融解し, 組織が液化した状態になっている。

壊疽は, 壊死した組織が二次的に腐敗菌や乾燥の影響を受けたものである。その状態から, 乾性壊疽, 湿性壊疽に分けられる。ガス産生菌によるものをとくにガス壊疽という。

なお, 壊死した組織は異物として処理され, 排除されたり, 器質化や被包を受ける。

5. アポトーシス

壊死とは異なり, 細胞が一定の寿命の後で死滅するようにもともとプログラムされた細胞死をアポトーシスという。離れるという意味の「apo；アポ」と, 下降を意味する「ptosis；トーシス」を組み合わせた造語で, 枯死といえる。

アポトーシスは, 細胞が増えすぎないように調節して, 細胞数を一定に保つための合目的なしくみと考えられる。このため, アポトーシスの異常は, 悪性腫瘍, 自己免疫疾患, 神経変性疾患などの発病につながる可能性が指摘されている。

6. 萎 縮

細胞の体積, 数, あるいは細胞間物質の量が減少し, 組織や臓器の体積が減少する状態をいう。

萎縮した細胞，組織，臓器では，それらの機能も低下している。萎縮は，生理的に起こる場合も，病的な場合もある。

生理的な萎縮は，胸腺が思春期以降に萎縮したり，加齢とともに諸臓器が萎縮するような場合である。若者でも，骨折でギプスで固定されたりすると，筋肉が萎縮したりする。

病的な萎縮は，悪性腫瘍や結核などの慢性消耗性疾患で起こる。栄養障害により，脂肪組織，筋肉，肝臓などが萎縮する。肝硬変では肝細胞が破壊され，肝細胞の再生と結合組織の増殖が起こるが，肝臓自身は萎縮し，機能を消失していく。

7. 過形成

細胞や細胞間物質の線維の数が増加し，組織の体積が増える状態である。

過形成は炎症やホルモンの作用などが原因となって起こる。因果関係が明確なため，腫瘍とは異なって，原因が除かれれば過形成は止まる。

たとえば慢性胃炎では，胃の粘膜が肥厚したり，胃ポリープができる。エストロゲン*は子宮内膜を増殖させるが，過剰になると子宮粘膜が過度に肥厚する。

8. 腫　瘍

腫瘍とは，細胞が過剰に増えすぎる結果として起きる病態で，良性腫瘍と悪性腫瘍とがある。

良性腫瘍は，皮膚にできるイボや胃ポリープのように，細胞が過剰に増殖しているだけで，正常の細胞や組織の働きには悪影響を及ぼさないものをいう。脳にできる髄膜腫（メニンジオーマ）などを除き，一般には生命予後に影響しない。

一方，悪性腫瘍は，形質の変異した細胞が無制

*エストロゲン
主として卵巣から分泌される女性ホルモンで，エストロン，エストラジオール，エストリオールなどがある。思春期には子宮，腟，外陰，乳房などの発育を促し，二次性徴の発現に重要な役割を果たす。成熟した女性に対しては，腟粘膜の変化や子宮内膜の増殖を促し，一定の性周期を成立させる作用がある。

限に増殖し，正常細胞や組織の機能を障害し，さらに他臓器に転移して全身にも影響を及ぼして生命予後を短くする。

　胃などの上皮組織に発生する悪性腫瘍をガン腫，筋肉や骨などの非上皮性組織に発生する悪性腫瘍を肉腫というが，両者を合わせてガンということが多い。

　悪性腫瘍は，細胞の増殖や分化を調節する遺伝子に異変が起きて発生すると考えられている。肺ガンや大腸ガンをはじめ，あらゆる臓器に発症する可能性がある。ガンによる死亡は，日本人の死因の第1位を占めており，その対策が急がれる（chapter16参照）。

◆ 演習問題

問題1． 炎症の四主徴でないのはどれか。
  (a) 腫脹   (b) 疼痛   (c) 排膿
  (d) 発熱   (e) 発赤

問題2． 創傷の治癒に際してみられる組織はどれか。
  (a) アポトーシス   (b) 壊死   (c) 過形成
  (d) 肉芽   (e) 変性

問題3． 組織の変性のうち，膠原線維が膨化して均質になるのはどれか。
  (a) アミロイド変性   (b) 空胞変性   (c) 脂肪変性
  (d) 硝子変性   (e) フィブリノイド変性
  (f) 粘液変性   (g) ムコイド変性

問題4． 心筋梗塞でみられるのはどれか。
  (a) アポトーシス   (b) 壊疽   (c) 凝固壊死
  (d) ケロイド   (e) 融解壊死

問題5． 良性腫瘍の特徴はどれか。
  (a) 他臓器に転移する。
  (b) ガン腫と肉腫がある。
  (c) 生命予後を短くする。
  (d) 周囲の組織に浸潤する。
  (e) 正常組織の機能に悪影響を及ぼさない。

◎解　答
問題1．(c) ▶ p.2参照
問題2．(d) ▶ p.2参照
問題3．(e) ▶ p.3参照
問題4．(c) ▶ p.4参照
問題5．(e) ▶ p.5参照

chapter 2 疾患診断の概要

〈学習のポイント〉
① 疾患の診断は，医療面接，身体診察，臨床検査を総合して行われる。
② 医療面接では患者像，主訴，現病歴，既往歴，家族歴，社会歴を確認する。
③ バイタルサイン（生命徴候）は生命の維持に重要な，呼吸と循環の状態を表す徴候で，意識，体温，脈拍，血圧，呼吸状態をさす。
④ 発熱とは，体温が生理的変動の範囲を超えた病態で，通常は37℃以上の場合をいう。
⑤ 脈拍数は，60／分以下を徐脈，100／分以上を頻脈とする。
⑥ 血圧は，140／90未満が正常で，それ以上を高血圧とする。
⑦ ショックは血圧が低下し，重要な臓器へ十分に血液を送り込めなくなった状態で，速やかな対応が必要である。
⑧ 意識障害には，意識の清明度の低下とせん妄など意識内容の変化がある。
⑨ 脱水は体液量が減少した状態で，高張性脱水，低張性脱水，等張性脱水がある。
⑩ 浮腫は組織間液の増加した病態で，心不全，腎疾患，肝疾患などで起きる。
⑪ 黄疸は血清ビリルビン濃度の増加によって起こり，肝胆道系疾患や溶血性貧血などが原因になる。
⑫ 嚥下困難は，食道の疾患や，嚥下に関する筋肉を支配する神経障害などで発生する。
⑬ 吐血，下血は消化管で出血していることを表し，慎重に鑑別診断を進める。
⑭ 臨床検査には，検体検査，生理機能検査，画像検査があり，適宜選択して実施し，病態の解析，診断，治療経過のモニターなどに応用する。

健康を害して疾病にかかった患者に対しては，まず疾患を正しく診断する。そして，診断にもとづいて，栄養療法や薬物療法などの適切な治療を進める。

1. 一般的診察

1）診察の進め方

健康を失って疾病にかかると，健康時には感じない精神的あるいは肉体的な違和感を感じる。これを症状もしくは自覚症状という。たとえば，「頭が痛い」「からだがだるい」「食欲がない」など，さまざまな症状がある。症状のうち，患者にとってもっとも重要なものを主訴という。

患者はこのような症状が解決することを望んで医療機関を訪れる。そこで，医療行為を行うにあたって基本となるのが，まずは患者の症状を正しく把握することである。医療従事者は患者の症状を医療面接によって確認する。

また，疾病にかかると，他人がみてもわかるような客観的な変化があらわれる。これを徴候，または他覚的所見という。たとえば，発疹が出ている，関節が腫れている，血圧が高い，などの所見である。他覚的所見は，医療従事者が身体診察を行って確認する。身体診察で得られる所見を身体所見という。

さらに，診断を確実にしたり，合併症の存在を判定したり，誤診を防いだりする目的で，臨床検査が行われる。たとえば尿や血液を検査したり，心電図やX線検査を行って，より客観的で正確な情報を集める。

診療にあたっては，患者の訴える症状をもとに，身体所見ならびに検査所見を参考にして，疾病の診断が下される（図2 - 1）。そして，診断に応じて治療が開始され，経過が観察されることとなる。

これら一連の診療行為は，すべて診療録（カル

図2-1 診療のすすめ方

医療面接・身体診察・臨床検査 → 鑑別診断・診断 → 治療 → 経過観察

（すべて診療録（カルテ）に記載）

表2-1 医療面接で確認することがら

① 患者像
- 氏名，性別，生年月日
- 職業
- 現住所
- 本籍

② 主訴

③ 現病歴

④ 既往歴
- 出生時の状況
- 乳幼児期の健康状態
- ツベルクリン反応，BCG接種，ワクチン接種歴
- 輸血歴
- 既往の疾患
- 月経
- 結婚歴
- 嗜好品：喫煙，アルコールなど
- 常用薬品

⑤ 家族歴・社会歴
- 家族の健康状態：祖父母，父母，同胞，配偶者，子ども
- 遺伝的関係：高血圧，糖尿病，悪性腫瘍など
- 生活環境
- 職業歴

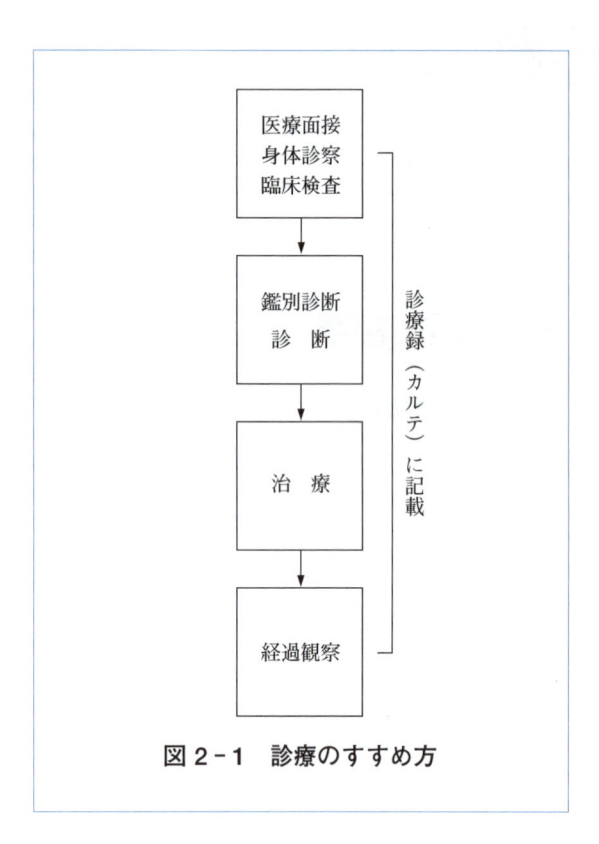

テ）に正確に記載される。

2）医療面接（問診）

患者に医療機関を訪れたきっかけを聞きとり，正しい診断に導くための医療行為が医療面接である。

かつては医師や看護師が患者に「問いかけをして診察する」という観点から，「問診」と呼ばれてきた。しかし，患者の方から自由な雰囲気で話してもらうことこそが大切であり，現在では，「医療面接」もしくは「病歴聴取」と表現する。

医療面接でまず確認すべき事柄は病歴である。

「病歴」とは，疾患を中心にした，個々の患者の歴史ともいうべきものである。患者が現在かかえている疾患はもちろんであるが，それに影響を与えていると考えられるすべての背景をさす。患者像，主訴，現病歴，既往歴，家族歴，社会歴などを患者にたずねて確認する（表2-1）。

（1）患者像

氏名，生年月日（年齢），性別，住所，職業などをまず確認する。

（2）主訴

自覚症状のうちでもっとも主要なものが主訴で，治療を求めて患者が医療機関を訪れる直接のきっかけになる。医療従事者が問いかけたときに患者が最初に答えることが多い。

たとえば，「どうなさいましたか？」という問いかけた場合，「食欲がまるでない」「頭が痛い」などといったものが主訴である。主訴には，全身的なものと，各部位の局所的な症状とがある（表2-2）。

（3）現病歴

現病歴とは，患者の訴える症状が，いつから，どのように発生し，現在までどういう経過をたど

表2-2 主な主訴

全身症状	体重増加，体重減少，肥満，やせ，全身倦怠感，易疲労感，発熱，不眠
皮膚，毛髪	発疹，脱毛，出血傾向
頭 部	頭痛，めまい，失神発作
顔 面	顔面紅潮，顔面蒼白
眼，耳，鼻，口	視力低下，視野障害，耳鳴り，聴力低下，鼻出血，歯肉出血，咽頭痛
頸項部	前頸部腫脹，側頸部腫脹，頸部疼痛
胸 部	呼吸困難，胸痛，動悸，喘鳴，咳，痰
腹 部	食欲不振，腹痛，悪心・嘔吐，吐血，下痢，便秘
泌尿器	多尿，乏尿，無尿，頻尿，血尿
精神・神経系	意欲低下，不安感，歩行障害，言語障害，運動麻痺，筋力低下，麻痺
四 肢	関節痛，関節腫脹，浮腫

ってきたかをさす。すなわち，発病した日時，様式，持続期間，経過などである。

(4) 既往歴

既往歴は，出生してから現在までの健康状態や，かかったことのある疾患などについての情報をいう。

具体的には，出生時の状況，幼小児期の健康状態，ツベルクリン反応やワクチン接種の有無，輸血の有無，過去に罹患した疾患・外傷などについての情報である。

(5) 家族歴

祖父母，両親，同胞，配偶者，子どもなどを中心に，その健康状態，罹患した疾患，死亡時の年齢，死因などを聞く。

家系内に多発しやすい疾患には，血友病などの遺伝性疾患のほか，体質や同じ生活環境（食習慣

MEMO

など）のために発症しやすい疾患や，家族内で感染しやすい疾患などがある。高血圧症，糖尿病，脂質異常症など生活習慣病の確認は重要である。

(6) 社会歴

生活環境や職業が発病に関係していることもあり，社会歴として生活環境や職業などを確認しておく。

2. 身体診察

医療面接を行った後，身体診察に移る。

身体診察は，かつては理学的検査と呼ばれた。これは英語の"Physical Examination"が物理学的検査と誤訳されたことに端を発する。正しくは肉体の検査という意味なので，「身体診察」という表現が正しい。

1) 身体診察の進め方

身体診察では，全身をくまなく観察し，見落とさないように，系統立てて一定の順序で行う。通常は，まずバイタルサイン（生命徴候）と全身状態を観察し，次いで頭頸部から，胸部，腹部，四肢，そして神経系へと診察を進める。

身体診察の方法として，視診，触診，打診，聴診，神経学的診察がある。これらの診察を通じて確認された他覚的所見あるいは身体所見を現症という。現症も診療録に正確に記載される。

2) 視　診

視診は，医療従事者が眼で患者の外形や外観を観察し，他覚的所見を確認する診察法である。もっとも基本的な身体診察法で，簡単に行うことができる。

3) 触　診

触診とは，患者の身体各部を医療従事者が手指で触れて診察する方法をいう。患者が異常感を訴える局所や，医療従事者が視診によって異常と判断した部位の性状を調べることに意義がある。

4) 打　診

指もしくは簡単な器具で患者のからだを叩き，そのときに発生する音の性質を聴き分けて，性状を判断する診察法である。とくに，胸部と腹部の診察に有用である。

5) 聴　診

身体内部で発生する音を聴診器を用いて確認する診察方法である（図2-2）。聴診は，とくに肺，心臓，腹部臓器，血管の病変の診断に重要である。

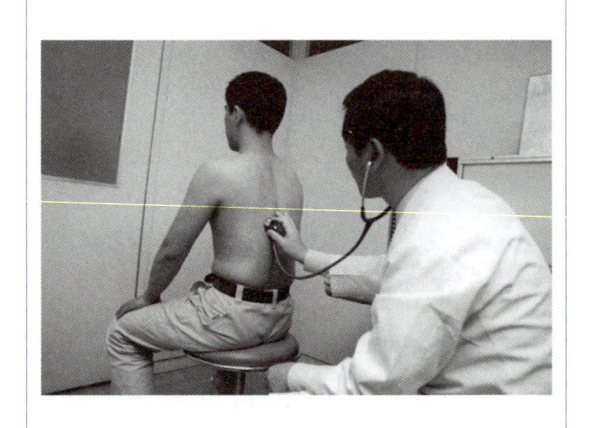

図2-2　肺の聴診

6）神経学的診察

神経系疾患を診断するうえで，重要な診察法である。

患者の精神状態，髄膜刺激症状*の有無，脳神経系，運動系，言語機能，感覚系，反射，自律神経系について診察する。

> **＊髄膜刺激症状**
> 髄膜炎，脳炎，くも膜下出血などによって髄膜が刺激されることで起きる症状を総称する。自覚症状としては，頭痛，羞明，嘔吐などがある。他覚症状として，項部硬直，ケルニッヒ徴候，ブルジンスキー徴候などが認められる。髄膜刺激症状は重症であることを示し，すみやかな原因の診断と治療が重要である。

3．主な症候

症状や徴候には，全身性にあらわれるものと，各器官あるいは臓器別にあらわれるものがある（表2-2）。

全身症状・徴候は，体重減少や全身倦怠感，不眠など，特定の器官や臓器に関係なく訴えられる症状である。感染症や内分泌，代謝性疾患など，全身に病変が及ぶ疾患にみられることが多い。

各器官や臓器別にあらわれる症状や徴候は，疾患の及んでいる器官や臓器を特定するのに役立つ。たとえば，咳や喀痰は気道感染症を疑わせる。

1）バイタルサイン（生命徴候）

バイタルサインは，生命を維持するのに直接関係する「呼吸」と「循環」の状態をあらわす徴候をいう。ふつうは，意識，体温，脈拍，血圧，呼吸状態をさす。

意識と体温はそれぞれ脳と皮膚という臓器の血流状態を示し，脈拍と血圧は心・血管系の機能を示す。呼吸は呼吸機能をあらわす指標となる。

バイタルサインは身体診察でももっとも基本的なもので，どんな患者に対しても，必ず最初に観察しておく。

（1）意識状態

意識は，知覚，注意，認知，思考，判断，記憶などの精神活動全般を統合したもので，人間がいきいきとした生命活動をしていることを示す根本

的な徴候である。意識状態は，名前を呼びかけたり，住所や日付などを尋ねたり，皮膚を叩いたりするなど刺激を与えたりして，患者の反応を観察して評価する。

意識がしっかりしている状態を清明という。これに対し，周囲への注意が鈍り，対象を正確に認知することができず，外部からの刺激にも適切に反応できないような状態を意識障害という。

意識障害は，種々の脳疾患（外傷，脳血管障害，脳炎，脳腫瘍など）をはじめ，肝硬変，尿毒症，糖尿病，薬物中毒などの疾患で起こりうる。いずれも重篤であり，意識障害の重症度に応じて処置しなければならない。このため，意識障害の重症度を客観的に判定する指標が作成されている（表2-3）。

(2) 体 温

体温は体内での熱産生と熱放散のバランスによって，ほぼ36〜37℃の範囲内に維持されている。熱は，安静時には主として脳，心臓，肝臓などの深部臓器で産生され，運動時には骨格筋での産生が高まる。一方，体表や気道からの放射，伝導，対流，蒸発などによって熱が放散する。

体温の恒常性が保たれていることは生命活動にとって重要である。このため，体温の測定は身体診察に欠かせない。水銀体温計や電子体温計などを用いて，腋窩，口腔内，もしくは直腸内で計測する。

体温が腋窩で37.0℃以上のとき，一般に発熱していると判定する。発熱は，感染症，悪性腫瘍，膠原病，内分泌疾患，アレルギー性疾患などでみられる。

口腔内温が35.0℃未満を低体温症という。甲状腺機能低下症，下垂体機能不全症，アジソン病，慢性消耗性疾患などでは持続的に低体温となるが，外傷や大量出血などのショック状態では急速に体温が下降し，危険な徴候である。

(3) 脈 拍

脈拍は心臓の拍動に伴う動脈の拍動を意味する。脈拍の触診は生命徴候のひとつとして，循環状態を把握するのに重要である。

通常の診察では，橈骨動脈で脈拍を触診する。左右を同時に触診し，脈拍数やリズムなどを確認する。

① 脈拍数

健康な成人での脈拍数は毎分ほぼ65〜85である。成人で脈拍数が100/分以上の場合を頻脈という。精神的緊張や運動直後などのときには健康人でも脈拍数が増加するが，頻脈性不整脈，貧血，心不全，甲状腺機能亢進症，大量出血などでは病的に脈拍数が増える。

逆に脈拍数が60/分以下を徐脈という。健康人でも，睡眠時や運動選手では徐脈になるが，徐脈性不整脈，甲状腺機能低下症，脳圧亢進などでは病的な徐脈がみられる。

② リズム（調律）

表2-3 Japan coma scale（3-3-9度方式）による意識レベル分類法

Ⅰ．刺激しなくても覚醒している状態	
1	意識清明とはいえない
2	見当識障害がある
3	自分の名前，生年月日が言えない

Ⅱ．刺激すると覚醒する状態（刺激をやめると眠り込む）	
10	普通の呼びかけで容易に開眼する
20	大きな声または体を揺さぶることにより開眼する
30	痛み刺激を加えつつ呼びかけを繰り返すと，かろうじて開眼する

Ⅲ．刺激をしても覚醒しない状態	
100	痛み刺激に対し，払いのけるような動作をする
200	痛み刺激で少し手足を動かしたり，顔をしかめる
300	痛み刺激に反応しない

不穏状態〈restlessness〉があればR，尿失禁〈incontinence〉があればInc，慢性意識障害〈akinetic mutismまたはapallic state〉があればAを最後に付加する。
（例）100-Rなど

健康人では，脈拍はほぼ一定の間隔で律動的に拍動しており，この状態を整脈という。これに対して脈拍のリズムが不整であるものを不整脈という。

(4) 血　圧

血圧は循環機能の状態を示す基本的な指標である。血圧とは，血液が血管壁に与える血管内圧のことをいい，通常は，動脈血圧をさす。

血管内圧は，心臓が収縮するときに最高となり，最高血圧（収縮期血圧）という。また，心臓の拡張期には血管内圧が最低となり，最低血圧（拡張期血圧）と呼ぶ。

血圧は，水銀血圧計や電子血圧計で測定する。自動血圧計が一般家庭などにも普及している。

血圧の基準範囲は，日本高血圧学会（2009）の治療ガイドラインによれば，最高血圧140mmHg，最低血圧90mmHg（140/90と記載する）未満を正常範囲とし，140/90以上を高血圧としている（表2‐4）。

(5) 呼吸状態

安静の状態で健康人は，ほぼ1分間に16～20回の呼吸をしている。呼吸の深さやリズムは規則正しく，呼吸数と脈拍数の比率はほぼ1：3～4である。運動や精神的緊張の際には健康人でも呼吸数が早くなり，リズムも乱れることがある。

呼吸器疾患や高熱のあるときには，呼吸状態が変化する。さらに，代謝障害や重症な疾患でも呼吸が乱れ，不規則な呼吸は生命に危険があることをあらわしている場合がある。

2）全身症候

全身状態の診察では，全身の概観と精神状態を観察する。

(1) 発　熱

発熱は，体温が生理的変動の範囲を超えた病態

表2-4 日本高血圧学会 治療ガイドライン2009

リスク層 （血圧以外のリスク要因）	血圧分類	正常高値 130～139/85～89 mmHg	Ⅰ度高血圧 140～159/90～99 mmHg	Ⅱ度高血圧 160～179/100～109 mmHg	Ⅲ度高血圧 ≧180/≧110 mmHg
リスク第一層 （危険因子がない）		付加リスクなし	低リスク	中等リスク	高リスク
リスク第二層 （糖尿病以外の1～2個の危険因子， メタボリックシンドローム※がある）		中等リスク	中等リスク	高リスク	高リスク
リスク第三層 （糖尿病，CKD，臓器障害/心血管病 3個以上の危険因子のいずれかがある）		高リスク	高リスク	高リスク	高リスク

※リスク第二層のメタボリックシンドロームは予防的な観点から以下のように定義する。
正常高値以上の血圧レベルと腹部肥満（男性85cm以上，女性90cm以上）に加え，血糖値異常（空腹時血糖110～125mg/dL，かつ／または糖尿病に至らない耐糖能異常），あるいは脂質代謝異常のどちらかを有するもの。両者を有する場合はリスク第三層とする。他の因子がなく腹部肥満と脂質代謝異常があれば血圧レベル以外の危険因子は2個であり，メタボリックシンドロームとあわせて危険因子3個とは数えない。

で，一般には腋下の体温が37.0℃以上の場合をいう。

体温は視床下部にある体温調節中枢によって調節されているが，熱産生と放散のバランスが乱れると発生する。発熱は，図2-3に示すような疾患や病態が原因となって起こる。このうち，感染症が原因になることがもっとも多い。

発熱患者に対しては，発熱の原因を診断し，それに応じて適切な治療を行う。たとえば感染症に対しては原因となった病原体を確認し，それに対して有効な抗菌薬を投与して治療する。ただし，高熱が患者の状態を悪化させている場合には，まずクーリングや解熱薬などで解熱処置を対症療法として行なう。

(2) 全身倦怠感

身体的，精神的に「だるい」と感じる自覚症状をさす。疲労感，易疲労感などとほぼ同じ意味で

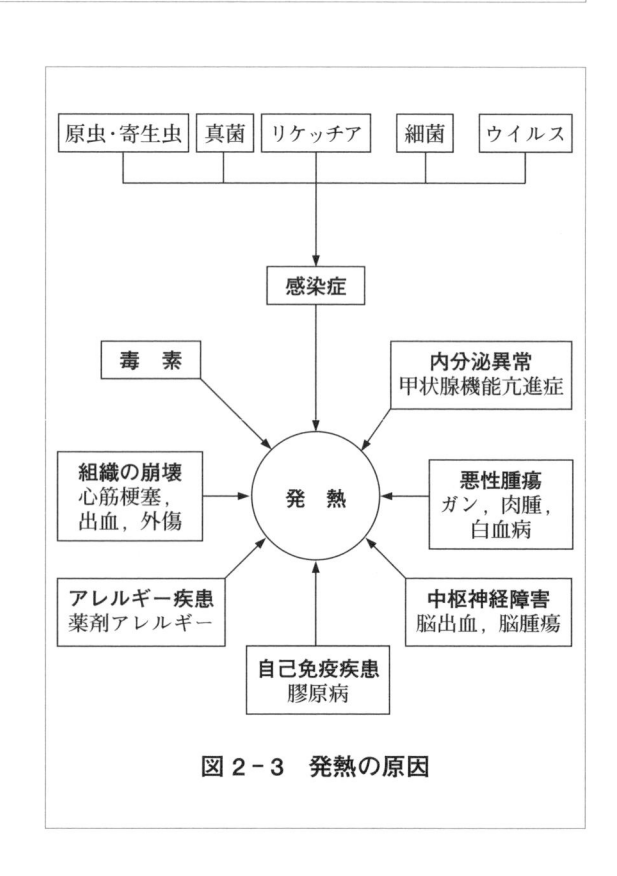

図2-3 発熱の原因

ある。

　健康人でも，過度の肉体的・精神的労働を行うと疲労が残り，生理的疲労と呼ばれる。

　これに対し，休んでも疲労が回復しなかったり，疲労を感じさせるほどの労働もしていない場合は，病的な倦怠感と考える。

　器質的疾患が原因になるものとしては，貧血，心肺疾患，低血圧，代謝性疾患，肝・腎疾患，内分泌疾患，慢性感染症，悪性腫瘍などがある。

　精神神経疾患としては，うつ病や神経症が疲労の原因となる。

（3）体重減少（やせ，るいそう）

　体重の減少，すなわちやせは，体内の脂肪組織および除脂肪組織（筋肉，骨など）が減り，体重が著しく低下した状態をいう。体重を計測し，標準体重と比較して判定する。

　標準体重の算出は，体格指数（body mass index；BMI）を利用し，次式で計算するのが一般的である。BMIは22の場合にもっとも生活習慣病が発病しにくいとされ，この数値が計算に使われる。

$$標準体重 = 身長(m)^2 \times 22$$

　肥満度は次の式で計算し，肥満とやせの判定に利用される。

$$肥満度 = (実測体重 - 標準体重) \div 標準体重 \times 100\%$$

　肥満度が－20％以下の場合に一般的にやせと判定する。かりに体重が少なくても長期間ほとんど変動がなく，日常生活に何も支障がない場合には病的とはみなされない。しかし，1カ月に1kg以上の体重減少が続いているなど，急激にやせる場合には病的と考えられ，原因を調べて対応する。

　やせには，単純性やせと症候性やせがある。

MEMO

単純性やせは，食物不足やダイエットが原因となる。症候性やせは，神経性食欲不振症のように精神的原因によることもあるが，消化器疾患，代謝の亢進，内分泌疾患（甲状腺機能亢進症，アジソン病，糖尿病など），悪性腫瘍，肺結核などの慢性疾患などの疾患でみられる。

(4) 体重増加（肥満）

肥満とは，体重がただ多すぎるという状態ではなく，体を構成している成分のうち，脂肪組織の占める割合が異常に増加した状態をいう。もっとも，実際には脂肪組織を測定することが簡単ではないので，ふつうは肥満度が20％以上のときを肥満と判定する。

脂肪組織の増加は，エネルギーの供給が消費を上回った結果として起こる。原因は，摂食するエネルギーの超過，あるいは体質にもとづく単純性肥満がもっとも多い。症候性肥満は，副腎機能亢進症（クッシング症候群），性腺機能不全症，甲状腺機能低下症など内分泌疾患が多いが，遺伝性のこともある。

(5) ショック

ショックとは，心臓の拍出量が低下したり，血管が虚脱して，重要な臓器に血液を十分に送り込むことができず，組織が低酸素状態で細胞の代謝が障害された危険な病態のことをいう。早期に適切な治療を行わなければ，重要臓器に不可逆的な障害が起こり，死に至る。

症状として，皮膚蒼白，血圧低下，冷汗，脈拍を触れない，呼吸不全，の5つが重要である。速やかに気道を確保して酸素を投与し，血管を確保して血圧を上げるようにする。さらに並行してショックを起こした原因を確認し，原因に対しても処置を行う。

ショックは，一般に，血液量減少性ショック，心原性ショック，血液分布異常性ショック，閉塞性ショックに分類される。

血液量減少性ショックは，循環血液量が減少して全身へ血液を供給することができない病態である。大出血，広範囲熱傷，高度の下痢や嘔吐などが原因となる。

心原性ショックは，左心室の機能が障害されて心拍出量が低下するもので，急性心筋梗塞が原因として多い。

血液分布異常*は，グラム陰性桿菌感染症などによる敗血症ショックや，アレルギー反応によるアナフィラキシーショックなどのときに起こり，末梢の血管が拡張して体表面への血流が増え，逆に重要臓器への血流が不十分になる病態である。

閉塞性ショックは，心臓の機能は正常であるにもかかわらず，周囲から圧迫されて心臓がうまく働けないような病態で，肺塞栓や緊張性気胸などで起きる。

(6) 意識障害

正常な意識とは，自己を正しく認識し，周囲に対して適切に反応できる状態をいう。これには，脳幹網様体賦活系と視床下部調節系が重要な役割を演じている（図2-4）。意識が損なわれる意識障害には，意識の清明度の低下（量的な変化）と，意識内容の変化（質的な変化）がある。

意識の清明度が低下した場合には，呼びかけに反応しなかったり，叩いたりして刺激を加えても反応しなくなる（表2-3）。

意識内容の変化は，幻覚などを伴うせん妄状態，もうろう状態，錯乱状態などがある。

意識障害は，脳出血，脳梗塞，くも膜下出血，脳炎，脳腫瘍など，脳に病変のある場合に起こる。また，ショック，尿毒症，低血糖，肝性脳症など，脳以外の病変によって脳代謝が障害されたときにも起きる。

図2-4 網様体賦活系を模式的に示したもの
（Magoun原図，時実改変より引用）

＊血液分布異常
血液は，生体内では約10％が体動脈系，約5％が体毛細血管系，60〜70％が体静脈系，約10％が肺循環系，10％が心腔内にあり，ほぼ平衡が保たれている。しかし，循環血液量の変化，心ポンプ機能の低下，血管の収縮および拡張などが起これば，体内における血液分布が変化する。この結果，肺と心腔内の血液量が増減し，心拍出量が変化して循環動態に影響を及ぼし，各臓器への血流量も変化する。

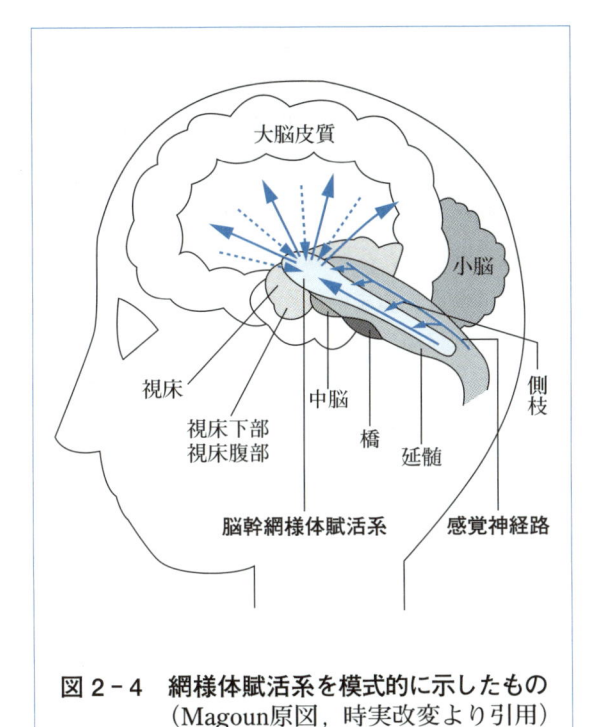

(7) 不 穏

不穏状態は，不安を感じて落ち着きのない状態をいう。せん妄，幻覚，妄想などが含まれる。

せん妄は，軽度の意識混濁がある状態で，興奮，幻覚，妄想などの精神症状が加わる。

幻覚は存在しないものを見たり，聞いたり，感じたり，におったりするなど，誤った知覚をいう。

妄想は，実際にはありえない思考内容や判断で，病的につくられた誤った不合理なものである。

(8) けいれん

全身または一部の筋肉が，自分の意思とは関係なく突発的に激しくれん縮する状態をいう。筋肉がある時間にわたって持続的にれん縮する強直性けいれんや，れん縮と弛緩が交互にくり返す間代性けいれんがある。

けいれんは，てんかん，脳出血，脳梗塞，脳腫瘍など脳疾患，代謝異常症（低血糖，糖尿病性昏

睡，尿毒症，肝性脳症など），電解質異常，低酸素血症，アルコール中毒，薬物中毒，CO中毒，ショック，破傷風などで起きる。

（9）めまい

めまいは，平衡機能が障害され，姿勢を正しく統御できなくなった状態をいう。

からだの平衡感覚は，からだの回転や移動を内耳にある前庭器が感じとり，その情報が脳幹や小脳に伝えられて，姿勢を保持しようとする感覚のことである。また，視覚やからだの傾きを感じる深部感覚も，姿勢を保つのに関与する。

こうした平衡機能のいずれかの部位に障害があると，めまいを感じるようになる（図2-5）。

めまいには，末梢前庭性めまいと中枢性めまいとがある。

末梢前庭性めまいは，内耳が傷害されると起こる。周囲や自分自身がぐるぐる回ったり，揺れたり，傾くなどの症状が出る。しばしば，耳鳴り，悪心，嘔吐などを伴う。発作性頭位めまい，メニエール病，突発性難聴，内耳炎，前庭炎などでみられる。

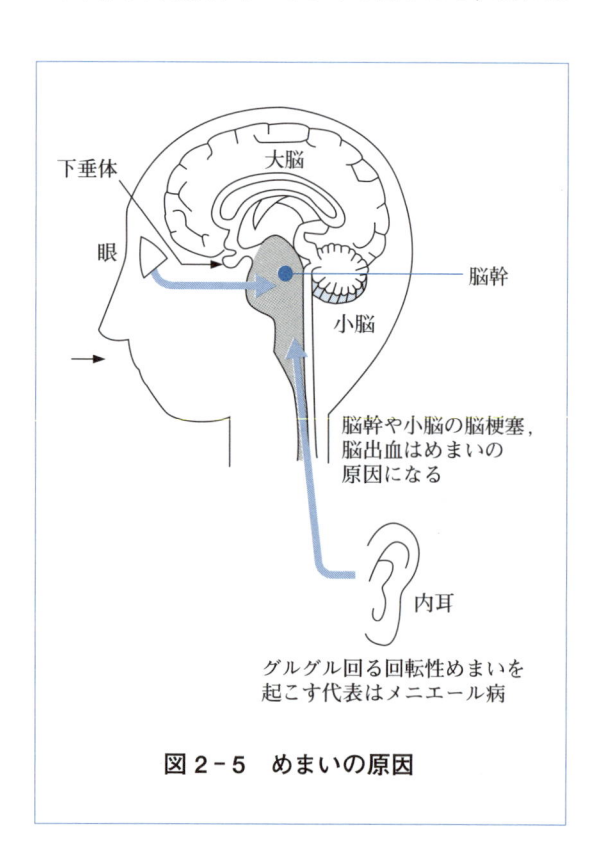

中枢性めまいは，小脳脳幹梗塞，小脳脳幹出血，小脳脳幹腫瘍など小脳脳幹の傷害や，髄膜炎などが原因になる。めまいは比較的軽いが，めまい以外の中枢神経症状を伴うのが特徴である。

（10）脱　水

体液量が減少した状態を脱水という。体液を構成する水と溶質（とくにナトリウム；Na）が喪失している。脱水には，3つのタイプがある。

第1に，ナトリウムに比べて水分が多く失われた水欠乏性脱水がある。この場合には，細胞外液の浸透圧が上昇し，高張性脱水となる。

原因には，水分の摂取が不足している場合，腎臓から水分が過剰に失われる場合（糖尿病，尿崩症，急性腎不全利尿期など），腎臓以外から水分が過剰に失われる場合（下痢，発熱，発汗過多など）がある。

喉の渇きが強く，飲水や輸液で水分を補給すると改善する。

第2は，水分に比べてナトリウムの喪失が多いナトリウム欠乏性脱水である。細胞外液の浸透圧は低下し，低張性脱水となる。

下痢，嘔吐，発汗過多，熱傷などで体液が過剰に失われた場合とか，脱水に対して水分のみを補給しすぎた場合に発生する。

軽症では，たちくらみ，倦怠感，脱力感などが症状となる。このタイプの脱水が進行すると，脳浮腫を起こし，意識障害を生じて危険になる。

第3は，水とナトリウムが同じ割合で失われる等張性脱水で，混合性脱水とも呼ばれる。脱水の多くはこのタイプである。

めまい，立ちくらみ，脱力感，倦怠感などの症状があるが，喉の渇きは軽度である。

図2-5　めまいの原因

(11) 浮　腫

　体液のうち，細胞外液とくに組織間液量が異常に増加した状態をいう。一般にむくみと呼ばれ，組織間液がおよそ 2.5～3.0L 以上増加すると浮腫が認められるようになる。浮腫は全身に生じることも，局所のみのことがある。体重が一般に増える。

　からだの組織では，毛細血管から水分に混じって酸素や栄養物がしみ出すようにして組織間液に移行する。さらに一部はリンパ管へと移行する。一方，組織で排出される二酸化炭素や老廃物は，水分とともに毛細血管内へと戻される。

　毛細血管から組織に出る水分の量と速度は，毛細血管をはさむ圧力の差が関係する。毛細血管内圧，膠質浸透圧，組織圧，リンパ系などである。これらのバランスが乱れると，浮腫が発生する（図2-6）。

　第1には，毛細血管内圧が高くなる場合で，心不全や血栓性静脈炎などによって循環が障害さ

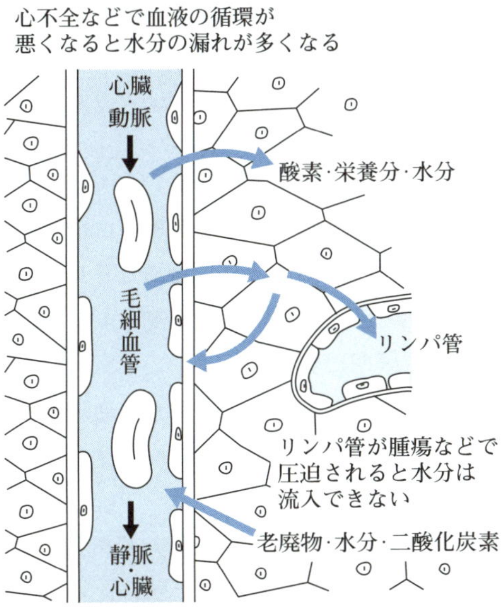

毛細血管内圧の上昇，血漿の膠質浸透圧の低下，組織の膠質浸透圧の上昇などで，組織間の水分量がふつうより多くなると「むくみ」が起きる。

図2-6　むくみの発生機序

MEMO

れ，静脈圧，さらには毛細血管内圧が高まって浮腫を起こす。

第2は，血漿の膠質浸透圧が低下した場合である。膠質浸透圧は，組織から毛細血管内へ水分を呼び込む吸引力となる。これは，主に血漿タンパク質，とりわけアルブミンの濃度が関係する。ネフローゼ症候群や栄養不良など，血漿アルブミンの濃度が低くなった場合に浮腫が生じる。

第3は，組織の膠質浸透圧が高くなった場合で，血管から水分が組織間へと呼び込まれて浮腫になる。これは，局所の熱傷，炎症，蕁麻疹などによって毛細血管壁が傷害され，毛細血管から血液中のタンパク質が組織間にもれ出て起こる現象である。

第4は，組織を流れるリンパ管が閉塞してしまい，組織からリンパ管への流れが閉ざされ，組織間に水分が過剰にたまる場合である。ガンのリンパ節転移やフィラリア症などが原因になる。

浮腫が起きると，下肢や腹部，顔面などに圧痕を残す"むくみ"として認められる。とくに脛骨など骨のある箇所を指で押してみると浮腫があるかどうかがわかる（図2-7）。

浮腫には腹水や胸水を伴うこともある。腹水と胸水はそれぞれ腹腔内と胸腔内に過剰の液体が貯留した病態で，全身性の浮腫のひとつといえる。

なお，甲状腺機能低下症では指で押しても圧痕が残らない粘液水腫を認めるようになる。これは組織に親水性のムコ多糖*が沈着したものである。

3）そのほかの症候，病態
（1）チアノーゼ

皮膚と粘膜が暗紫赤色になるもので，毛細血管内の還元ヘモグロビン（ヘモグロビンに結合していた酸素が離れた状態になったもの）濃度が5g/dL以上に増加したときにみられる。皮膚が薄い口唇，頬骨部，鼻尖部，耳朶，爪床などで目立ちやすい。

先天性心疾患（ファロー四徴症など），肺疾患，

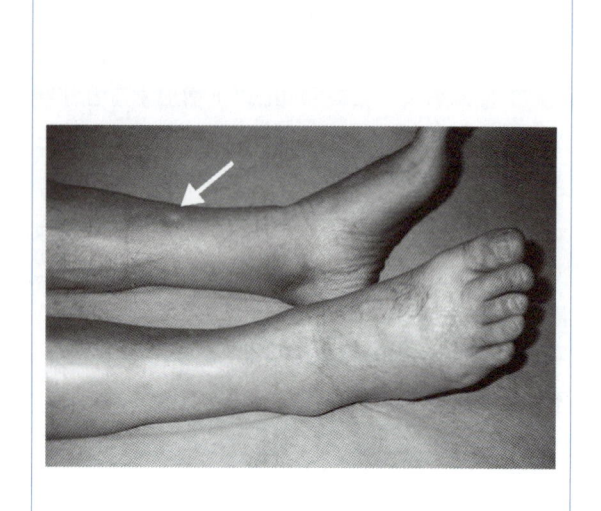

図2-7 下肢の浮腫圧痕
（指で押すと圧痕が残る）

右心不全，心臓弁膜症，動静脈奇形，末梢循環不全，静脈血栓症，異常ヘモグロビン症などの疾患でみられる。

（2）黄疸

血清中のビリルビン濃度が増加し，皮膚や粘膜が黄色くなった状態をいう。血清ビリルビン値が2〜2.5mg/dL以上のときに出やすい。黄疸は，眼球結膜で早期に発見される。

血中ビリルビンは，老朽化した赤血球が脾臓などで崩壊したときに放出されるヘモグロビンに由来する（図2-8）。

ヘモグロビンは，化学変化を受けて間接（遊離）ビリルビンになる。これは水に溶けにくく，血中でアルブミンと結合して肝臓に運ばれ，肝細胞でグルクロン酸抱合を受け，水溶性の直接（抱合）ビリルビンに変化する。

直接ビリルビンは胆汁酸，レシチン**などと

結合して胆汁を形成し，肝臓から胆のう，胆管を経て十二指腸に排出される。そして腸管内で腸内細菌の作用を受けてウロビリノゲンとなり，大便中に排泄される。ウロビリノゲンの一部は腸管から再吸収されて血中に戻り，再び肝臓で利用される（腸肝循環）か，腎臓から排泄される。

ビリルビンが代謝される過程のいずれかで異常があれば，血中ビリルビン値が高値となり，黄疸がみられるようになる。

黄疸には大きく分けると2つのタイプがある。

ひとつは，赤血球の崩壊が高まり，間接ビリルビンが優位に上昇するもので，溶血性貧血にみられる。

もうひとつは，肝胆道系において，グルクロン酸抱合や胆汁を排泄する過程に障害があるもので，直接ビリルビンが優位に増加する。肝炎，肝硬変，肝ガン，胆石症，胆のう炎，膵臓ガンなどの肝胆膵疾患でみられる。

＊ムコ多糖

グリコサミノグリカンと同義語で，皮膚や軟骨などのさまざまな組織に存在するヘテロ多糖をいう。コンドロイチン硫酸，デルマタン硫酸，ケラタン硫酸，ヘパラン硫酸，ヘパリン，ヒアルロン酸などがある。

＊＊レシチン

ホスファチジルコリンと同義語で，生体内の総リン脂質の30〜50％を占めるリン脂質である。生体膜の構成，血清リポプロテインの構造と機能の維持，プロスタグランジン合成の前駆体であるアラキドン酸の供給源，細胞内情報伝達など，重要な役割を果たす。

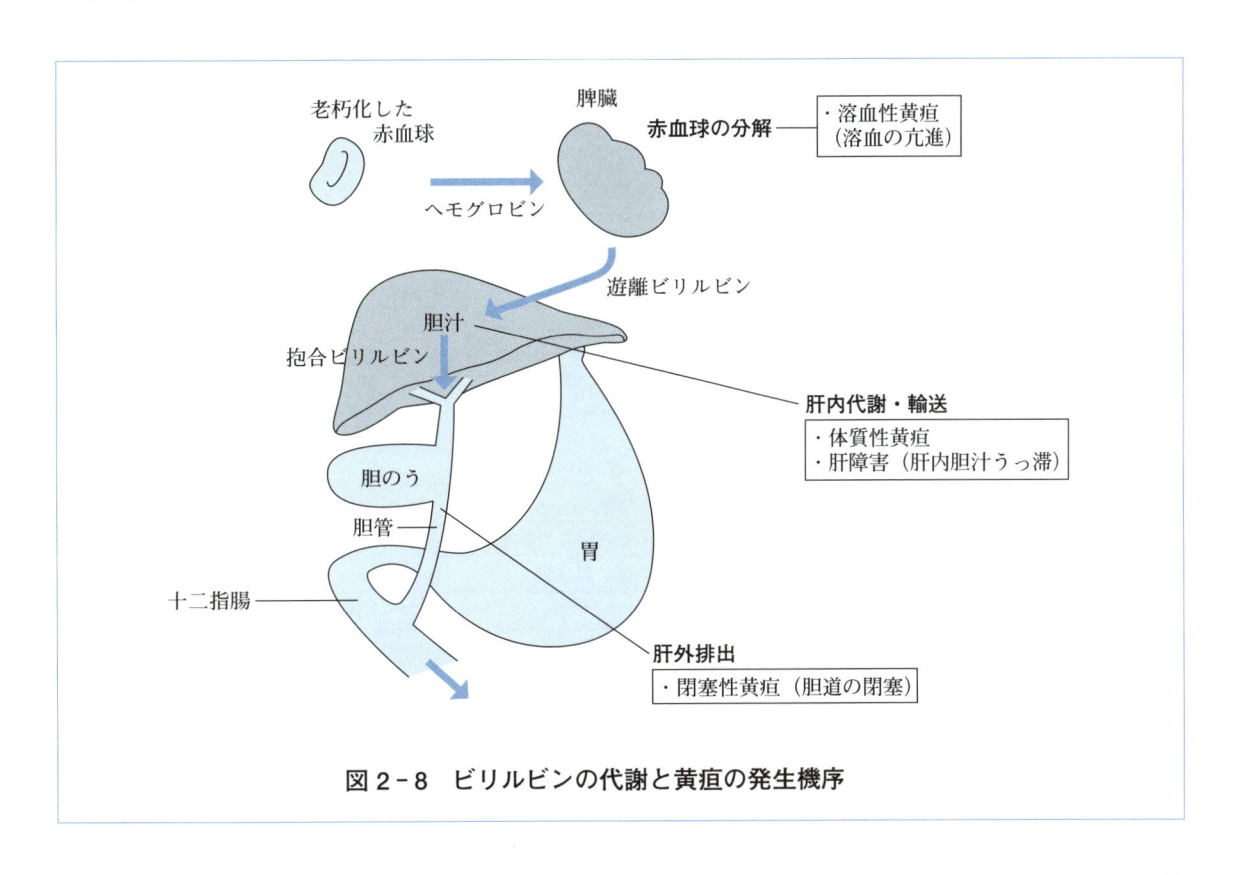

図2-8　ビリルビンの代謝と黄疸の発生機序

なお，新生児では生理的に軽度の黄疸*がみられることがある。また，体質的に黄疸**のある場合もある。

(3) 発疹

発疹は，皮膚や粘膜に生じる肉眼的な変化をさす（表2-5）。皮膚や粘膜の局所的な変化だけでなく，麻疹や風疹など全身性疾患のひとつの症候であることも少なくない。

特徴的な発疹の例を示す。

- 蝶形紅斑：鼻を中心にして，両側頬部にチョウが羽を広げたような形をした紅斑で，全身性エリテマトーデス（SLE）でみられる。
- 結節性紅斑：硬くて痛い紅斑で，小動脈の炎症が原因となる。連鎖球菌感染症，ベーチェット病，潰瘍性大腸炎，サルコイドーシスなどでみられる。
- ヘリオトロープ斑：上まぶたに紫紅色の腫脹がみられるもので，皮膚筋炎に特徴的である。
- 手掌紅斑：母指球，小指球などが赤くなった状態である。慢性肝炎，肝硬変などの慢性肝疾患でみられる。

(4) 喀血，血痰

気道から出血して，血液を喀出することを喀血という。

喀血は，肺結核，気管支拡張症，肺ガン，肺の外傷や異物，肺梗塞などが原因で起きる。

胃潰瘍や食道静脈瘤の破裂などで消化管から出血する場合には，吐血といい，喀血とは区別する。

(5) 頭痛

頭頸部に感じる痛みである。原因はさまざまで，

- 血管に由来する頭痛（片頭痛，群発頭痛）
- 頭蓋外の原因による頭痛（緊張型頭痛，頸部・眼・耳・鼻疾患などによる頭痛）

表2-5 おもな発疹

斑：表面平坦な限局性色調変化	紅斑	炎症性の血管拡張と充血で起こる発赤斑。湿疹，皮膚筋炎，薬疹，感染症，炎症性角化症，膠原病などでみられる
	紫斑	皮下に出血してできる紫紅色の斑。小さいもの（1〜5mm径）を点状出血，大きいもの（1〜5cm径）を溢血斑という
	白斑	メラニン色素の減少による白色の斑
	色素斑	メラニン色素などが沈着してできる黒色や青色などの斑の総称
丘疹・結節・腫瘤	丘疹	径1cm以下の限局性に隆起した病変
	結節	径1〜3cmの限局性に隆起した病変，皮下にできた炎症性のしこりは硬結という
	腫瘤	径3cm以上の限局性に隆起した病変
水疱・膿疱	水疱	透明な水様の内容がある病変
	膿疱	表皮内水疱の内容が膿性になったもの
びらん・潰瘍・亀裂・瘻孔	びらん	表皮レベルの組織が欠損した状態
	潰瘍	真皮レベルよりも深い組織まで欠損した状態
	亀裂	角質増生部に線状に生じた皮膚の裂け目
	瘻孔	深部から続く皮膚の孔
鱗屑・落屑・痂皮	鱗屑	皮膚上に厚く貯留した角質
	落屑	鱗屑が脱落する状態
	痂皮	分泌物が乾燥して硬くなった状態（いわゆるカサブタ）
その他	萎縮	真皮の退行性変化によって皮膚がうすくなった状態
	硬化	真皮の膠原線維もしくは基質の増加によって皮膚が硬くなった状態

・牽引，炎症による頭痛（脳腫瘍，慢性硬膜下血腫，くも膜下出血，髄膜炎など）
・神経痛

などに分けられる。

　片頭痛（偏頭痛）は，頭皮下の血管が拡張して，発作的にズキズキと拍動性に痛む。頭痛のはじまる前に，チカチカするものが見えたりする。反復して起きることが多い。

　緊張型頭痛は，疲労やストレスなどによって頭蓋や頸，肩の筋肉が収縮し，頭全体が締めつけられるように感じる痛みである。しばしば頸筋の張りや肩の張りを伴う。

(6) 運動麻痺

　運動は，大脳皮質にある運動中枢の指令が，脳幹，脊髄，末梢神経を伝わり，最終的には筋線維を収縮させて起こる（図2-9）。運動中枢から筋線維に至る経路のいずれかが障害されると，自分

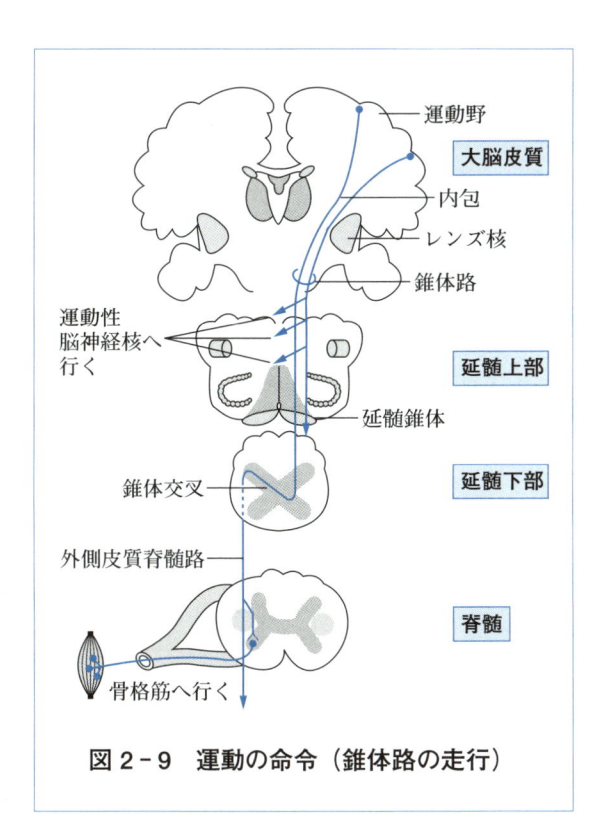

*生理的黄疸
出生後2，3日頃から始まる黄疸で，10～14日で消失する。新生児ではビリルビンのグルクロン酸抱合に必要な酵素活性が未熟なため，間接型ビリルビンがたまって黄疸になる。血清の総ビリルビン値が10～15mg/dLを超えることはなく，経過を観察する。

**体質性黄疸
ビリルビンが生成されて排泄されるまでの代謝過程に関与する酵素活性に遺伝的な異常があって生じる黄疸をいう。グルクロン酸抱合活性が低下して起きるクリグラー-ナジャー症候群，胆汁酸排泄の輸送体の異常によるデュービン-ジョンソン症候群，結合タンパク質に異常があるローター症候群などがある。いずれも黄疸の程度は軽く，特に治療を要さないことが多い。

図2-9　運動の命令（錐体路の走行）

が思ったように手足を動かせなくなる。このような状態を運動麻痺という。

運動を指令する神経経路が障害される原因としては，出血，梗塞，腫瘍，外傷，変性などがあげられる。左の大脳に障害が起きると，神経の経路は交差して右に伝わるので，右側に運動麻痺が起きる。

麻痺は，障害の程度から，完全に運動ができない完全麻痺と，十分な運動ができない不全麻痺とに分けられる。また，タイプからは，一側の上肢または下肢だけに麻痺がある単麻痺，一側の上下肢ともに麻痺がある片麻痺，両側の下肢が麻痺している対麻痺，四肢すべてが麻痺している四肢麻痺とに分けられる。

(7) 腹　痛

腹痛は腹部に感じる痛みを総称したもので，激烈な痛みから，軽度の不快感までさまざまである。

腹痛には，その発症メカニズムからみて，内臓痛，体性痛，関連痛の3種類があり，これらの痛みがからみ合う。

内臓痛は，胃や腸などの管腔臓器*が伸展したり，拡張または収縮されるなどして痛みになる。胃炎や胆のう炎などの場合で，痛みは一般に鈍痛であるが，強くさしこむような疝痛になることもある。

体性痛は，病変のある臓器の近くにある腹膜が刺激されて発生するもので，鋭く持続的な痛みである。

関連痛は，内臓痛が脊髄内で隣接する神経線維に波及し，その神経が支配する皮膚分節に痛みを感じるものをいう。また，腹部以外の皮膚に痛みが感じられる関連痛を放散痛という。たとえば胆石症の痛みが右肩に感じられたりする。

腹痛は消化器疾患だけでなく，血管，腎・泌尿器，婦人生殖器などの疾患でも発生しうる。また，膠原病などの全身性疾患や，心因性のこともある。

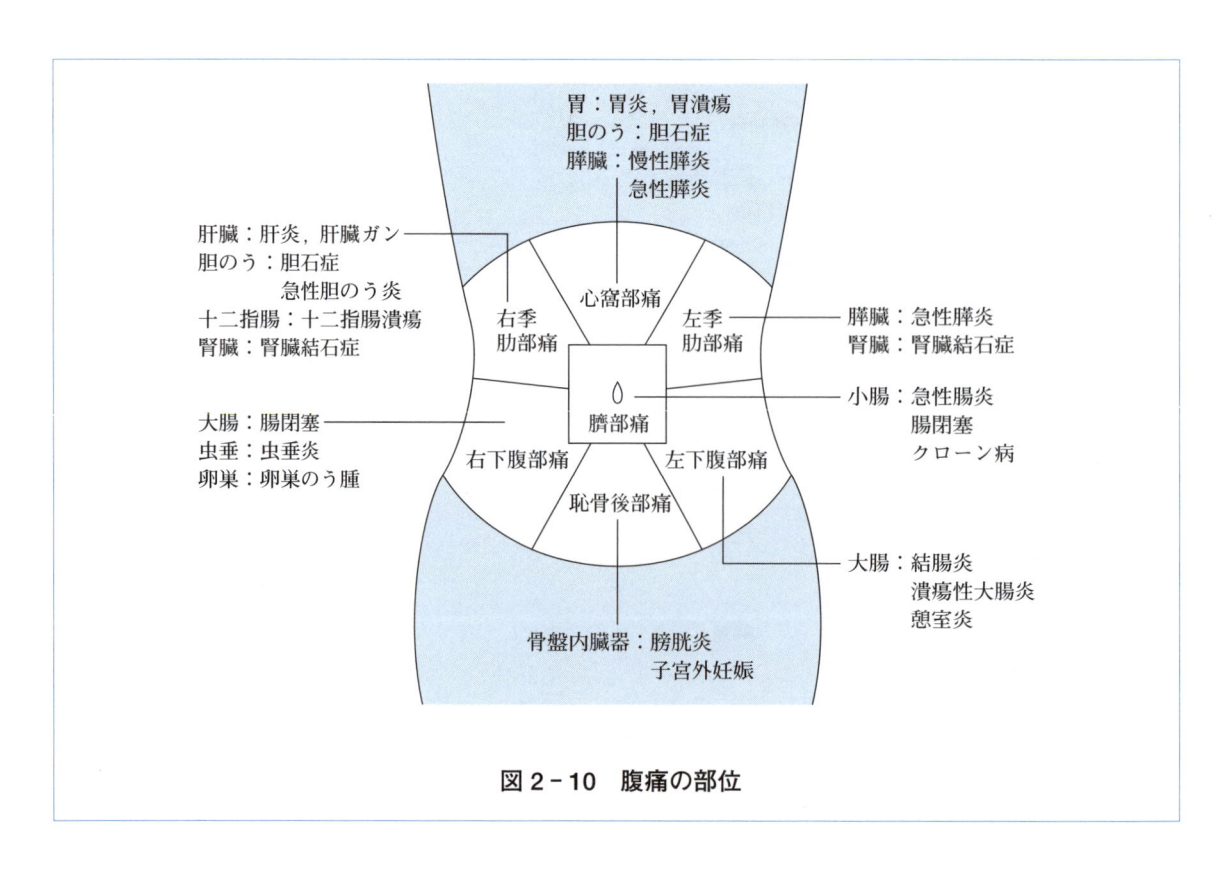

図2-10　腹痛の部位

原因となった疾患は，腹痛のある部位や，痛みの性質からおよその見当がつくが，正確には血液検査，腹部X線検査，超音波検査，内視鏡検査，CT検査，MRI検査などを行って診断する（図2-10）。

なお，腹痛でも，痛みが激烈で，緊急に開腹手術などで処置しなければ命とりになるような重症の疾患を急性腹症という（図2-11）。たとえば，胃潰瘍が穿孔したり，腸閉塞を起こしたような場合で，至急に対応する必要がある。

(8) 悪心，嘔吐

悪心は，嘔吐したいとか，嘔吐しそうだといった差し迫った感覚をいい，嘔気ともいう。嘔吐は，胃の内容物が食道から口腔を通して体外に吐き出される現象である。

嘔吐は，延髄にある嘔吐中枢が刺激されて起きる。代謝の異常物質**，薬剤，脳内の刺激，平衡器

> *管腔臓器
> 胃，小腸，膀胱などのように，内部が管やのう状になっている臓器をいう。一般に内膜（粘膜），筋層（平滑筋），漿膜（中皮，結合組織）・外膜（結合組織）の三層から構成されている。
>
> **代謝の異常物質
> 尿毒症，肝硬変，妊娠高血圧症などでは種々の代謝異常が起こり，その結果産生された異常な物質が嘔吐中枢を刺激して嘔吐することがある。

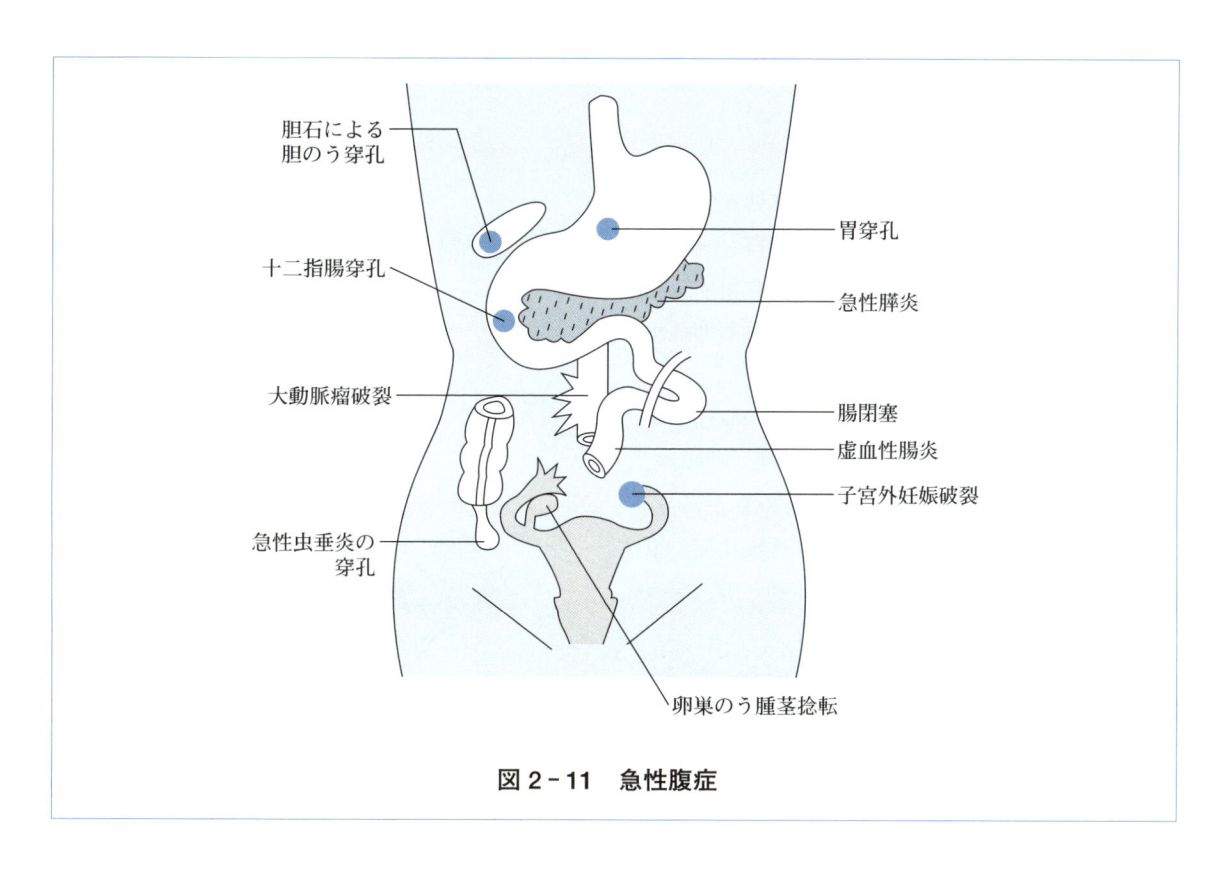

図2-11 急性腹症

官の刺激などによって嘔吐中枢が刺激されると，交感神経を介して横隔膜や腹膜が一挙に収縮して腹圧が高まる。そして，胃の出口の幽門部が収縮し，胃の内容が食道と口腔を逆流して吐き出される。

嘔吐中枢のそばには，呼吸中枢，血管運動中枢，唾液分泌中枢などがある。このため，嘔吐中枢が刺激されるようなときには，それらの中枢も影響を受け，嘔吐に伴って，呼吸が乱れたり，脈や血圧が変動したり，生唾が出たり，冷や汗をかいて顔色が真っ青になったりする。

嘔吐をきたす原因としては，胃炎，胃・十二指腸潰瘍，腸閉塞などの胃腸疾患がもっとも多い。

そのほか，嘔吐中枢を刺激するような脳圧亢進（脳出血，くも膜下出血，脳腫瘍など），平衡感覚異常（メニエール病など），代謝異常産物が生じる疾患（急性肝炎，肝不全，尿毒症，妊娠など），薬物中毒などでも嘔吐は起こる。

さらにストレスやヒステリーなど，心理的・感情的要因でも悪心，嘔吐が誘発される。

(9) 嚥下困難

飲食物を思うように嚥下できない状態を嚥下困難という。飲食物を嚥下する働きの口腔，咽頭，喉頭，食道に病変があったり，嚥下に作用する筋肉運動を支配する三叉，迷走，舌下，舌咽神経が障害される場合に嚥下困難になる。

口腔，咽頭，喉頭の障害が嚥下困難の原因になる疾患には，炎症性疾患（口内炎，舌炎，咽頭炎，喉頭炎など），腫瘍（舌ガン，喉頭ガン）がある。また，神経・筋疾患（球麻痺，多発性硬化症，重症筋無力症など）でこれらの筋肉運動が障害されても嚥下困難になる。

食道の障害としては，食道の器質的な疾患（食道ガン，食道炎，食道裂孔ヘルニアなど），機能的な異常（食道けいれん，アカラシア），食道周囲臓器の疾患（縦隔炎，縦隔腫瘍など），全身性疾患の食道への波及（強皮症，皮膚筋炎など）が嚥下困難を引き起こす。

なお，ヒステリーなど心因的な要素が嚥下困難の原因になることもある。

(10) 食欲不振

食物を摂取したいという食欲が低下，もしくは，なくなった状態を食欲不振という。

食欲のコントロールは，視床下部外側核にある空腹中枢と，視床下部内側にある満腹中枢によって調節されている。空腹中枢が刺激されると食欲を感じ，満腹中枢が刺激されると食欲が抑制される。

これらの中枢は，血糖値，インスリンやグルカゴンなどのホルモン，薬物，消化管粘膜の緊張状態などに影響される。また，視覚，嗅覚，味覚なども大脳皮質を介して空腹中枢に働く（図2－12）。

食欲をコントロールしている中枢性または末梢

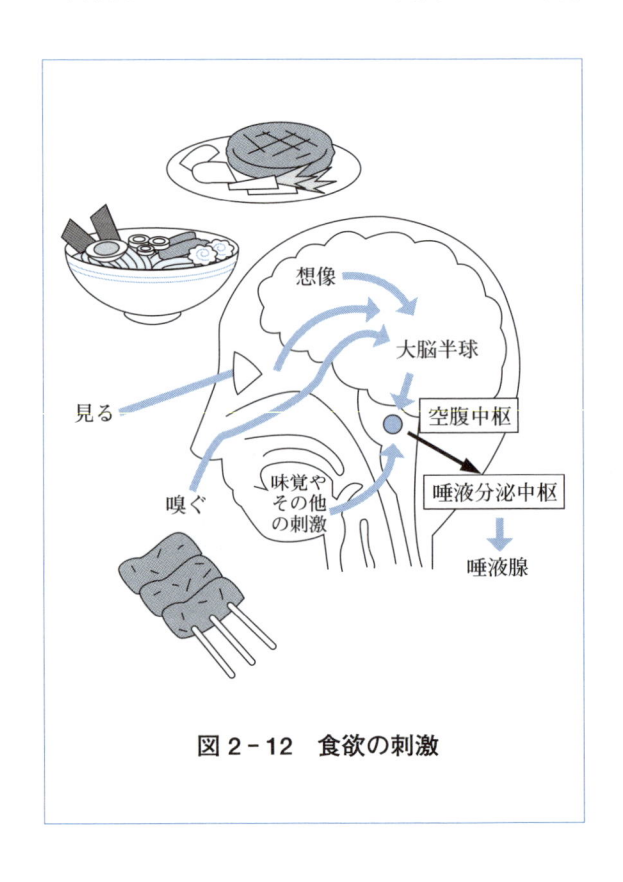

図2－12　食欲の刺激

性の調節機能が障害されると，食欲不振になる。消化器疾患，内分泌疾患，感染症，悪性腫瘍など，多くの病態で発生する（表2-6）。

(11) 便　秘

直腸に便塊が送り込まれて直腸壁が伸展すると，便意を感じる。すると反射的に結腸下部から直腸が収縮し，肛門括約筋がゆるめられて，便が排出される（図2-13）。

この排便の機構が障害されると，糞便が腸管内に異常に長く停滞したり，通過時間が異常に延長し，排便回数や排便量が減少する。このような状態を便秘という。

排便回数や排便量には個人差が大きいし，食事の内容や量によっても変動する。このため，便秘を明確に定義することは難しい。一般には，排便回数の減少（3～4日以上排便がない），便量の減少（35g/日以下），硬い便の排出，のいずれかに

MEMO

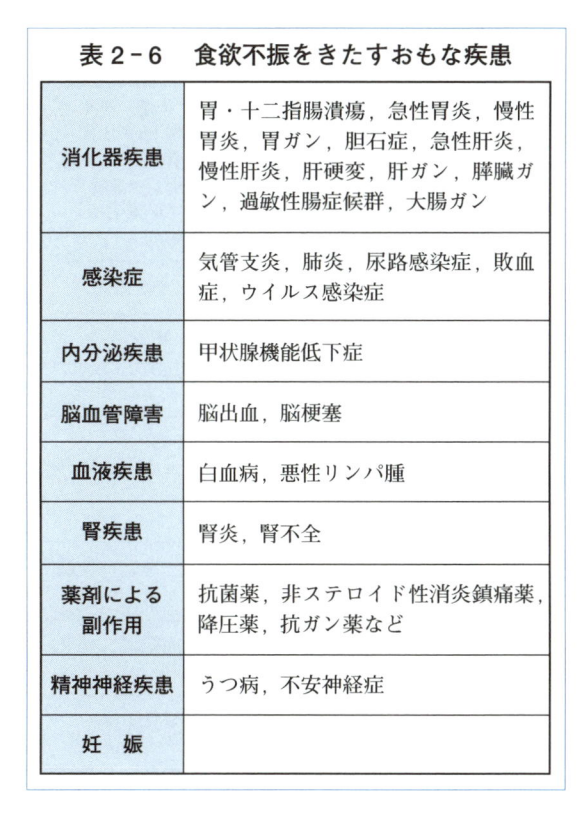

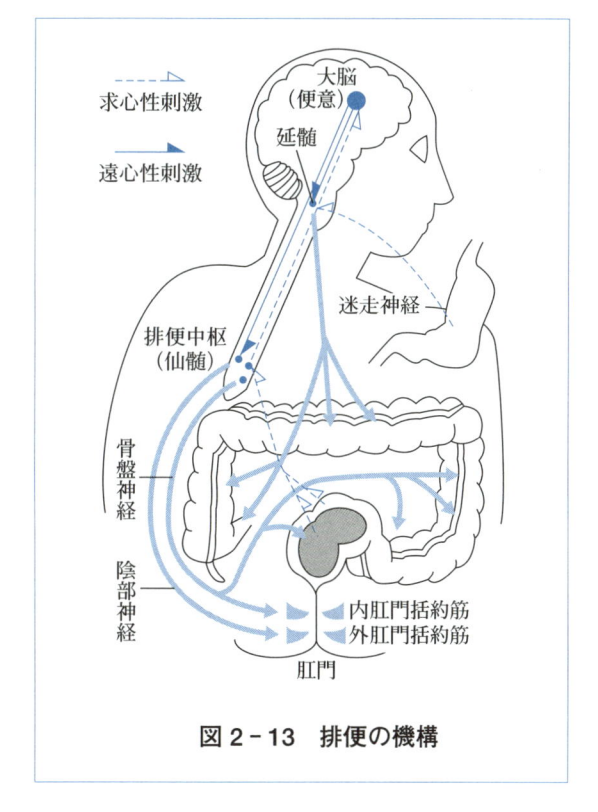

表2-6　食欲不振をきたすおもな疾患

消化器疾患	胃・十二指腸潰瘍，急性胃炎，慢性胃炎，胃ガン，胆石症，急性肝炎，慢性肝炎，肝硬変，肝ガン，膵臓ガン，過敏性腸症候群，大腸ガン
感染症	気管支炎，肺炎，尿路感染症，敗血症，ウイルス感染症
内分泌疾患	甲状腺機能低下症
脳血管障害	脳出血，脳梗塞
血液疾患	白血病，悪性リンパ腫
腎疾患	腎炎，腎不全
薬剤による副作用	抗菌薬，非ステロイド性消炎鎮痛薬，降圧薬，抗ガン薬など
精神神経疾患	うつ病，不安神経症
妊　娠	

図2-13　排便の機構

よって排便に困難を感じた状態を便秘とする。

便秘は，消化管などに器質的な病変があって起きる器質的便秘と，便意を意図的に抑制したり，生活習慣の変化や精神的なストレスが原因になる機能的便秘がある。いずれも，急性にも，慢性にも起こりうる（表2-7）。

便秘の原因で多いのは，本来は朝食後に起きる便意をがまんしてしまうことによる習慣性便秘である。消化管の腫瘍や手術後の腸管癒着などでは腸管内容物の通過が障害され，器質的便秘になる。高齢者，甲状腺機能低下症，糖尿病，脊髄損傷，抗コリン薬使用などでは腸管の蠕動運動＊が低下し，機能的便秘になる。

便秘の原因を明らかにし，対策を立てる。食習慣や排便習慣を改善することも重要である。

（12）下　痢

下痢は，水分を多く含んで液状になった糞便を頻回に排出する状態である。排便には個人差があり，また同一人でも食事内容や環境によって変化する。このため下痢を一律に決めるのは難しく，便通回数が明らかに増加し，便が液状になって，便の量が多いときに下痢と定義することが多い。

下痢にも急性と慢性とがある。

急性下痢は，急激に発症し，1日4回以上の排便がある状態である。しばしば腹痛を伴い，通常は1～2週間以内に治まる。

慢性下痢は，必ずしも排便の回数とは関係がなく，2週間以上にわたって軟便が続く状態をいう。小児や成人では3週間以上，乳児では4週間持続した場合を慢性下痢とする。

下痢は，腸管の蠕動が亢進したり，腸液の分泌が過剰になった場合，あるいは吸収障害などが原因で起こる。このような病態は，腸管の感染症や炎症性腸疾患，消化吸収不良疾患など消化管の疾病や，食事や薬剤の影響によって起こる。

表2-7　便秘をきたすおもな疾患

急性便秘	機能性便秘（一過性便秘）	・食事や生活様式の変化，精神的要因，薬物
	器質性便秘	・腸管内狭窄，閉塞：イレウス，直腸・肛門周囲の急性炎症 ・腸管外狭窄，閉塞：腹腔内器官の炎症 ・急性代謝異常，感染症
慢性便秘	機能性便秘	・弛緩性便秘：高齢者，経産婦，腹筋力の低下，薬物 ・直腸性便秘（常習性便秘）：直腸・肛門疾患，便意の抑制の習慣 ・けいれん性便秘：過敏性腸症候群
	器質性便秘	・腸管内狭窄，閉塞：腫瘍，炎症，癒着（術後），腸の形成異常（ヒルシュスプルング病，S状結腸過長症） ・腸管外狭窄，閉塞：腹腔内臓器の腫瘍・炎症，術後・ヘルニア
	症候性便秘	・代謝・内分泌疾患，神経筋疾患，膠原病
	薬物性便秘	

表2-8　下痢をきたすおもな疾患

感染症	・細菌性（赤痢菌，チフス菌，サルモネラ，コレラ菌，腸炎ビブリオ，カンピロバクター，腸管病原性大腸菌，黄色ブドウ球菌，セレウス菌） ・原虫（アメーバ，ランブル鞭毛虫） ・ウイルス（ロタウイルス）
薬剤	下剤，抗生物質，コルヒチンなど
食餌	過食・過飲，食餌アレルギー
術後	胃切除後，小腸切除後
炎症性腸疾患	潰瘍性大腸炎，クローン病
過敏性腸症候群	
消化吸収不良疾患	スプルー，乳糖不耐症，タンパク漏出性胃腸症，慢性膵炎
ホルモン産生腫瘍	カルチノイド，WDHA症候群，ゾリンジャー・エリソン症候群
全身性疾患	甲状腺機能亢進症，アミロイドーシス，糖尿病

急性下痢に発熱や腹痛を伴う場合には、食中毒のおそれもあり、注意が必要である。

(13) 吐血, 下血

消化管に潰瘍や腫瘍があって出血した場合, 上部消化管からの大量出血だと口から血を吐く。これを吐血という。

また, 上部消化管からの出血や, 下部消化管の出血は, 最終的には肛門から排出され, 下血という。

いずれも重症の病態であることが多く, 原因を見極めて早急に対処しなければならない。

吐血は, 新鮮な血液を吐くこともあるが, 出血した血液が胃の中でたまって胃液の影響を受けて暗赤色ないしは黒褐色になった血性吐物を吐いたりする。黒褐色のものはコーヒー残渣様と表現される。なお, 鼻腔や口腔, 気道からの出血を飲み込んで吐くこともあるので, 注意する。

下血は, 新鮮血あるいは暗赤色便と, コールタールのような真っ黒のタール便に分けられる。肛門に近い部位からの出血ほど, 新鮮な赤い血液が排出される。タール便は, 食道, 胃, 上部小腸から大量に出血した場合, 腸管内で血液が変化して黒色になる。

消化管からはさまざまな疾患で出血し, 吐血または下血の原因になる (図2-14, 表2-9)。大量に出血した場合にはショックを起こし, 危険である。このため, 吐血, 下血では内視鏡検査などで原因を検索しつつ, 輸液や輸血などを行って適切に処置しなければならない。

(14) 腹部膨隆

腹部膨隆とは, 腹部が張って膨らんだ状態をさす。膨満感や緊満感を自覚している場合も含まれる。

腹部が膨隆するのは, 腸管内にガスが貯留したり (鼓腸), 液体が貯留 (腹水) する場合が多い

＊蠕動運動
消化管に食塊などの内容物が入ってくると, その刺激を受けて消化管を構成している縦走筋と輪走筋が収縮し, 内容物を口側から肛門側へと律動的に輸送する。この運動を蠕動運動という。

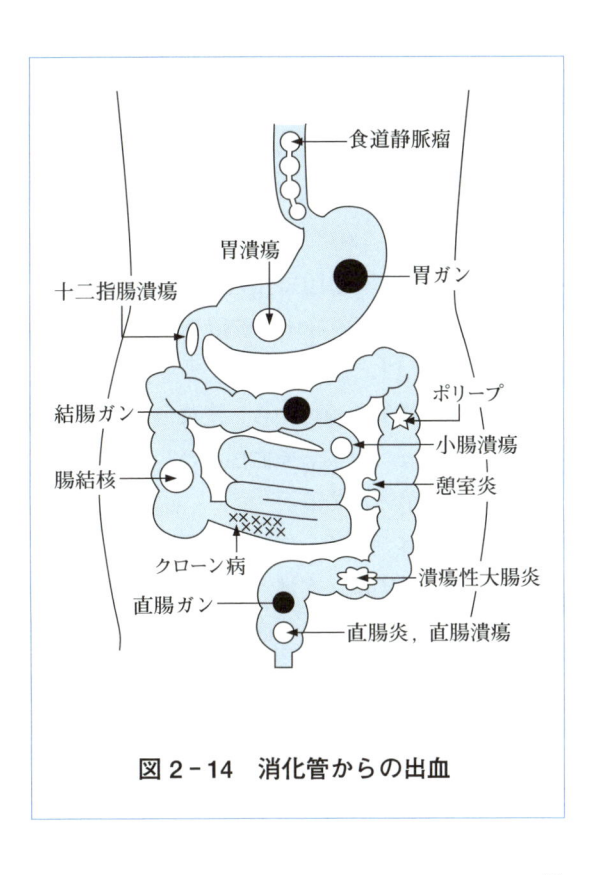

図2-14 消化管からの出血

表2-9 吐血・下血をきたすおもな疾患

出血部位	おもな疾患，病態
食　道	食道静脈瘤破裂，食道潰瘍，食道炎，マロリー・ワイス症候群，食道ガン
胃・十二指腸	消化性潰瘍，胃炎，急性胃粘膜病変，胃ガン
小　腸	クローン病，メッケル憩室，上腸間膜動静脈の閉塞，小腸潰瘍，結核，肉腫
大　腸	大腸ガン，ポリープ，肉腫，潰瘍性大腸炎，クローン病，過敏性腸症候群
肛　門	内・外痔核，痔瘻
全身性	出血性素因，慢性肝障害，歯肉・鼻出血，月経血の混入

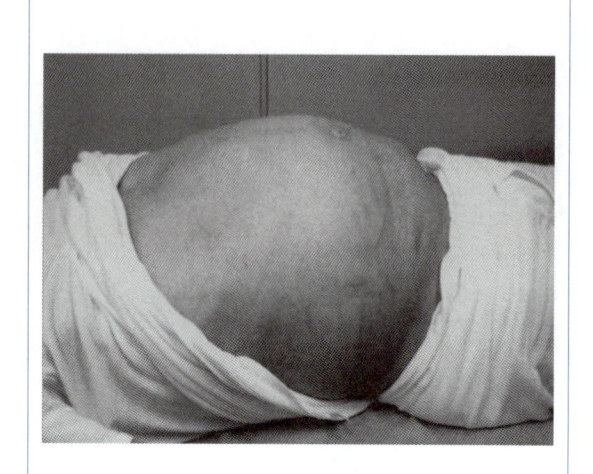

図2-15 腹水
（腹部が膨隆し，臍が見えなくなるほどである）

が，腹腔内や後腹膜臓器にできた腫瘍や，妊娠子宮などによっても起きる。また，腹壁へ脂肪が大量に貯留しても起きる。

(15) 腹　水

腹腔内に種々の原因で生理的な範囲（30～40mL）以上に過剰の液体が貯留している場合を腹水という（図2-15）。

腹水には，性質の違いから，淡黄色透明で非炎症性の漏出液と，混濁して血性ないし乳び状になっている滲出液とがある。

漏出性腹水は，心不全による静脈圧の上昇，肝硬変などによる門脈圧亢進，ネフローゼ症候群や低栄養による低アルブミン血症，腎不全などによる腎臓での水とナトリウムの貯留，抗利尿ホルモンの異常などが原因となって発生する。

一方，滲出性腹水は，腹膜に炎症や腫瘍が存在し，腹膜の血管透過性*が高まって，血管内から血液成分が滲出して発生する。ガン性腹膜炎や細菌性腹膜炎などが原因になる。

(16) 睡眠障害

睡眠は，ひと晩のうちに質の違う睡眠をくり返している（図2-16）。眠りにつくと，徐々に深い睡眠に入り，入眠してからおよそ90～120分で眠りが浅くなり，レム睡眠の状態になる。

レム睡眠では，眼球が急速に動いている状態で，夢を見ていることが多い。そして再び深い眠りになり，またレム睡眠になる。このような睡眠の周期をひと晩のうちに4～5回くり返し，次第に眠りが浅くなって目覚める。

健康な睡眠のリズムや深さが障害されるのを睡眠障害という。睡眠障害には，不眠症，過眠症，睡眠覚醒リズムの障害（時差ボケなど），睡眠時異常行動（夢中遊行症など）がある。

睡眠障害でもっとも問題になるのが不眠症であ

図 2-16　正常成人の夜間睡眠リズム

＊血管透過性
血管からは内容物が外に出ないわけではなく，毛細血管の内皮細胞間隙などから低分子の水溶性物質が移動できる。細静脈にもこのような移動があるとされる。この現象を血管透過性という。

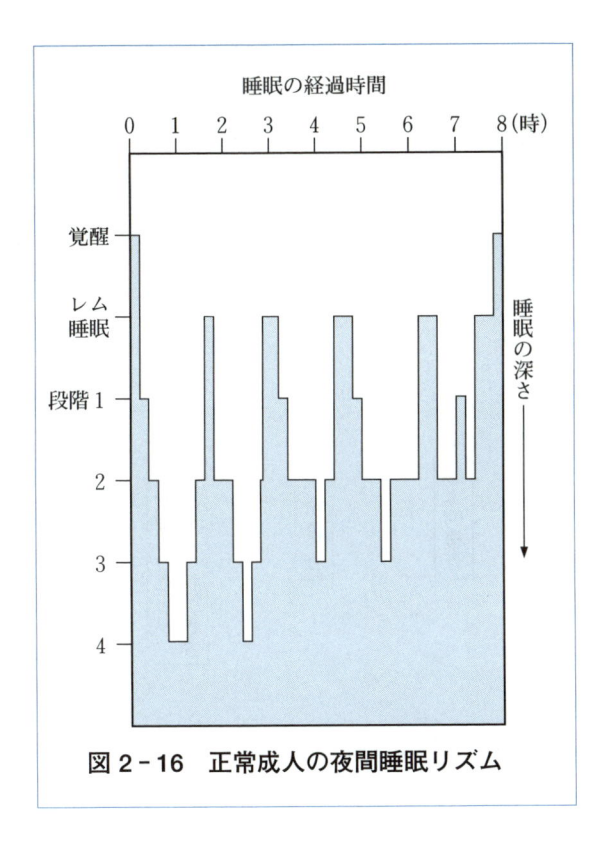

る。なかなか寝つかれず，また眠っても途中で目覚めてしまい，十分な睡眠時間がとれなかったりする。すなわち，入眠するまでの時間が長い入眠障害，睡眠の途中で1～数回目覚める中途覚醒，予定した時刻よりも早く目覚めてしまう早朝覚醒などが問題になる。

　精神的なストレスや環境の変化などの精神生理学的な要因や，不安神経症やうつ病などの精神疾患，さらには薬物やアルコールなどが不眠の原因になる。

　原因がわかっていれば，その原因を除くようにする。対症的には睡眠薬を使用する。

4. 臨床検査

　診療では，まず医療面接を通じて自覚症状を確認し，ついで身体診察によって他覚的所見を確認

する。この両者でほとんどの病態を把握することができ，仮の診断がつけられる。しかし，より客観的で，かつ正確な情報を得るのに，臨床検査が必要となる（図2-17）。

医療面接および身体診察に加えて，尿・血液検査，胸部X線検査，心電図検査などの基本的検査を行うことにより，まずは「仮の診断」をつけることができる。そして，さらに詳しい精密検査を行って正確な診断にたどりつける。

診断のついた後は，治療が開始される。治療が開始された後は，治療が効果的であるかどうか，合併症や副作用はないか，あるとすればどの程度か，などの点を経過を追って観察するために臨床検査が随時行われる。

1）種類と特性

検査には，次のようなものがある（表2-10）。

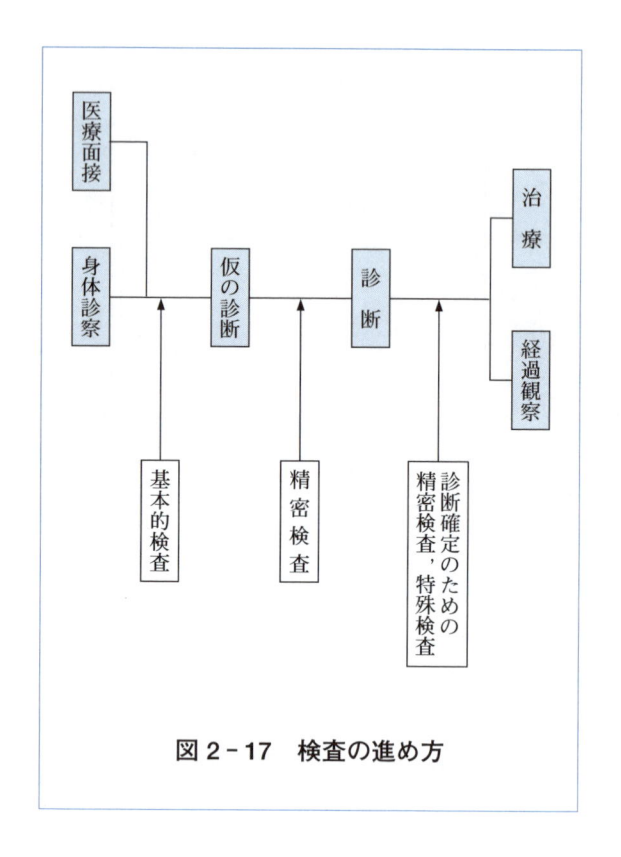

図2-17　検査の進め方

表2-10　主な検査

	検査の種類	測定内容
検体検査	一般検査 血液検査 生化学検査 免疫学検査 微生物学検査	尿・便・穿刺液中の化学成分や有形成分 血球数・白血球分類・血液凝固因子など 血液・尿・髄液などの化学成分など 病原体抗原・抗体，補体，免疫細胞，ホルモン，腫瘍マーカーなど 細菌・ウイルス・真菌など
生体機能検査	心電図検査 脳波検査 筋電図検査 呼吸機能検査	心電位 脳電位 筋電位 呼吸機能
画像検査	X線検査 超音波検査 X線CT検査 MRI検査 眼底写真	胸・腹・骨・消化管など 甲状腺，心，肝・胆・膵，腎，胎児など 脳，心，肝その他の臓器 脳・脊椎その他の臓器 眼底の変化，脳動脈硬化，糖尿病性血管障害

(1) 検体検査

尿や血液などの体液をからだの外に取り出して，これらを検体として検査する検査法である。

検体検査は種類が多く，もっとも頻繁に行われる。尿検査，便検査，血液学検査，生化学検査，免疫学検査，微生物学検査，染色体検査，遺伝子検査などがある。

(2) 生体機能検査
　　（生理機能検査，臨床生理検査）

機械工学や電子工学の技術を用いて，主に患者の体外から循環機能，呼吸機能，神経活動などを記録する検査である。心電図検査，呼吸機能検査，脳波検査，筋電図検査などが代表的である。

(3) 画像検査

臓器の病変を画像として描き出す検査である。X線検査，超音波検査（エコー検査），X線CT検査，MRI検査，内視鏡検査などがある。

2) 検体の種類，採取方法

検査に用いられる検体には，尿や便のように体内から体外へ自然に排泄されるものと，血液や腹水などのように注射器などで強制的に集めなければならないものとがある。

尿および便は，患者から排泄されるものを集めるだけなので，患者への負担は少ない。ただし，検体が腐敗しやすく，適切な容器に入れて速やかに検査するようにする。

血液や髄液など，検体を患者から採取する場合には，精神的にも肉体的にも負担を強いることになる。たとえば，血液検査の目的で採血する際に，失神する人もいる。また，体内は無菌の状態であり，注射針を刺したりする際に，細菌などで汚染されないよう配慮しなければならない。

微生物学的検査では，尿，痰，膿，血液などを目的に応じて培養し，調べる。検体を採取する際

MEMO

は，常在菌が混入しないようにすることが大切である。たとえば，咽頭粘液を検査するときには，あらかじめうがいをしてから検体を採取する。尿の培養検査には，排尿しはじめの尿は捨てて，排尿している中間の尿を採取するようにする。

3）基準値の考え方

臨床検査を医療現場で適切に活用するには，検査結果に問題がないのか，あるいは異常なのか，的確に解釈することが重要である。検査結果値を判定するモノサシとして，「基準値」と「カットオフ値*」がある。これらは，検査を行う施設ごとに決められている。

基準値は，多数の健康人を対象として行った検査値につき，健康人の平均値±2SD（標準偏差）の範囲をいう（図2-18）。つまり，健康人の95％が属する値をさし，この範囲内にあれば問題がなく，その範囲を超えていれば異常と判断する。基準値にもとづく検査結果の判定は，健診や人間ドックでの検査結果の判定に利用されている。

一方，カットオフ値は，検査結果が連続性になるが，健康人と患者を便宜的に識別する値である（図2-19）。ホルモン値や腫瘍マーカー値のように，カットオフ値を超えれば疾患の可能性が高いとするもので，「病態識別値」と考えられる。

検査結果を判定する場合，基準値から判断するにせよ，カットオフ値から判断するにしても，いずれも人為的に決める値なので，当然ながら偽陽性，偽陰性がありうる。すなわち，健康人であっても5％の人は基準値をはずれてしまうので，見かけ上は異常と判定されてしまう。逆に，疾患のある人でも，基準値ないしカットオフ値のなかに入っていることもあり，偽陰性と判定される場合もある。

偽陽性や偽陰性と誤まった判定を防ぐには，検査は1項目の結果だけからではなく，身体所見やほかの検査項目の結果をも合わせて総合的に判断

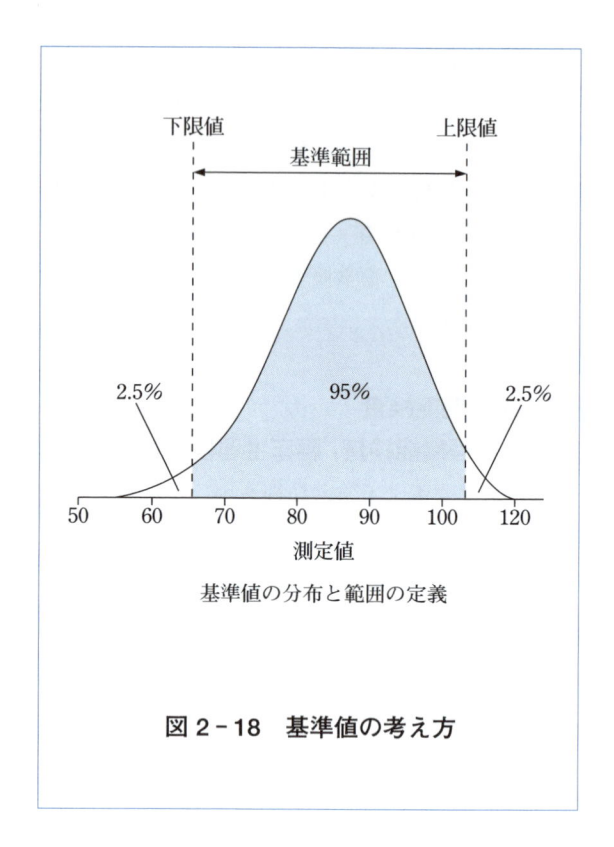

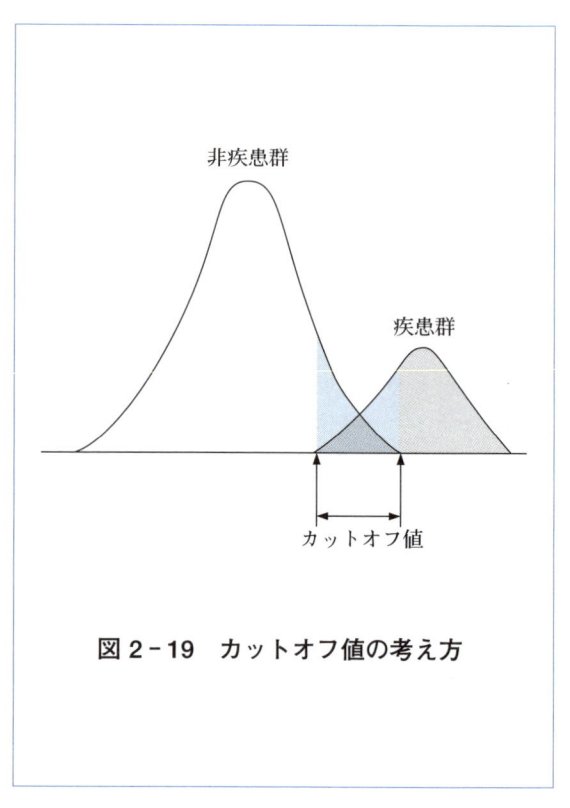

図2-18 基準値の考え方

図2-19 カットオフ値の考え方

することが大切である。また，一度だけの検査ではなく，経過を追って確認することも，誤判定を防ぐのに役立つ。

4）一般検査（尿，糞便，喀痰など）

尿検査，便検査，喀痰などの検査を，一般検査と呼ぶことがある。

尿検査は，腎尿路系疾患の診断に重要であるが，糖尿病や膠原病などの全身性疾患を診断するうえでも基本となる検査である。また，便検査は消化管疾患や寄生虫症を診断するのに有用である。

（1）尿検査

尿検査は，原則として早朝尿で検査する。採尿カップに尿を集め，試験紙を使って，タンパク，糖，潜血，ケトン体などをチェックする。また，尿を遠心分離して底に沈んだ沈殿物を沈渣としてスライドグラス上にのせて標本をつくり，顕微鏡で観察する。尿路感染症が疑われるときには，中間尿を無菌的に採取して細菌学的検査を行う。

尿タンパクは，腎炎やネフローゼ症候群などの腎疾患で，血液中のアルブミンなどが尿中にろ過されて陽性になる。また，多発性骨髄腫などの全身性疾患や，尿道炎で膿が混じったり，膀胱ガンで出血したりする場合にも陽性になる（表2-11）。

尿糖は，糖尿病などで血糖値が上昇した場合に陽性になる（表2-12）。過食した場合や，胃の切除を受けた患者でも陽性になりやすい。また，糖排泄域値が低い人では，血糖値は高くなくても尿中へ糖がもれ出てしまい，尿糖が陽性になる。これは，先天的な腎性糖尿などでみられる。

尿潜血は，尿中に血液が混じっていないかどうかを検査するもので，尿中のヘモグロビンを試験紙法で検査する。腎臓から尿道に至るまでの腎・尿路系のどこかで出血があれば，尿潜血が陽性になる（図2-20）。とくに腎ガンや膀胱ガンなど

> **＊カットオフ値**
> 病態識別値ともいい，検査結果から異常か異常なしかを決定するために設定する値をいう。腫瘍マーカー検査，ホルモン定量，自己抗体検出などの検査で用いられる。

表 2-11 尿タンパクが陽性となる主な疾患

原因		疾患
腎前性		多発性骨髄腫
腎性	糸球体性	急性腎炎, 慢性腎炎, ネフローゼ症候群, 糖尿病性腎症, SLE
	尿細管性	急性尿細管壊死, 慢性腎盂腎炎, 痛風腎, 重金属中毒, 抗菌薬, 間質性腎炎
腎後性		尿路感染症, 尿路結石症, 尿路系腫瘍

表 2-12 尿糖が陽性になる主な疾患

高血糖性糖尿	内分泌性	糖尿病, 下垂体機能亢進症, 甲状腺機能亢進症, 副腎機能亢進症
	非内分泌性	肝疾患, 中枢神経疾患
	薬剤性	ACTH, 副腎皮質ホルモン, アドレナリン
	ストレス	感染症, 手術
	食事性	胃切除後, 過食
糖排泄閾値低下	重金属中毒	カドミウム, クロムなど
	腎疾患	慢性腎炎, ファンコニ症候群, ネフローゼ症候群
	その他	腎性糖尿, 妊娠

悪性腫瘍の可能性があり, 慎重に判断する。なお, 血小板減少症などの出血傾向があっても, 尿潜血が陽性になる。

ケトン体は, 糖質が不足したり利用が障害されているときに, 脂肪が利用されて不完全燃焼して生成されるものである。アセト酢酸, βヒドロキシ酪酸, アセトンをケトン体と総称する。尿ケトン体が陽性になるのは, 糖尿病や飢餓など, 栄養状態が悪い場合である。早急に栄養状態を改善する必要がある。

尿沈渣の検査では, 血球, 上皮細胞, 円柱, 結晶, 細菌, 真菌などの有無を顕微鏡で観察する。

少数の赤血球, 白血球は健康人でもみられるが, 多数出現するのは, 糸球体腎炎, 膀胱炎, 腎盂腎炎, 尿管結石症, 腎ガン, 膀胱ガンなど腎・尿路系の疾患である。

上皮細胞は, とくに女性では健康でも扁平上皮細胞などがみられやすいが, 尿細管上皮細胞がみ

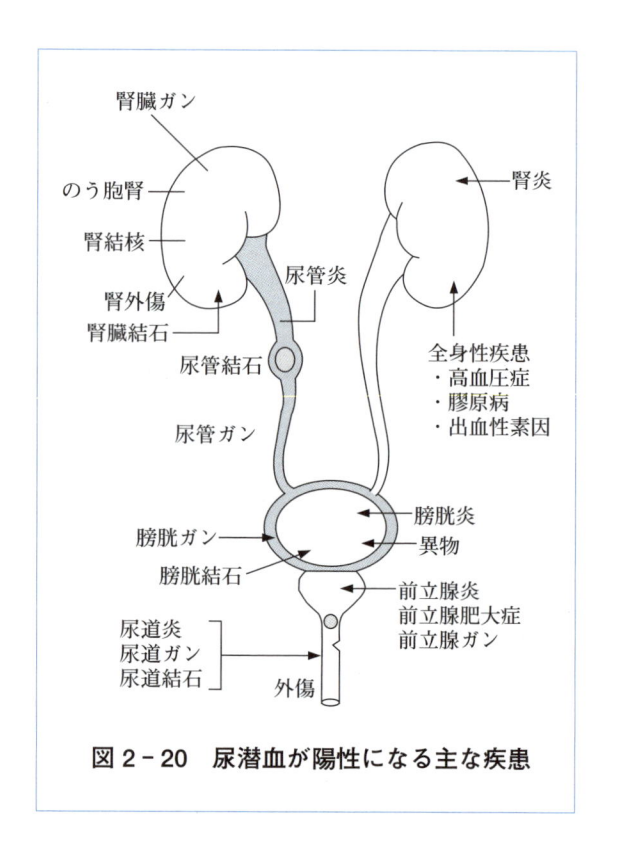

図 2-20 尿潜血が陽性になる主な疾患

られるのは腎盂腎炎や急性尿細管壊死，移行上皮細胞がみられるのは膀胱ガンなどで，いずれも異常な所見である。

円柱は，腎臓の尿細管で尿中の成分が停滞して生じるもので，顕微鏡で観察すると柱のような形状をしている。硝子円柱は健康人でもみられることがあるが，赤血球円柱は糸球体腎炎やループス腎炎，脂肪円柱はネフローゼ症候群などでみられるように，異常な病的所見である。

尿路結石症では尿酸，シュウ酸塩，リン酸塩など結晶がみられ，シスチン尿症ではシスチン結晶が観察される。膀胱炎や尿道炎などの尿路感染症では，細菌や真菌が確認される。

(2) 便検査

便検査では，便潜血反応によって消化管の出血を検出するほか，寄生虫症，細菌感染症の検査も行われる。

便潜血反応は，かつては，グアヤック法やオルトトリジン法などの化学反応を行っていたが，これでは肉食などで偽陽性になり，「潜血食」を食べてから検査する必要があった。現在では，ヒトのヘモグロビンに対するモノクローナル抗体＊を使う免疫法で検査するので，偽陽性はない。

便潜血反応が陽性の場合には，上部消化管，下部消化管検査を行い，出血源と出血の原因を確認する必要がある（表2‐9，図2‐14）。

(3) 喀痰検査

喀痰の検査は，肺炎や結核など肺感染症が疑われるときに，細菌培養を行って起因菌を検索する目的で行われる。また，喀痰を染色して異常細胞の有無を調べる細胞診検査では，肺ガンの診断に有用である。

5）血液学検査

血液学検査では，血球検査と血液凝固系検査を

＊モノクローナル抗体
単クローン性抗体ともいう。細胞融合法という手法で1種類の抗原に対する抗体を産生するB細胞と骨髄腫細胞を融合させ，人為的に単一の抗体を作らせてできるものである。1種類の抗原としか反応しないので，固有の抗原成分を検出するのに有用で，便潜血反応のほか，腫瘍マーカーの検出や，リンパ球の細分類などにも応用されている。

行う。これらは自動検査機器で検査されることが多い。

血球検査では，血液の細胞成分である赤血球，白血球，血小板について検査する（図2-21）。これらの異常から血液疾患が疑われれば，骨髄検査を行う。

出血傾向の疑われる患者には，血液凝固系の検査を行う。

（1）血球検査
① 赤血球数（RBC），ヘモグロビン（Hb），ヘマトクリット（Ht）

赤血球系の検査としては，この3者を測定する。ヘモグロビン濃度が男性で13g/dL未満，女性で12g/dL未満の状態を貧血という。貧血が認められた場合には，次のような計算式で平均赤血球恒数（指数）を求め，貧血の分類を行う（表2-13）。

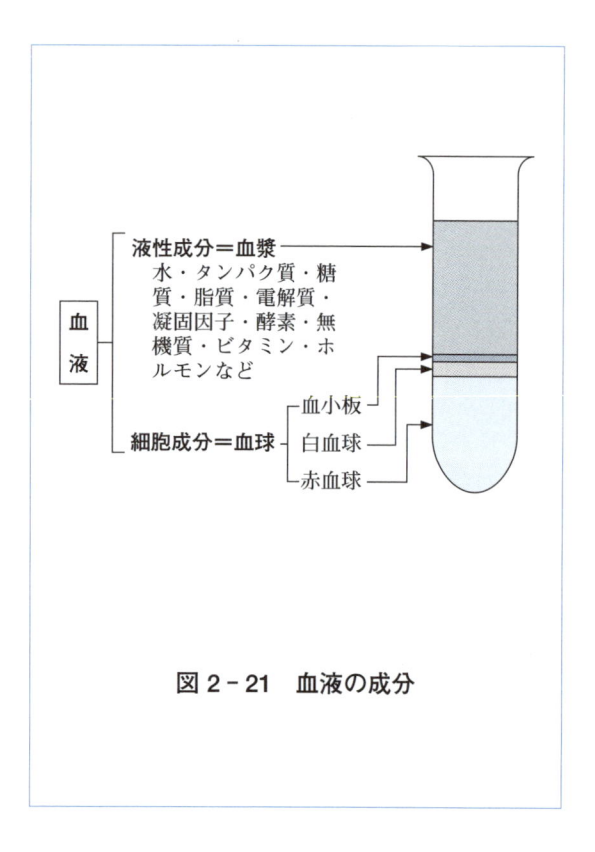

$MCV^* = Ht/RBC$ (fl)
$MCH^{**} = Hb/RBC$ (pg)
$MCHC^{***} = Hb/Ht$ (g/dL, %)

② 白血球数，白血球分画

自動血球計数機で白血球数を求め，さらに血液塗抹標本で白血球像（分画）を調べる。

白血球数は，感染症，組織崩壊，急性出血，溶血，ストレスなどの際に反応性に増えたり，白血病などでは腫瘍性に増加する。逆に，再生不良性貧血，白血病，骨髄異形成症候群などでは白血球の産生が低下して白血球数が減少する。薬剤の副作用で減少することもある。

白血病では，白血病細胞が出現し，白血球分画に異常があらわれる。

③ 血小板数

出血傾向のある患者，手術を受ける患者ではス

図2-21 血液の成分

表2-13 平均赤血球恒数による貧血の分類

貧血の型	小球性 低色素性 貧血	正球性 正色素性 貧血	大球性 正色素性 貧血
MCV（fl）	80以下	81〜100	101以上
MCHC（%）	31以下	32〜36	32〜36
おもな貧血症	鉄欠乏性貧血・慢性貧血・サラセミア	溶血性貧血・再生不良性貧血・急性出血・腎性貧血	ビタミンB_{12}欠乏性貧血（悪性貧血）・葉酸欠乏性貧血など

クリーニング検査として必須の項目である。

血小板数は，特発性血小板減少性紫斑病，再生不良性貧血，白血病，播種性血管内凝固症（DIC），肝硬変，脾腫などで減少する．逆に，本態性血小板増加症などの疾患では血小板数が増加し，出血，炎症，手術後などでも反応性に増加する．

(2) 凝固・線溶検査

ひとたび出血すると止血しにくく，外傷やたいした刺激を受けていないのに容易に出血する，などの状態を出血傾向（出血性素因）という．出血傾向は，血小板，毛細血管壁，血液凝固因子，線溶系因子のいずれかに支障がある場合に起きる．

出血傾向は，血友病などの先天性疾患や，特発性血小板減少性紫斑病，再生不良性貧血，白血病，肝硬変，ビタミンK欠乏症などの後天的疾患で発症する．

出血傾向がある患者に対しては，まずスクリーニング検査として，血小板数，出血時間，プロトロンビン時間（PT），活性化部分トロンボプラスチン時間（APTT），フィブリノゲンを検査する．これらに異常があれば，さらに詳しい凝固・線溶検査を進める．

6）生化学検査

尿や血漿または血清を検体として，酵素活性を測定したり，栄養素の濃度などを測定する検査である．食事指導や栄養療法を行う際に，有益な情報となる検査項目が多い．

(1) 栄養素の測定
① 血清タンパク質検査

タンパク代謝異常を検査するには，血清総タンパク濃度測定，アルブミン濃度測定，血清タンパク電気泳動検査が行われる．

血清タンパクには，アルブミンと，グロブリンと総括されるタンパクがある．

---

* MCV
平均赤血球容積；mean corpuscular volume

** MCH
平均赤血球ヘモグロビン量；mean corpuscular hemoglobin

*** MCHC
平均赤血球ヘモグロビン濃度；mean corpuscular hemoglobin concentration
貧血を分類するには主にMCVとMCHCを利用する．MCHを用いることはほとんどない．

血清総タンパクが高値になるのは，グロブリンが高値のケースがほとんどで，脱水による血液濃縮や，多発性骨髄腫やマクログロブリン血症などの腫瘍によるグロブリンの過剰産生，もしくは炎症や免疫刺激などによって反応性にグロブリンが過剰産生されて起こる。反応性のグロブリン過剰産生は，慢性肝炎，肝硬変，慢性感染症，自己免疫疾患などでみられる。血清総タンパクが高値の場合には，どのタンパク成分が増えているのかを血清タンパク電気泳動検査で鑑別する（図2-22）。

血清総タンパクが低値になるのは，アルブミンが低いことが原因として多い。低栄養によるタンパク摂取不足，熱傷・ネフローゼ症候群・タンパク漏出性胃腸症などによる体外へのタンパクの漏出，クッシング症候群や甲状腺機能亢進症などの際のタンパク異化亢進，肝硬変・肝ガン・有機リン中毒などによる肝臓でのタンパク合成低下などが原因で，血清総タンパクが低値になる（表2-14）。

② **血清脂質検査**

血清脂質検査は，とくに脂質異常症の診断に重要である。主に，血清トリグリセリド，総コレステロール，HDL-コレステロール，LDL-コレステロールを検査する（表2-15）。また，脂質異常症と診断された場合には，原発性か続発性脂質異常症*を鑑別し，リポタンパクの電気泳動所見から増加するリポタンパクに応じて分類される（表2-16）。

③ **血漿糖質検査**

糖質の検査は，糖尿病を診療するのにとくに重要である。糖尿病は，自覚症状，家族歴などに加えて尿糖，血糖，ブドウ糖負荷試験によって比較的簡単に診断できる。しかし，病型を正しく分類し，かつ合併症の存在と程度を正しく判断することが重要である。また，治療後は，経過を追って血糖コントロール状態を評価することが重要であ

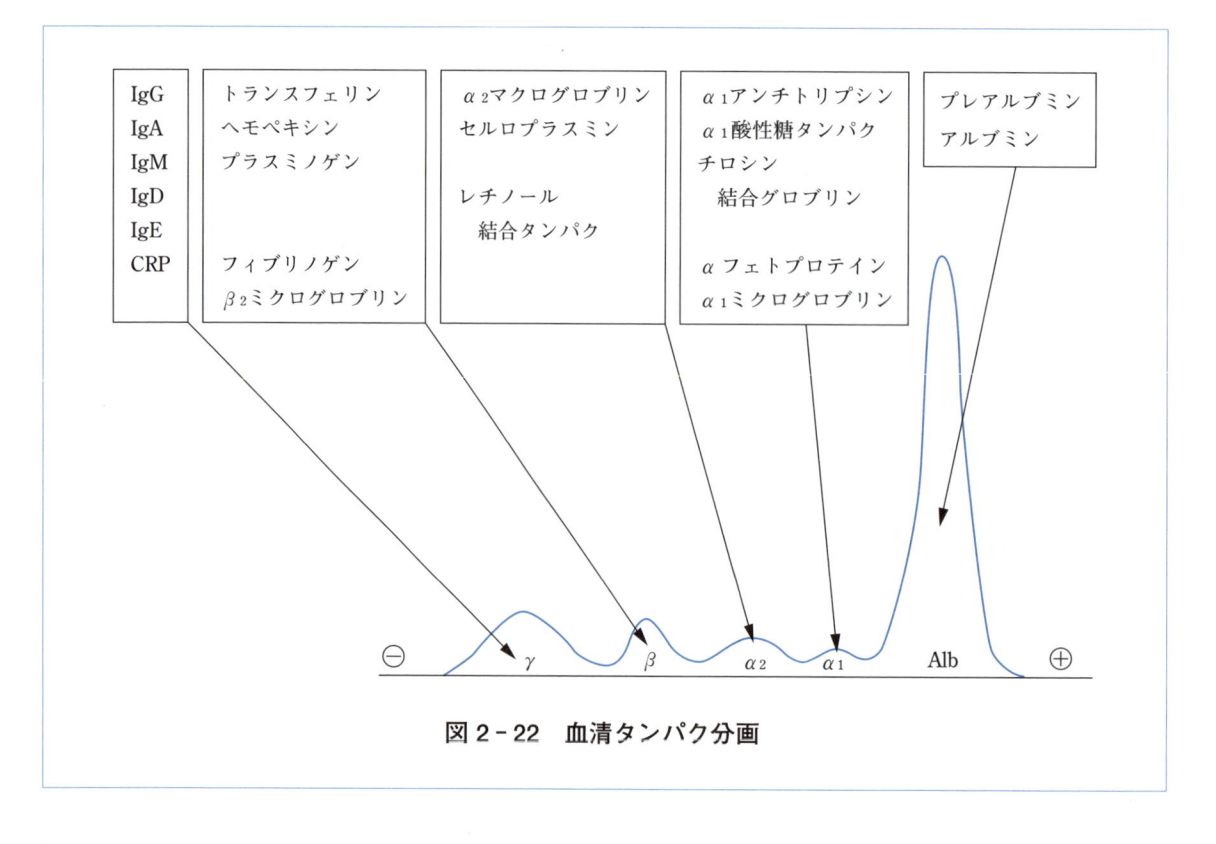

図2-22 血清タンパク分画

表2-14 血清タンパクの基準値と異常値を示す疾患・病態

項目		総タンパク	アルブミン
基準値		6.7〜8.3g/dL	3.9〜4.9g/dL
異常値を示す疾患・病態	高値となる場合	脱水症，多発性骨髄腫，原発性マクログロブリン血症，慢性感染症，膠原病，慢性肝炎	脱水症
	低値となる場合	栄養不良，吸収不良症候群，肝硬変，ネフローゼ症候群，タンパク漏出性胃腸症，熱傷	栄養不良，吸収不良症候群，肝硬変，ネフローゼ症候群，タンパク漏出性胃腸症，熱傷

＊原発性・続発性脂質異常症

原発性脂質異常症は原因が明確でない状態で脂質異常症になっているもので，多くは遺伝的素地に食生活や運動などの生活習慣の不摂生が加わって発症するとされる。一方，続発性脂質異常症は，何らかの基礎疾患があって発症するものである。糖尿病，甲状腺機能低下症，クッシング症候群などの代謝疾患や内分泌疾患などが基礎疾患として多い。また，副腎皮質ステロイド薬など，薬物の服用で起きることもある。

表2-15 血清脂質検査（日本動脈硬化学会，2001年6月）

項目	管理基準値	異常値を示す疾患・病態	
		高値となる場合	低値となる場合
トリグリセリド（中性脂肪）	40〜149mg/dL 高値：150mg/dL以上	肥満，糖尿病，膵炎，ネフローゼ症候群，薬物（エストロゲン薬・ステロイド薬）	甲状腺機能亢進症，アジソン病，下垂体機能低下症，肝硬変，吸収不良症候群，悪液質
総コレステロール	120〜220mg/dL 適正域：220mg/dL未満 境界域：220〜239mg/dL 高値：240mg/dL以上	脂質異常症，家族性高コレステロール血症，ネフローゼ症候群，甲状腺機能低下症，糖尿病，アルコール性肝障害，閉塞性黄疸，妊娠，動脈硬化症，薬物（エストロゲン薬・ステロイド薬）	甲状腺機能亢進症，重症肝障害，アジソン病，下垂体機能低下症，栄養障害・吸収不良症候群
HDLコレステロール	男：40〜70mg/dL 女：40〜75mg/dL	家族性高HDL血症，糖尿病，薬物（エストロゲン薬）	LCAT欠損症，高リポタンパク血症（Ⅰ，Ⅲ，Ⅳ，Ⅴ型），肥満，糖尿病，甲状腺機能亢進症，慢性腎不全，ネフローゼ症候群，動脈硬化，虚血性心疾患
LDLコレステロール	適正域：140mg/dL未満 境界域：140〜159mg/dL 高値：160mg/dL以上	総コレステロールが高値となる場合と同じ	総コレステロールが低値となる場合と同じ

る。このため，糖尿病はさまざまな観点から検査される（表2-17）。

血糖値のコントロール状態を確認するには，血糖値だけでなく，HbA1c（最近1～2カ月の血糖を反映），フルクトサミン（最近1～2週間の血糖状態），1,5AG（ごく最近の血糖状態）などを測定する。

(2) 血清酵素検査

代謝に重要な働きをする酵素のほとんどは細胞内に含まれ，細胞機能に影響を与えている。このため，酵素活性は血清中では通常は低く，細胞，組織で高い。ところが，肝炎や膵炎などのように組織が破壊される病態では，組織中の酵素が血中に流出している。このような酵素を「逸脱酵素」といい，それらを測定することによって組織や臓器の傷害を知ることができる。臨床検査でよく使われる血清酵素を表2-18に示す。

(3) 胆汁排泄関連物質の検査

肝炎，胆のう炎，胆石症，胆管閉塞などでは胆汁の排泄が障害され，黄疸が発生する（図2-8）。

胆汁排泄機能に異常があるかどうかは，血清ビリルビンおよび直接型ビリルビン（抱合型ビリルビン）を検査する。また，胆汁排泄に関連する酵素としてアルカリホスファターゼ（ALP），γ-グルタミルトランスペプチダーゼ（γ-GTP），ロイシンアミノペプチダーゼ（LAP）があり，これらの酵素活性も測定される。

(4) 窒素化合物検査

タンパク代謝産物である窒素化合物は，腎機能が障害されると排泄されず，血清値が高値になる。そこで，腎機能を評価する目的で検査される。

窒素化合物としては，血清尿素窒素（BUN，UN）とクレアチニンが検査される。いずれも腎炎や腎不全で増加し，腎機能が悪くなるにつれて

表2-16 リポタンパクの電気泳動による脂質異常症の分類

WHO分類	増加するリポタンパク	原因
I型	カイロミクロン	LDL欠損，アポC-II欠損
IIa型	LDL	LDLレセプター欠損
IIb型	LDL，VLDL	
III型	IDL（βVLDL）	アポE欠損
IV型	VLDL	
V型	カイロミクロン，VLDL	

表2-17 糖尿病の検査の進め方

糖尿病の診断	尿糖，血糖，75gOGTT
病型判定	・インスリン分泌能の評価：インスリン初期分泌指数，尿中CPR ・自己抗体検査：抗膵島細胞質抗体，抗膵島細胞膜抗体，抗グルタミン酸脱炭酸酵素（GAD）抗体 ・HLA抗体 ・二次性糖尿病の検査：膵疾患，内分泌疾患など
合併症の診断・管理	・網膜症：眼底検査 ・腎症：尿検査，尿中微量アルブミン，CCr，尿中N-アセチル-β-Dグルコサミニダーゼ（NAG），尿中β2-ミクログロブリン ・神経症：末梢神経伝導速度 ・動脈硬化：総コレステロール，トリグリセリド（TG），HDL-コレステロール，LDL-コレステロール
経過観察	・血糖コントロール状況：血糖，HbA1c，フルクトサミン，1,5-AG ・尿検査：尿糖，尿ケトン体 ・血清脂質：総コレステロール，TG，HDL-コレステロール，LDL-コレステロール

表 2-18 主な血清酵素の検査

酵　素	省略記号	基準値	異常値を示す疾患・病態
アラニンアミノトランスフェラーゼ	ALT（GPT）	男 8～42 IU/L 女 6～27 IU/L	高値：急性・慢性肝炎，劇症肝炎，肝硬変，肝ガン，脂肪肝，アルコール性肝障害，薬物性肝障害，胆石症，ショック
アスパラギン酸アミノトランスフェラーゼ	AST（GOT）	13～33 IU/L	高値：急性・慢性肝炎，劇症肝炎，肝硬変，肝ガン，脂肪肝，アルコール性肝障害，薬物性肝障害，胆石症，ショック，急性心筋梗塞，多発性筋炎，皮膚筋炎，急性筋肉傷害，肺塞栓症
アルカリホスファターゼ	ALP	104～338 IU/L	高値：閉塞性黄疸，急性・慢性肝炎，肝硬変，薬物性肝障害，アルコール性肝障害，肝ガン，胆石症，骨腫瘍，くる病，成長期，甲状腺機能亢進症，骨折，妊娠
γグルタミルトランスペプチターゼ	γGTP（γGT）	10～47 IU/L	高値：閉塞性黄疸，急性・慢性肝炎，肝硬変，薬物性肝障害，アルコール性肝障害，肝ガン，胆石症，膵ガン
アミラーゼ	AMY	50～159 IU/L	高値：急性膵炎，唾液腺疾患，マクロアミラーゼ血症，腎不全，腸閉塞，子宮外妊娠
リパーゼ	LIP	16～141 IU/L	高値：急性・慢性膵炎，腎不全
コリンエステラーゼ	ChE	179～354 IU/L	高値：肥満，脂肪肝，ネフローゼ症候群 低値：肝硬変，栄養障害，先天性コリンエステラーゼ欠損症，有機リン中毒
クレアチンキナーゼ	CK	男 62～287 IU/L 女 45～163 IU/L	高値：急性心筋梗塞，心筋炎，多発性筋炎，筋ジストロフィー，甲状腺機能低下症，悪性高熱症
乳酸脱水素酵素	LDH（LD）	109～210 IU/L	高値：急性心筋梗塞，劇症肝炎，急性肝炎，肝ガン，悪性貧血，白血病，ガン，悪性リンパ腫，肺梗塞，筋ジストロフィー，甲状腺機能低下症

高くなる（表2-19）。

プリン体の最終代謝産物である尿酸は，体内で過剰に産生されたり，腎臓からの排泄が低下すると高値になる。痛風で高値となり，診断に有用である。

(5) 血清電解質検査

電解質は生体のホメオスターシスを維持するのにきわめて重要である。細胞外液と内液に含まれる電解質組成は異なり，検査では血清，すなわち細胞外液の濃度を測定する（図2-23）。

ナトリウムは細胞外液の陽イオンの大部分を占め，血漿浸透圧を維持するのに重要である。水分が摂取不足や過度の発汗などで失われると，血清ナトリウム濃度*が高くなる（表2-20）。原発性アルドステロン症などで体内にナトリウムが貯蔵しても高値となる。一方，嘔吐や下痢でナトリウムが失われたり，腎不全などで水分が過剰の場合には血清ナトリウム濃度が低くなる。

カリウム（K）は細胞内液の主な陽イオンで，細胞機能に重要な役割を果たしている。溶血したり横紋筋融解症などでは細胞が破壊され，細胞内のカリウムが血清中にもれ出て高カリウム血症となる（表2-21）。腎不全では尿中への排泄が障害され，高くなる。一方，下痢や嘔吐でカリウムが失われたり，利尿薬の副作用**でカリウムは低値になる。インスリンはカリウムを細胞内に追い込む作用があり，高血糖に対してインスリンを注射した場合にはカリウム濃度が下がる。

カリウムはごく微量で神経・筋活動に影響を与えるので，わずかな高値でも不整脈を起こすなど，危険である。

塩素イオン（Cl）は，細胞外液でもっとも多い陰イオンで，ナトリウムの変化に伴って変動する（表2-22）。

カルシウム（Ca）の約99％は骨にあり，血清

表2-19 血清尿素窒素とクレアチニンの検査

項目		尿素窒素	クレアチニン
基準値		7～18mg/dL	男：0.7～1.1mg/dL 女：0.5～0.9mg/dL
異常値を示す疾患・病態	高値となる場合	急性腎炎，慢性腎炎，ネフローゼ，尿毒症など	急性糸球体腎炎，慢性糸球体腎炎，腎不全，ショック，心不全，脱水症など
	低値となる場合	肝不全，低タンパク食，尿崩症など	筋ジストロフィー

表2-20 血清ナトリウム検査

基準値	高値となる場合	低値となる場合
138～146 mEg/L	①水の喪失：発汗増加，浸透圧利尿，下痢，尿崩症 ②Naの貯留：高張性食塩水輸液，原発性アルドステロン症 ③水分摂取低下状態：高齢者，乳幼児，意識障害，嚥下障害	①Naの喪失：嘔吐，下痢，アジソン病，利尿薬使用 ②水分過剰症：腎不全，心不全，ネフローゼ症候群，肝硬変

中にあるカルシウムの約40％がアルブミンと結合している。カルシウムは細胞機能の制御に重要である。血清カルシウム濃度は筋肉や神経の働きに影響し、高濃度では意識障害を、低濃度ではテタニー（筋硬直）を起こす。副甲状腺機能亢進症や悪性腫瘍などで高くなり、副甲状腺機能低下症や腎不全などで低値になる（表2-23）。

（6）鉄代謝検査

鉄は赤血球内にあるヘモグロビンをつくるのに必須の元素で、欠乏すると鉄欠乏性貧血を起こす。血清鉄、総鉄結合能（TIBC）または不飽和鉄結合能（UIBC）、フェリチンを検査する。鉄欠乏性貧血では血清鉄が低下し、それを代償する目的で総鉄結合能が上昇する。また、組織鉄量を反映するフェリチンは減少する。関節リウマチなどの慢性炎症性疾患でも鉄欠乏性貧血に似た貧血になるが、この場合には血清鉄が低下していても総鉄結

＊血清ナトリウム濃度
血清中のナトリウムイオン濃度を測定するもので、基準値は138～146mEq／Lである。

＊＊利尿薬の副作用
利尿薬は水・電解質に影響を及ぼして尿量を増やすものが多い。このため、副作用として電解質に異常が現れることがある。サイアザイド系利尿薬（トリクロルメチアジドなど）やループ利尿薬（フロセミドなど）は低カリウム血症を起こすことがあり、カリウム保持性利尿薬（スピロノラクトンなど）は高カリウム血症を起こしやすい。

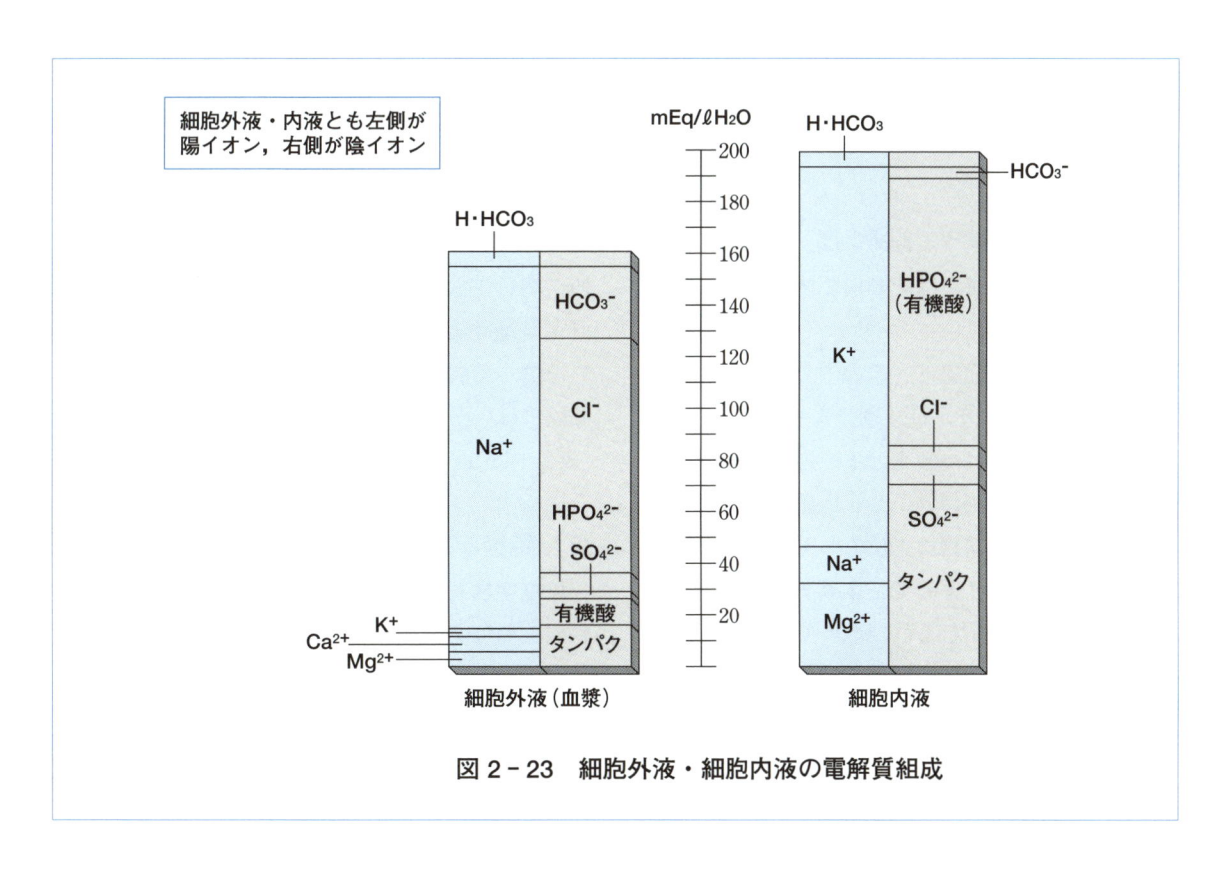

図2-23　細胞外液・細胞内液の電解質組成

表2-21 血清カリウム検査

基準値	高値となる場合	低値となる場合
3.6～4.9 mEq/L	溶血，挫滅症候群，横紋筋融解症，代謝性アシドーシス，急性・慢性腎不全，飢餓，発熱，アジソン症，インスリン欠乏，激しい運動，薬物（β遮断薬・非ステロイド系消炎薬など）	下痢，嘔吐，アルドステロン症，利尿薬使用，尿細管性アシドーシス，アルカローシス，インスリン投与，周期性四肢麻痺，吸収不良症候群，レニン産生腫瘍，クッシング症候群，バーター症候群など

表2-22 血清塩素検査

基準値	高値となる場合	低値となる場合
99～109 mEq/L	高カロリー輸液，呼吸性アルカローシス，低アルドステロン症，副腎不全，下痢，尿細管性アシドーシス	胃液吸引，嘔吐，熱傷，利尿薬使用，電解質コルチコイド使用，呼吸性アシドーシス，高Ca血症，代謝性アルカローシス，低カリウム血症，大量輸血，アジソン病

表2-23 血清カルシウム検査

基準値	高値となる場合	低値となる場合
8.7～10.3 mg/dL	副甲状腺機能亢進症，悪性腫瘍，骨腫瘍，ビタミンD中毒，甲状腺機能亢進症，サルコイドーシス，成人T細胞白血病，ミルクアルカリ症候群	腎不全，副甲状腺機能低下症，急性膵炎，ビタミンD欠乏症，カルシトニン過剰分泌，高リン血症，くる病，骨軟化症，低アルブミン血症

合能はむしろ低値で，血清フェリチンは鉄の利用障害を反映してむしろ高値になっている。

（7）内分泌検査

内分泌疾患を診断するためには，血中あるいは尿中のホルモン，またはその前駆体や代謝産物を測定する（表2-24）。

内分泌機能亢進症では，その内分泌器官が産生し，分泌するホルモンが過剰になる。このため，血中ホルモン濃度は高値をとる。逆に機能低下症では，ホルモン分泌が低下し，低値を示す。

さらに，内分泌器官は上位もしくは下位の内分泌器官に影響を及ぼすので，ネガティブフィードバック機構*によってほかのホルモンにも変化が生じる。たとえば甲状腺機能亢進症で甲状腺ホルモン分泌が上昇すると，上位の調節ホルモンであるTSHが低下する。

そこで，内分泌疾患の検査では，異常が疑われる内分泌器官が分泌するホルモンだけでなく，上位のホルモン濃度の測定も重要となる。

ホルモンの分泌には日内変動があったり，体位，運動やストレスなどの影響を受けるものがある。服用している薬剤にも左右されたりする。このため，内分泌疾患を診断するためには，ホルモンの測定は基礎値だけでなく，負荷をかけて分泌の反応を調べる負荷試験もしばしば必要になる。負荷試験には，分泌刺激試験と分泌抑制試験とがある（表2-25）。

7）免疫学検査

免疫学検査は，感染症，アレルギー性疾患，膠原病，免疫不全症などの検査に重要である。

（1）炎症マーカー

感染症や組織が崩壊するような疾患では，生体反応として炎症反応が起こる。その際，急性期反

応物質として，CRP（C反応性タンパク）やフィブリノゲンなどがつくられる。そこで，これらの物質を測定すると，炎症のあることがわかり，経過を観察するのに役立つ。これらを炎症マーカーという。

もっとも代表的な炎症マーカーは，CRPである。CRPは，肺炎連鎖球菌の細胞壁にあるC多糖体と反応するタンパクのことである。炎症によって活性化されたマクロファージなどが放出するインターロイキン-1，インターロイキン-6，腫瘍壊死因子（TNF）などのサイトカイン**の刺激を受けて肝臓でつくられる。急性炎症が起こると速やかに上昇し，炎症が治まると速やかに減少する。

このことからCRPは，炎症の存在や，活動性，重症度などを判定するのに役立ち，炎症の経過観察に利用される。

(2) 自己抗体の検査

抗体は，もともと外来から侵入してくる病原体などの抗原に対してつくられ，抗原を排除する。

ところが，自身の組織や臓器に対する抗体がつくられることがあり，その自己抗体によって組織や臓器が傷害されて発病するのが自己免疫疾患である。自己免疫疾患には，全身性エリテマトーデス（SLE）や関節リウマチを代表とする膠原病や，慢性甲状腺炎（橋本病），悪性貧血，重症筋無力症など，多くの難治性疾患がある。

自己免疫疾患は，特徴的な症状や身体所見から診断のつくことが多いが，確定診断を行うには，それぞれの疾患に特徴的な自己抗体を検出することが必要である（表2-26）。

(3) アレルギー性疾患の検査

アレルギー性疾患には，気管支喘息，過敏性肺臓炎，アレルギー性皮膚疾患，アレルギー性鼻炎などがある。これらを診断するには，病歴聴取と身体診察が重要であるが，検査ではアレルギーの原因物質であるアレルゲンを特定することと，重

＊ネガティブフィードバック機構
内分泌ホルモンは上位の刺激ホルモンの指令を受けて下位の内分泌臓器からホルモンが産生・分泌される。ホルモンの分泌量は上位ホルモンと下位ホルモンのバランスで決定され，もしも下位のホルモンが過剰になれば上位ホルモンの分泌を抑制し，結果的に下位ホルモンの分泌を抑える。このような機構をネガティブフィードバック機構という。

＊＊サイトカイン
リンパ球，単球，マクロファージなどの細胞が抗原による刺激等を受けて産生・分泌するポリペプチドで，近くの細胞や自分自身の細胞の遺伝子発現や機能に影響を与える生理活性物質である。インターロイキン，インターフェロン，腫瘍壊死因子などが代表である。抗原刺激で産生される1種類のサイトカインが，他のサイトカインの産生や応答に影響を及ぼすなど，複雑なネットワークを形成する。

表2-24 ホルモンの基準値

分泌器官・ホルモン	基 準 値	分泌器官・ホルモン	基 準 値
下垂体前葉		**副腎皮質**	
成長ホルモン（GH）	男性　1.5ng/mL以下 女性　0.2～9.0ng/mL 　　　（早朝空腹時）	コルチゾール 　アルドステロン 　デヒドロエピアンドロステロン硫酸（DHEA-S）	5～25μg/dL 30～200pg/mL（随時採血） 400～1,500ng/mL
プロラクチン（PRL）	男性　1～10ng/mL 女性　1～15ng/mL	デヒドロエピアンドロステロン（DHEA）	1.2～7.5ng/mL
副腎皮質刺激ホルモン（ACTH）	5～40pg/mL	アンドロステンジオン	男性　0.43～1.74ng/mL 女性　0.16～2.06ng/mL
黄体形成ホルモン（LH）	男性　1～10mU/mL 女性　月経周期によって変動 　　　卵胞期：1～16mU/mL 　　　排卵期：3～90mU/mL 　　　黄体期：1～30mU/mL 　　　閉経中：4～80mU/mL	**副腎髄質** 　尿中 　　アドレナリン 　　ノルアドレナリン 　血中 　　アドレナリン 　　ノルアドレナリン	 3～15μg/日 20～120μg/日 120pg/mL以下 500pg/mL以下
卵胞刺激ホルモン（FSH）	男性　1～15mU/mL 女性　月経周期によって変動 　　　卵胞期：1～14mU/mL 　　　排卵期：3～25mU/mL 　　　黄体期：1～17mU/mL 　　　閉経期：12～235mU/mL	**男子性腺** 　テストステロン	 成人男性　330～740ng/dL
下垂体後葉		**女子性腺**	
抗利尿ホルモン（ADH）	0.3～3.5pg/mL	エストラジオール（E$_2$）	（男性　15～60pg/mL） 女性 　卵胞期：25～100pg/mL 　排卵期：150～450pg/mL 　黄体期：70～220pg/mL 　妊娠前期：2,200～7,400pg/mL 　　　中期：9,000～19,000pg/mL 　　　後期：16,000～33,000pg/mL 　閉経後：35pg/mL以下
オキシトシン	妊婦　　3～200μU/mL 非妊婦　5μU/mL以下		
甲状腺		エストリオール（E$_3$）	（男性　10ng/mL以下） 女性 　非妊婦：10ng/mL以下 　妊娠前期：4～30ng/mL 　　　中期：50～100ng/mL 　　　後期：110～240ng/mL
遊離T$_4$（FT$_4$）	0.8～2.2ng/dL		
総サイロキシン（T$_4$）	5～12μg/dL		
遊離T$_3$（FT$_3$）	3.0～5.8pg/mL		
総トリヨードサイロニン（T$_3$）	0.9～1.8ng/mL		
甲状腺刺激ホルモン（TSH）	0.3～4.0μU/mL	プロゲステロン	（男性　0～0.4ng/mL以下） 女性 　卵胞期：0.1～1.5ng/mL 　黄体期：2.0～28ng/mL 　閉経後：0～0.2ng/mL 　妊娠前期：9.0～47ng/mL 　　　中期：17～146ng/mL 　　　後期：55～255ng/mL
抗TSHレセプター抗体	15%以下		
抗甲状腺ペルオキシダーゼ抗体（抗TPO抗体）	0.2U/mL以下 5.9U/mL以下 100倍以下（凝集反応）		
抗サイログロブリン抗体（抗Tg抗体）	0.3U/mL以下 43.0U/mL以下 100倍以下（凝集反応）		
カルシトニン	100pg/mL以下		
副甲状腺			
副甲状腺ホルモン（PTH）	インタクトPTH：6.5～59.7pg/mL 高感度PTH：180～560pg/mL PTH-N：0.12ng/mL以下 PTH-C：1.3ng/mL以下		
女子性腺			
ヒト絨毛ゴナドロピン（hCG）	（男性　2mU/mL以下） 女性 　非妊婦：2mU/mL以下 　妊娠前期：2,700～201,500mU/mL 　中期：8,700～72,200mU/mL 　後期：5,400～79,000mU/mL		

表2-25 下垂体ホルモン分泌刺激試験

	ホルモン	試験
下垂体前葉ホルモン	成長ホルモン（GH）	インスリン負荷試験，アルギニン負荷試験，L-ドーパ負荷試験，グルカゴン（IRG）負荷試験，クロニジン負荷試験，成長ホルモン放出ホルモン（GH-RH）負荷試験
	副腎皮質刺激ホルモン（ACTH）	インスリン負荷試験，メチラポン負荷試験，CRH負荷試験，バソプレシン負荷試験
	甲状腺刺激ホルモン（TSH）	TRH負荷試験
	プロラクチン（PRL）	TRH負荷試験
	黄体形成ホルモン（LH）	GnRH負荷試験
	卵胞刺激ホルモン（FSH）	GnRH負荷試験
下垂体後葉ホルモン	バソプレシン（AVP, ADH）	水制限試験，高張食塩水負荷試験

表2-26 おもな自己抗体と関連する疾患

自己抗体	関連するおもな疾患
抗核抗体	SLE，混合結合組織病（MCTD），シェーグレン症候群など
リウマチ因子	関節リウマチ
抗レセプター抗体	
抗TSHレセプター抗体	バセドウ病
抗アセチルコリンレセプター抗体	重症筋無力症
抗インスリンレセプター抗体	インスリン抵抗症
抗甲状腺抗体	
抗サイログロブリン抗体	バセドウ病・橋本病
抗ミクロソーム抗体	バセドウ病・橋本病
抗内因子抗体	悪性貧血
抗胃壁細胞抗体	悪性貧血・萎縮性胃炎
抗赤血球抗体	自己免疫性溶血性貧血
抗血小板抗体	特発性血小板減少性紫斑病
抗ミトコンドリア抗体	原発性胆汁性肝硬変
抗平滑筋抗体	慢性活動性肝炎
抗横紋筋抗体	重症筋無力症
抗心筋抗体	リウマチ熱・感染性心内膜炎
抗膵頭抗体	インスリン依存性糖尿病
抗副腎皮質抗体	特発性アジソン病

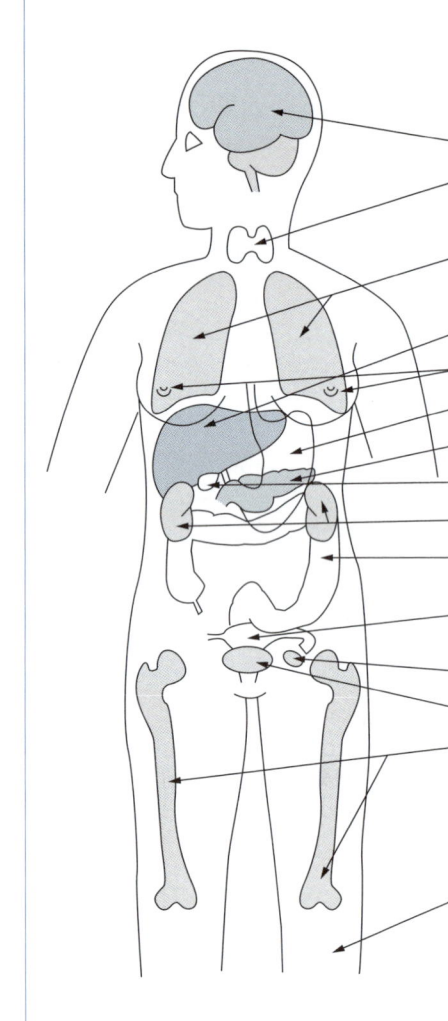

腫　瘍	腫瘍マーカー
神経腫瘍	NSE
甲状腺髄様ガン	カルシトニン，CEA
肺ガン　扁平上皮ガン	SCC，CYFRA21
肺ガン　腺ガン	SLX，CEA
肺ガン　小細胞ガン	NSE，Pro GRP
肝ガン	AFP，PIVKA II
乳ガン	CA15-3，BCA225，CEA，NCC-ST-439
胃ガン	CA72-4，STN，CA19-9，CEA
膵ガン	CA19-9（CA50，Span-1），NCC-ST-439
胆のう・胆管ガン	CA19-9（CA50，Span-1），NCC-ST-439
腎ガン	BFP，尿β-CF
大腸ガン	CA19-9，CEA，NCC-ST-439
子宮頸ガン　子宮体ガン	SCC，尿β-CF，CA125，CA602，CA130，尿β-CF
卵巣腫瘍	CA125，CA602，CA130，CA72-4，STN
前立腺ガン	PSA，γ-Sm
骨腫瘍	ALP
胚細胞腫瘍	AFP，LDH
絨毛性腫瘍	hCG，PL-ALP
内分泌腺腫瘍	各ホルモン
皮膚ガン	メラノーマ抗原

図 2-24　主な腫瘍マーカー検査

症度を判定するのに重要である。

　アレルゲンを特定するには，アレルギーを生じるきっかけがないか，入念に現病歴を確認することが重要であるが，検査では，アレルゲンに特異的なIgE抗体を測定することで確認する。たとえば，スギ花粉症では，スギ花粉に対するIgE抗体が血清中にみられないか検査する。

(4) 免疫不全症の検査

　免疫不全症は，遺伝的な背景があって一次的に免疫因子が欠陥して起きる原発性免疫不全症と，HIV（ヒト免疫不全ウイルス）感染などの続発性免疫不全症がある。いずれも，感染症が反復して起こりやすくなり，感染症が長引いたり，重症化する。

　免疫不全症を診断するには，感染症の既往歴，あるいは家系内での発症，基礎疾患の有無を十分に確認するとともに，液性と細胞性の両免疫能について評価する。液性免疫は，免疫グロブリン（IgG，IgA，IgM）を測定したり，B細胞を検査する。細胞性免疫は，ツベルクリン反応などの皮膚反応を調べたり，T細胞を検査する。

(5) 腫瘍マーカー検査

　腫瘍マーカーは，ガン細胞に特有な成分，あるいはガン細胞が産生したり，ガンがあることによって生体が反応して産生する特異な成分で，それを検出することがガンの診断に役立つものをいう（図2-24）。

　腫瘍マーカーというと，いかにも血液を調べるとガンが診断できるという印象を招きやすいが，実際には，腫瘍マーカー検査は腫瘍を早期に発見するのに役立つというよりは，腫瘍に罹患しやすい高リスク患者での経過の観察に利用したり（肝硬変患者で肝細胞ガンが高率に発生しやすいなど），腫瘍の進行度や転移を判定したり，あるいは治療後の経過観察や再発発見などの目的に使用

MEMO

することが多い。

8) 病原微生物検査

病原微生物*が体内に侵入して発病する感染症では，高熱や食欲不振などの全身的な自覚症状があらわれる。また他覚所見として，感染部位の発赤や腫脹などの炎症所見がある。このような自覚症状や他覚所見に加え，白血球増加やCRPなどの炎症マーカー陽性の所見から感染症にかかっていることがわかる。

感染症とわかれば，感染を起こしている部位を確認することが必要になる。皮膚膿瘍などは視診だけでもわかるが，膀胱炎は尿検査，肺炎は胸部X線検査，肝膿瘍は肝臓超音波検査など，病変部位に応じた検査を行って感染している部位を診断する。

ついで感染している部位から感染の原因になっている起炎菌を分離し，同定する。起炎菌を同定した後は，抗菌薬に対する感受性をチェックし，感受性の高い抗菌薬を投与して治療する（図2-25）。

これが感染症に対する検査の進め方である。なるべく検査を効率よく進め，できるだけ早く起炎菌を特定して治療を開始するようにする。治療を行っている間に，もともとの起炎菌でない病原体が感染してきたり，同じ病原体でも抗菌薬に耐性となったりすることもあるので，検査を必要に応じてくり返す。

病原体を同定するには，まず感染部位から喀痰や膿などの検体を採取し，スライドグラスに塗抹して染色を施す。そして，顕微鏡で観察する。

一方，病原体の発育に必要な栄養素を含む寒天培地などに検体を植えつけ，適度な温度と湿度のもとで培養する。病原体が増殖すれば，増殖したコロニー**から病原体を集め，抗原やDNAを検査して病原体を特定する。

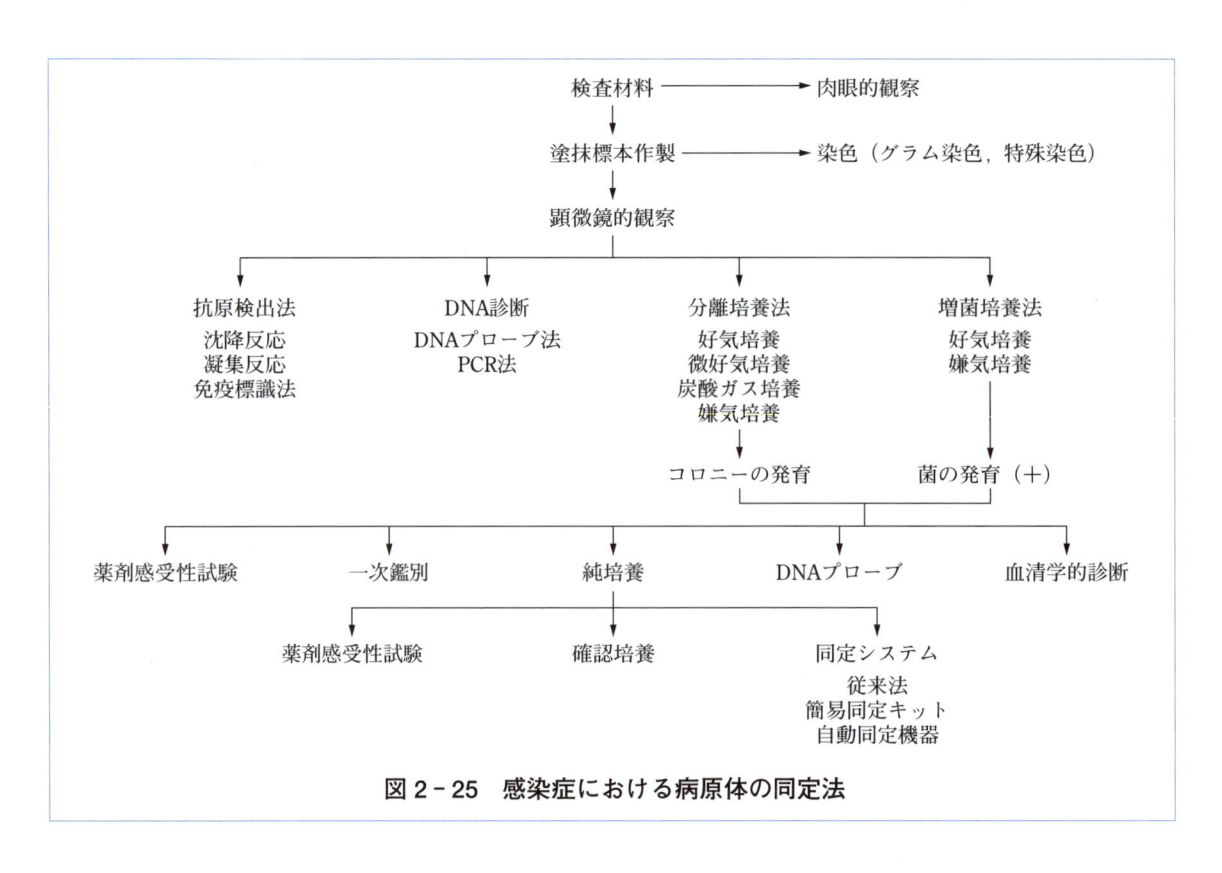

図2-25 感染症における病原体の同定法

最後に，同定された病原体にもっとも有効な抗菌薬を見つけるために，薬剤感受性試験を行う。培地に種々の濃度で抗菌薬を混ぜておき，低い濃度でも菌の発育を阻止できる抗菌薬が，その菌にとって効果があると判定できる。逆に，高濃度でないと発育を阻止できない抗菌薬は効果がでにくい。いくら濃度を高くしても菌の発育を阻止できない抗菌薬は，耐性として治療には使えない。

> *病原微生物
> 人体に侵入して疾病を発生する微生物である。細菌のほか，真菌，ウイルス，マイコプラズマ，クラミジア，リケッチアなどさまざまなものがある。
>
> **コロニー
> もともとはひとつの枝から出てくる小枝の集団をコロニーという。細菌を寒天培地で培養すると，1個の菌が増殖して集塊を形成する。これをコロニーと称する。

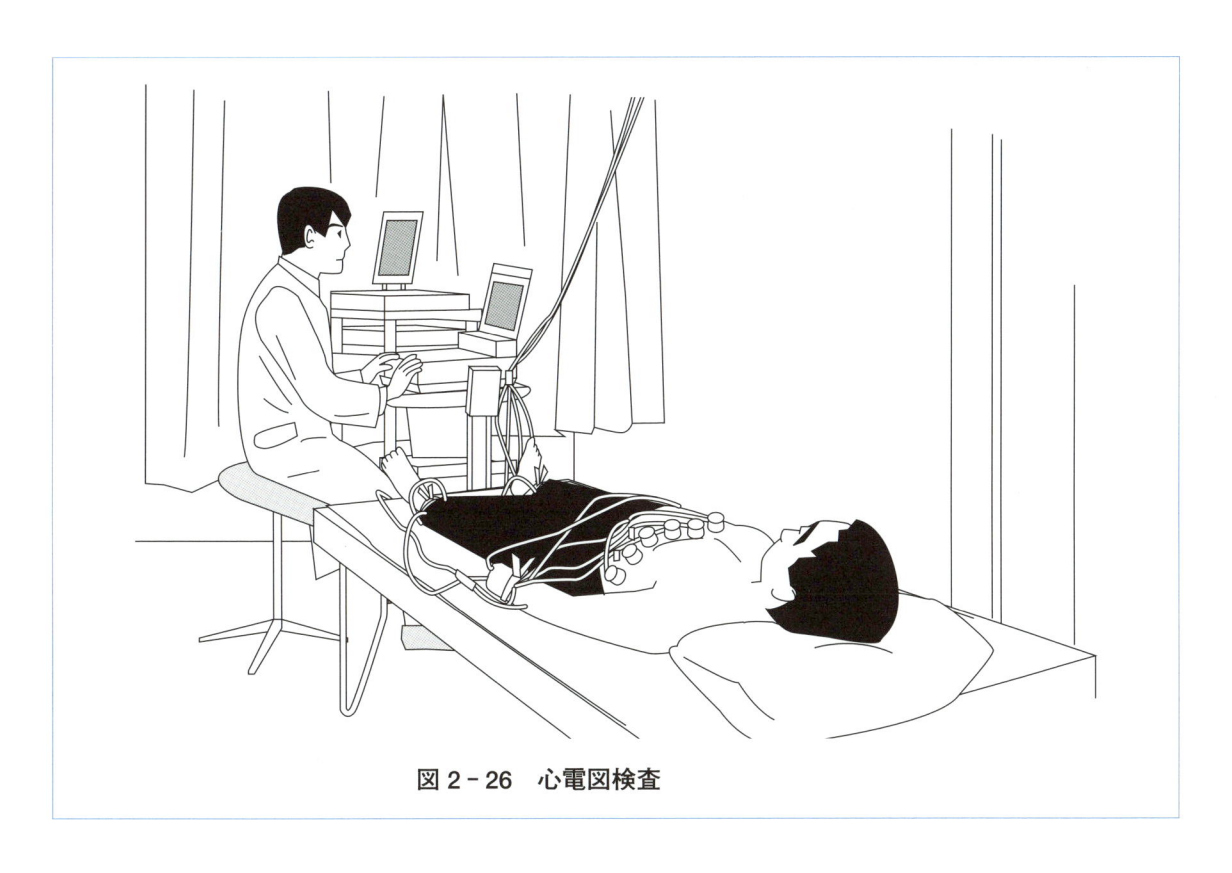

9）生体機能検査（生理機能検査，臨床生理検査）

　生体外から循環機能，呼吸機能，神経・筋活動などを測定する検査で，主なものは，心電図検査，呼吸機能検査，脳波，筋電図検査などである。

（1）心電図検査（EKG，ECG）

　心臓に起きる電気的現象を体表面から記録する検査である（図2-26）。

図2-26　心電図検査

心臓は洞結節に発生する電気的刺激を受けて，自動的に心筋が収縮して拍動している。この電気的刺激の発生や伝達系，さらに心筋の収縮に異常があると，心電図検査で検出することができる（図2‐27）。

不整脈，虚血性心疾患などの診断や経過観察に有用である。通常は安静にした状態で検査するが，必要に応じて，トレッドミル（電動式のベルトの上を歩く）やエルゴメータ（自転車のペダルをこぐ）による運動負荷をかけて心筋虚血状態をみたり，長時間の心電図検査を行うホルター心電図検査などが行われる。

(2) 呼吸機能検査（肺機能検査）

口から出入りする空気の量を測定して，肺胞における換気機能をみる検査である。一般には呼吸計（スパイロメータ）を使って肺活量や換気量を検査する。

安静にした状態で，ごく自然に呼吸をして出入りする空気の量を1回換気量という（図2‐28）。そして，できるだけ深く呼吸をして，1回の吸入または呼出で肺から出入りできる最大限の空気量が肺活量である。

肺活量は，肺線維症，胸郭の運動制限，胸膜肥厚・癒着，胸郭変形，肺ガン，肺水腫などの疾患で低下する。

また，思いっきり空気を吸い込んでから，力一杯空気を吐き出すときの肺活量を努力肺活量という。吐き出しはじめの1秒間に出る空気の量を1秒量という。それを努力性肺活量で割り算をしたものが1秒率である。

1秒率は，慢性気管支炎，気管支喘息，肺気腫などで低くなる。

(3) 脳波検査（EEG）

頭皮上にあらわれる微弱な電位を，2つの電極の間の電位差として増幅して記録するもので，脳の機能的変化を捉える。

脳波の異常は，脳波の波形が消失していたり，通常ではみられない波形などを確認して判定する。てんかん，意識障害，脳外傷，脳腫瘍などの診断に有用である。

10）画像検査

画像検査は，放射線や超音波などを使用して，病変部位を描出して疾患を診断するのに役立つ。画像検査には，①ある領域をそのまま画像化する重積画像（投影画像），②一定の厚さのスライスとして描出する断層画像，③管腔臓器内腔表面や体腔および臓器の表面をみる表面画像がある（表2‐27）これらは，目的とする病変あるいは臓器に応じて，適宜選択して検査する。

もっとも代表的なのはX線撮影で，健康診断にもよく使われる。X線CT検査，腹部超音波検査，胃内視鏡検査の光景を示す（図2‐29〜31）。

表2‐27　主な画像検査

重積画像 （投影画像）	・X線単純撮影 ・X線造影撮影：消化管造影，腎尿路造影，胆道造影，血管造影など ・シンチグラフィ
断層画像	・X線断層撮影 ・超音波検査 ・CT（コンピュータ断層撮影） ・MRI（磁気共鳴画像） ・PET 〈positron emission tomography〉
表面画像	・内視鏡検査

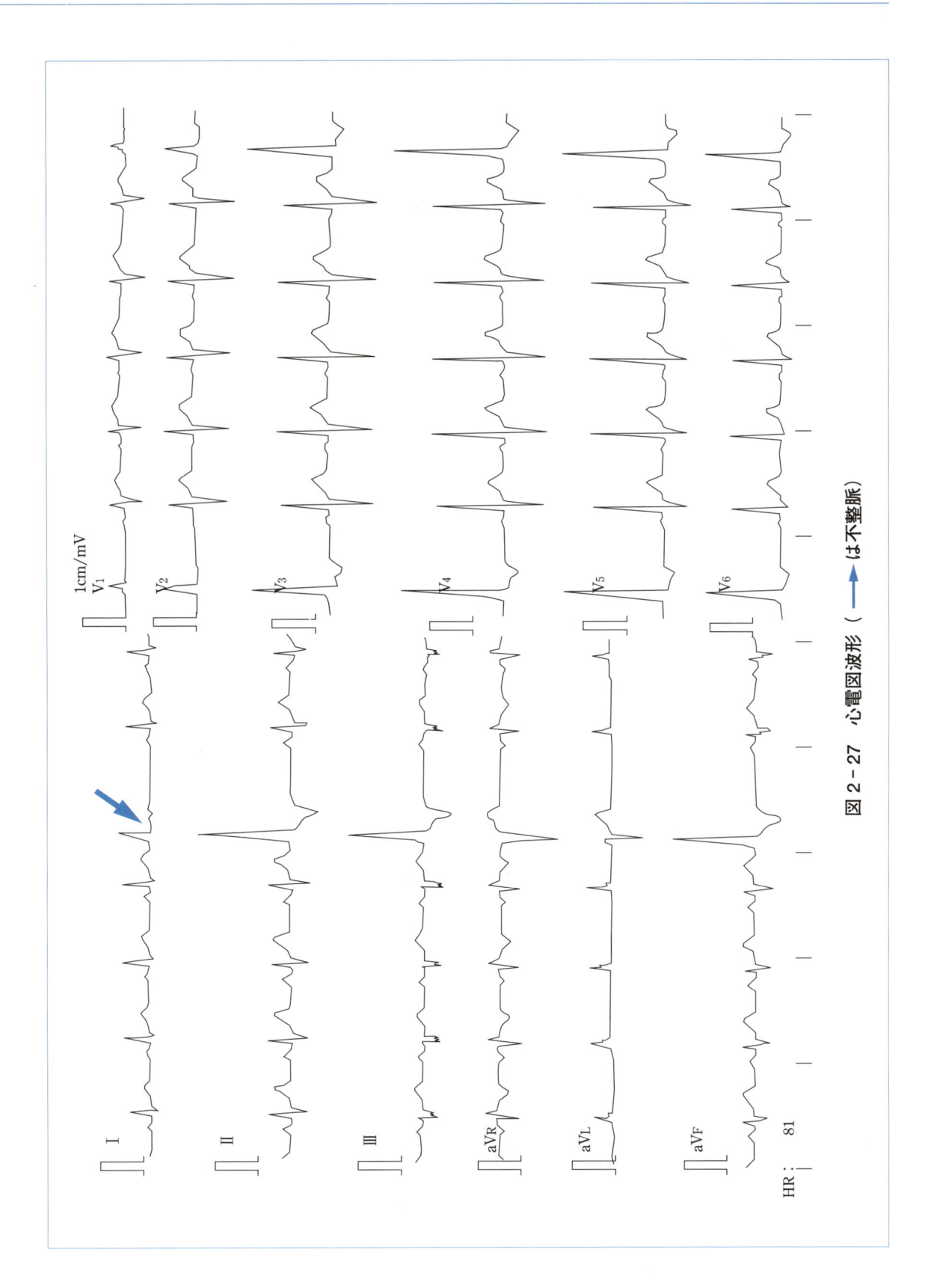

chapter2 ● 疾患診断の概要

図2-27 心電図波形（──➤は不整脈）

図 2-28　呼吸機能検査

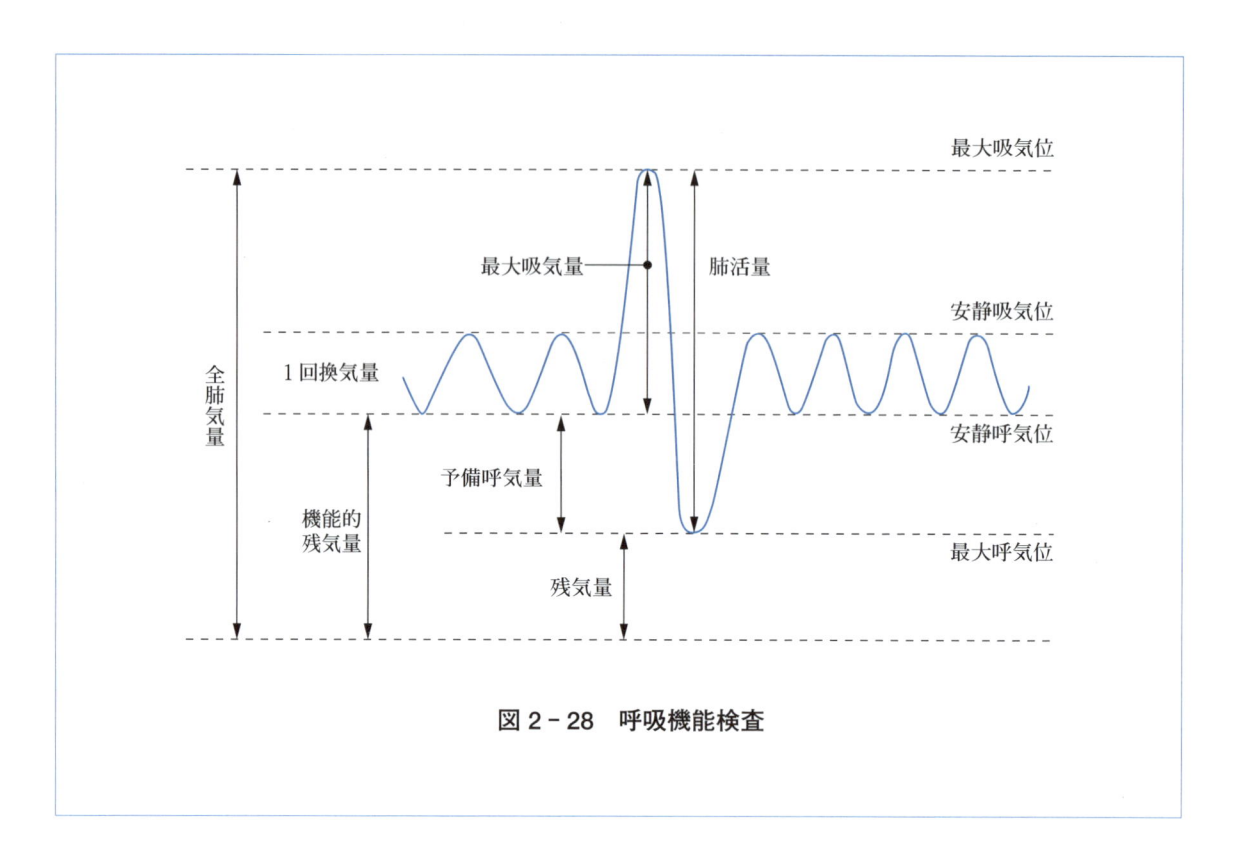

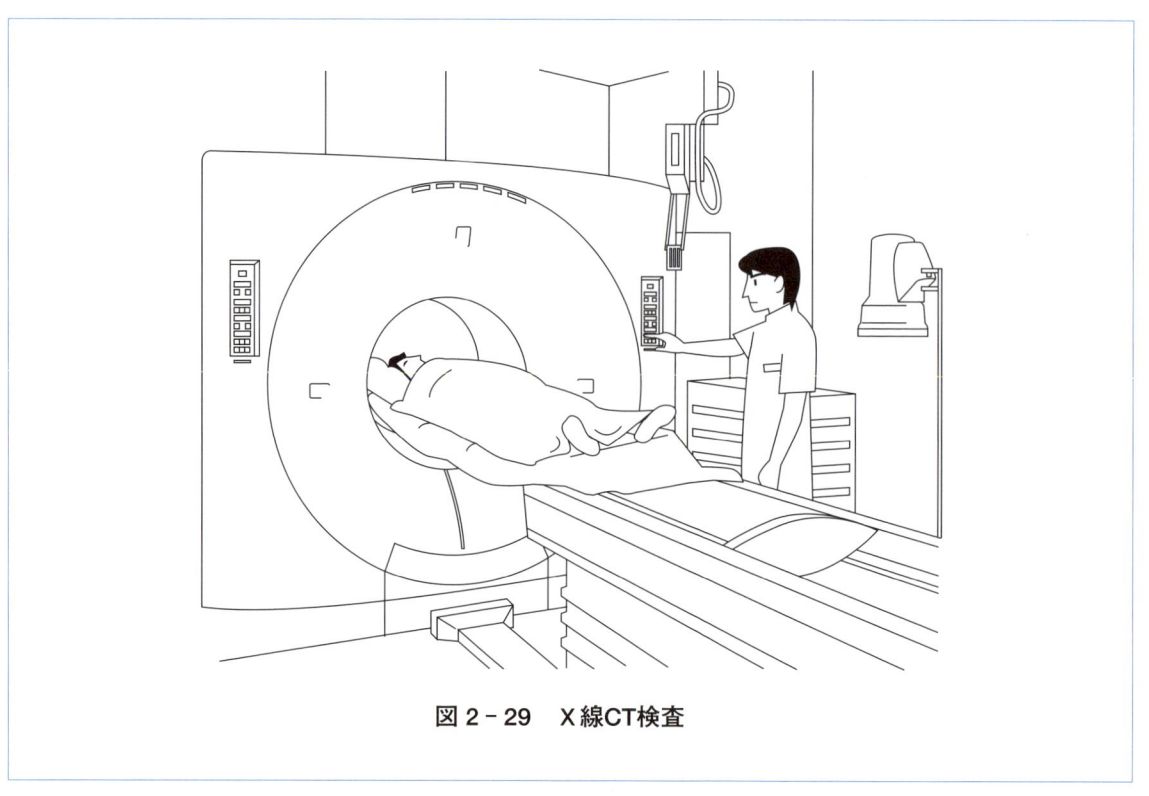

図 2-29　X線CT検査

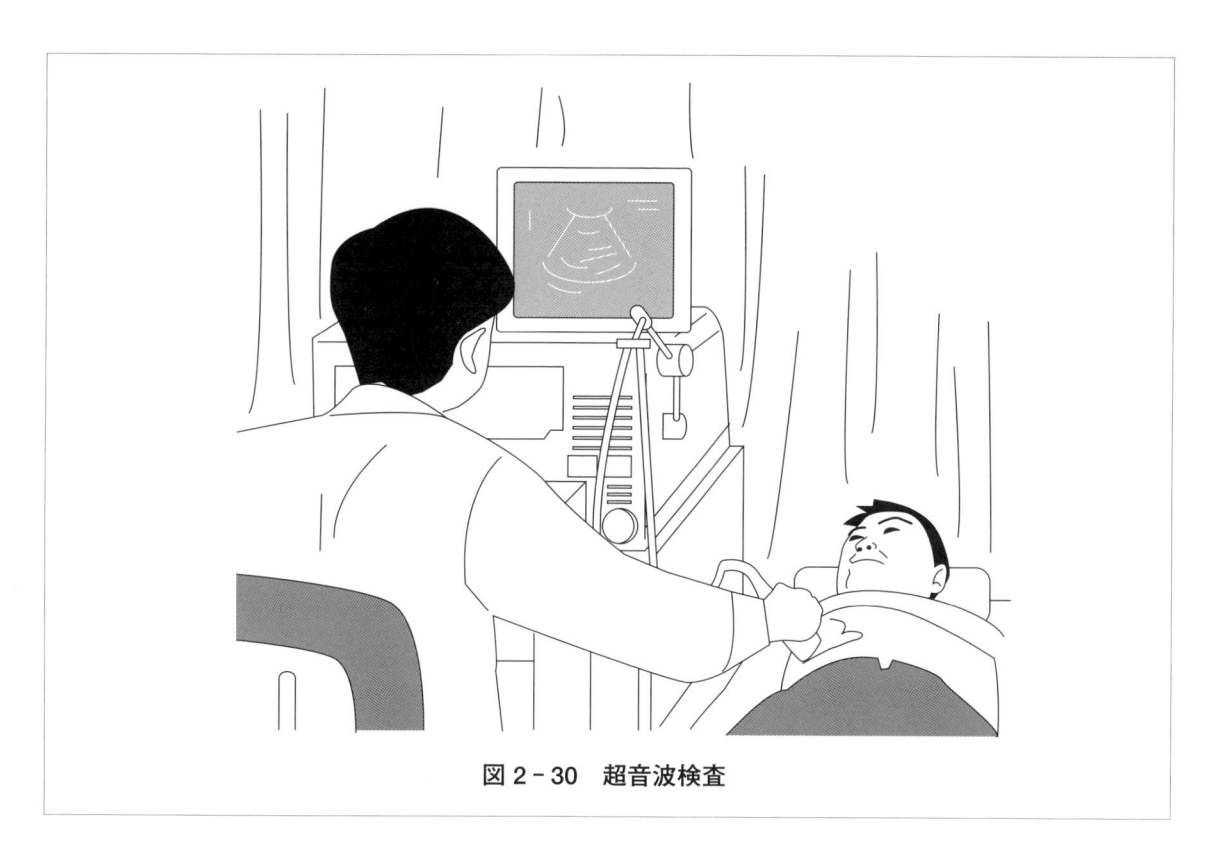

chapter2●疾患診断の概要

図2-30　超音波検査

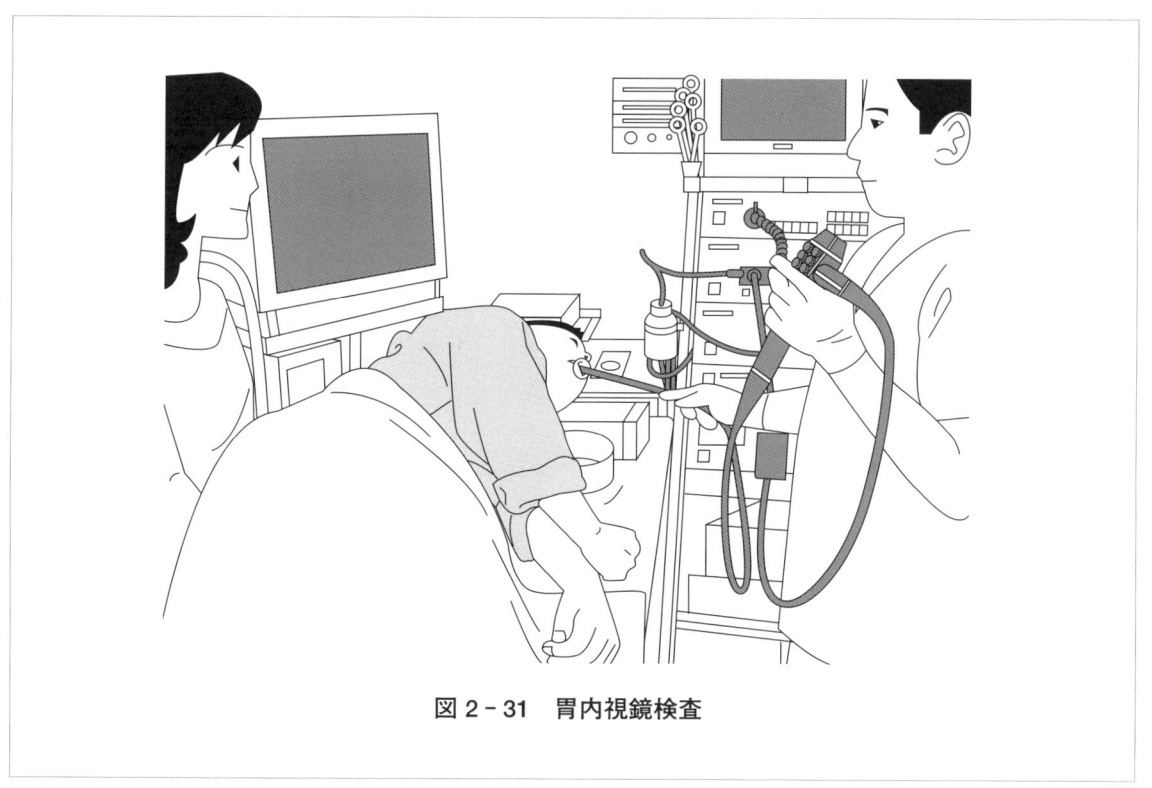

図2-31　胃内視鏡検査

11) 病理検査

病理検査は，尿や喀痰などの排泄物，腹水や胸水などの体腔液，患者から採取した組織などから標本を作製し，染色を施して顕微鏡で観察する検査である。病態を把握し，疾患を正確に診断するのに重要で，病理検査の結果にもとづいて治療が選択されることも多い（図2-32）。とくに，ガン，膠原病，腎炎などの診断には欠かせない。

病理検査のうち，診断の目的では，細胞診と生検が重要である。

細胞診は喀痰や尿，腹水中の細胞などを集めたり，子宮腟部を綿棒で擦過するなどして標本をつくり，染色して細胞の変化を顕微鏡で観察する検査である。比較的簡単なので，肺ガンや子宮ガンなどのガンの集団検診としてもよく行われる。

生検は，針やメスを使って臓器の一部を切りとり，染色して組織，細胞の変化を顕微鏡で確認する検査である。たとえば，胃内視鏡検査で胃ガンが疑われる場合には，内視鏡で確認しながら鉗子を使って病変部を切りとり，ガンかどうかを調べる。細胞診よりもより確実な診断を行うことができる。

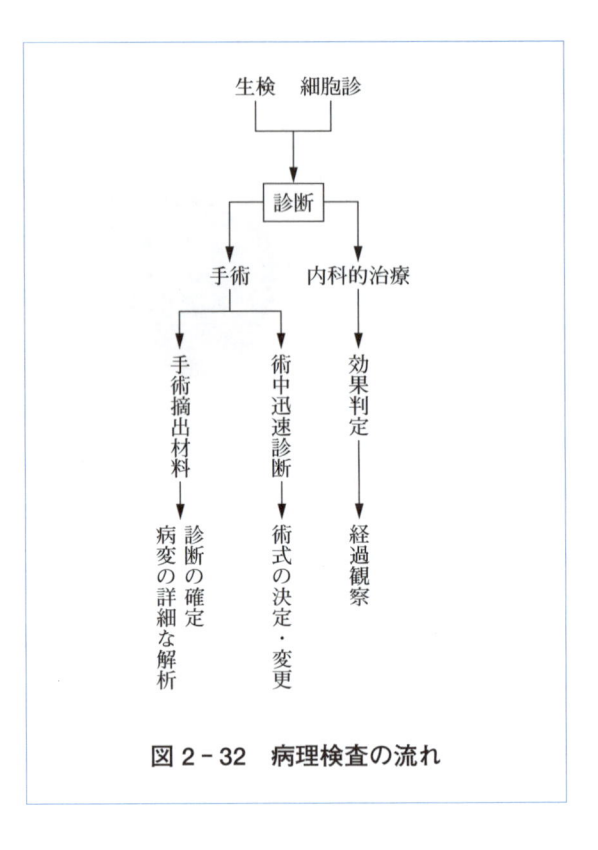

図2-32　病理検査の流れ

◆ 演習問題

問題1． バイタルサイン（生命徴候）に含まれないのはどれか。
（a）血圧　　　　　　（b）呼吸　　　　　　（c）体温
（d）腹水　　　　　　（e）脈拍

問題2． 肥満の原因としてもっとも多いのはどれか。
（a）悪性腫瘍　　　　（b）性腺機能不全　　　（c）甲状腺機能低下症
（d）エネルギー過剰摂取　　（e）副腎皮質機能亢進症

問題3． ショックの症状でないのはどれか。
（a）発熱　　　　　　（b）冷汗　　　　　　（c）血圧上昇
（d）皮膚蒼白　　　　（e）脈拍不触知

問題4． ナトリウム欠乏性脱水の特徴はどれか。
（a）低張性脱水
（b）尿崩症で起きる
（c）喉の渇きが強い
（d）細胞外液の浸透圧上昇
（e）腎臓外からの水分過剰喪失で起きる

問題5． 浮腫をきたさないのはどれか。
（a）肝硬変　　　　　（b）心不全　　　　　　（c）栄養不良
（d）ネフローゼ症候群　　（e）高γグロブリン血症

問題6． 間接型ビリルビンが有意に上昇する黄疸はどれか。
（a）肝硬変　　　　　（b）胆石症　　　　　　（c）急性肝炎
（d）膵臓ガン　　　　（e）溶血性貧血

◎解　答
問題1．（d）▶ p.13参照
問題2．（d）▶ p.18参照
問題3．（c）▶ p.18参照
問題4．（a）▶ p.20参照
問題5．（e）▶ p.21参照
問題6．（e）▶ p.23参照

問題7．全身性エリテマトーデス（SLE）に特徴的な斑はどれか。
　　　(a) 蒙古斑　　　(b) 蝶形紅斑　　　(c) 手掌紅斑
　　　(d) 結節性紅斑　(e) ヘリオトロープ斑

問題8．急性腹症でないのはどれか。
　　　(a) 腸閉塞　　　(b) 急性肝炎　　　(c) 胃潰瘍穿孔
　　　(d) 虚血性腸炎　(e) 子宮外妊娠破裂

問題9．機能的便秘の原因になるのはどれか。
　　　(a) コレラ　　　(b) 脊髄損傷　　　(c) 慢性膵炎
　　　(d) 潰瘍性大腸炎 (e) 甲状腺機能亢進症

問題10．ネフローゼ症候群で陽性になる尿検査項目はどれか。
　　　(a) 糖　　　　　(b) 潜血　　　　　(c) ケトン体
　　　(d) タンパク　　(e) シスチン結晶

問題11．大球性正色素貧血になるのはどれか。
　　　(a) 悪性貧血　　(b) 腎性貧血　　　(c) 溶血性貧血
　　　(d) 鉄欠乏性貧血 (e) 再生不良性貧血

問題12．血清総タンパクが高値になるのはどれか。
　　　(a) 栄養不良
　　　(b) 多発性骨髄腫
　　　(c) 吸収不良症候群
　　　(d) ネフローゼ症候群
　　　(e) タンパク漏出性胃腸症

◎解　答
問題7．(b) ▶ p.24参照
問題8．(b) ▶ p.26参照
問題9．(b) ▶ p.30参照
問題10．(d) ▶ p.37参照
問題11．(a) ▶ p.40参照
問題12．(b) ▶ p.43参照

chapter 3 疾患治療の概要

〈学習のポイント〉
① 治療には，原因を取り除く原因療法と，症状の除去を優先する対症療法がある。
② 根治療法は疾患の原因をすっかり取り除く方法で，病変部位をある程度残したままでの治癒を目指すのは保存療法である。
③ 治療計画の立案には，医師，看護師，管理栄養士などの医療チームが参加する。
④ 経消化管栄養には，経口栄養法と経管栄養法がある。
⑤ 経静脈栄養法には，部分静脈栄養法と完全静脈栄養法がある。
⑥ 薬物療法は，経口，皮下注射，筋肉内注射，静脈内注射，点滴注射などで薬物を投与して治療を行う。
⑦ 腎不全には，体内の老廃物を除去して水・電解質の調節を行うために腹膜透析や血液透析が行われる。
⑧ 手術療法では，手術前，当日，手術後の栄養管理が重要である。

表3-1 主な治療法

治療法	治療手段
薬物療法	薬物
手術療法	外科的手術
放射線療法	放射線
免疫療法	免疫賦活薬 免疫抑制薬
栄養療法	栄養改善
物理療法	温熱，電磁波
リハビリテーション療法	機能改善訓練

疾病にかかっていることが確認され，診断がついたら，できるだけ速やかに治療を行い，もとの健康な状態に復帰することが必要になる。疾病によっては，経過を観察するだけで自然によくなるものもあるが，糖尿病や悪性腫瘍など，適切な治療を行わなければ不幸な転帰をとるものも少なくない。

1. 種類と特徴

患者がかかっている疾病や，それによる症状を取り除く行為を治療という。治療にはさまざまな方法があり，患者の容態や疾患の性質に応じて，適宜選択される（表3-1）。

1）原因療法，対症療法

原因療法とは，疾病の原因を確定し，その原因をなくす治療法をいう。たとえば，肺炎を起こしている肺炎球菌に対して抗菌薬で治療するような治療である。つまり，疾病を確実に診断し，そのうえで原因を除くための治療を行う（図3-1）。

しかし，現実には，肺炎でも発熱に苦しんだり，咳に悩むことは少なくない。肺炎を起こした原因がまだわからないからといって，治療を行わないのは適切でない。また，疾病の原因がいつでも明確にされるわけでもない。このような場合，患者の苦痛を取り除くために，とりあえず症状や徴候を改善するために治療を行う。たとえば，解熱薬や鎮咳薬で患者の苦痛をやわらげる。このような

図3-1　治療の進め方

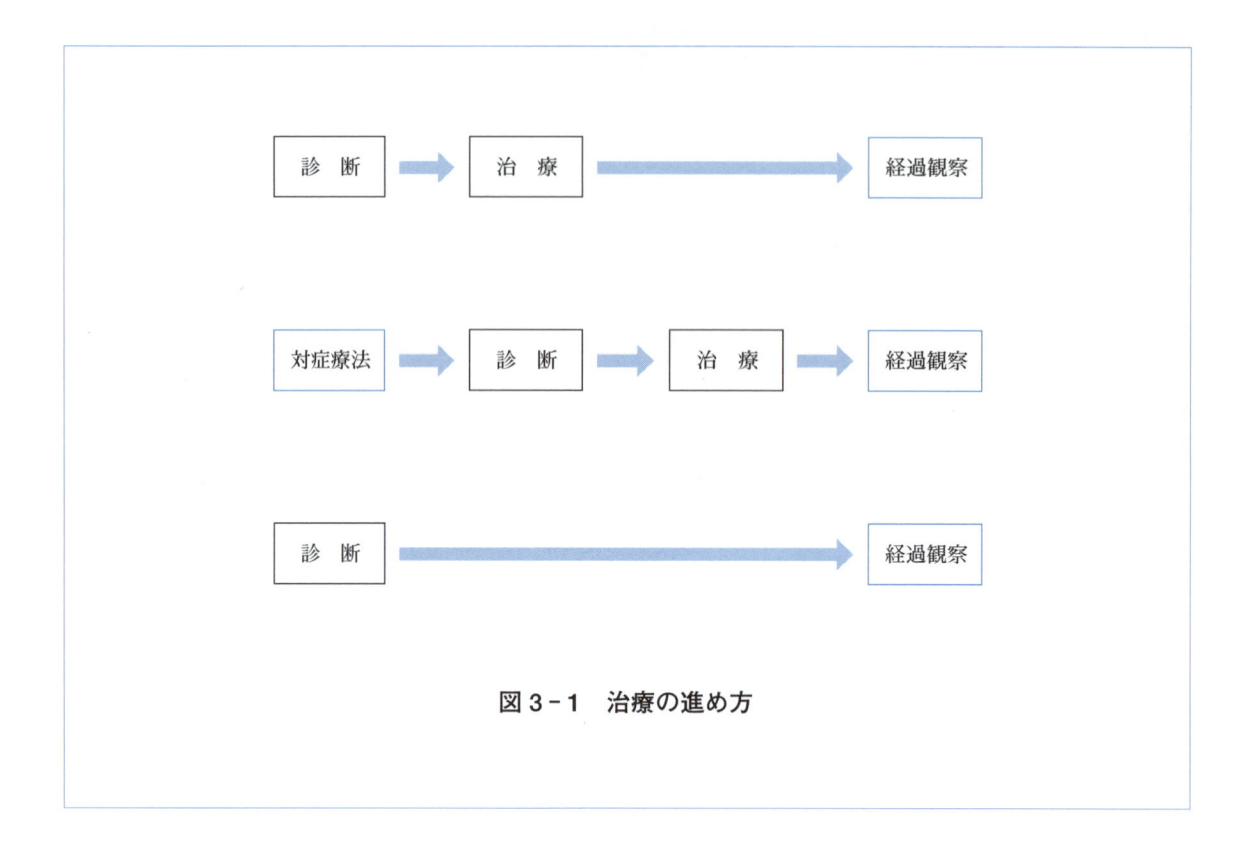

治療法を対症療法という。

　ただし，対症療法だけで疾病が治るわけでもなく，かえって病状を悪くしてしまうことすらある。漫然と対症療法を行うのではなく，原因を見つけて，原因療法をできるだけ速やかに行う。

　なお，疾病によっては，積極的に治療を行わないこともある。適切な治療法がなかったり，あえて治療を必要としないケースなどの場合である。このような場合には，慎重に患者の経過を観察することになる。

2) 根治療法，保存療法

　根治療法とは，疾患を起こしている原因をすっかり取り除き，病変部を完全に除去して根本的に治療することをいう。たとえば，限局している胃ガンに対し，手術で切りとってしまえば，完治できる。根治療法として，外科的手術治療などがある。

　しかし，あらゆる疾病に対して根治療法が行えるわけではない。病変部位は残しつつも，疾患による炎症反応などを治療し，治癒に導くケースも少なくない。急性虫垂炎の場合，外科的手術が根治療法となるが，抗菌薬や抗炎症薬を投与し，患者自身のもつ免疫力などを高めて治療する方法もある。このように，病変は残しつつも治癒に導くような治療法を保存療法という。薬物療法，栄養療法，理学療法などが保存療法として行われる。

　なお，外科的手術療法でも，すべてが根治療法としてでなく，保存療法として行われることもある。たとえば，根治療法が難しい進行性食道ガンに対し，ガンの病巣は取りきれなくても，食道を再建して，食物が通過できるように手術を行うことがある。このような治療は，保存的手術療法と呼ばれる。

2. 治療計画，実施，評価

　患者の治療にあたっては，患者の病態や疾患に応じて，どのように治療を進めるのがもっともよいか，治療計画を立てる。

　治療計画を立案する場合，薬物療法や手術療法などの基本方針のほか，安静度や食事計画も必要になる。治療は根治療法が中心ではあるが，患者の苦痛をとりあえず除く対症療法も必要に応じて組み入れる。

　治療をはじめるにあたり，医師，看護師，管理栄養士など，医療チーム全員で検討し，あらゆる角度から適切な計画を立てるようにする。さらに，患者および家族に病気をよく説明し，治療計画についても十分に説明し，理解して納得のうえで実行に移すべきである。すなわち，インフォームドコンセント*にもとづいた治療を行うべきである。

　治療を開始した後は，患者の症状や身体所見を観察し，さらに検査所見でモニタリングし，治療効果を評価していく。治療効果があらわれ，患者の症状や身体所見，検査所見がすべて改善していれば治癒に向かっていると判断できる。逆に改善がなければ，治療が適切でない可能性もある。この場合には，なぜ改善しないのか原因を分析し，治療計画を是正するようにする。こうした評価は，診療録に記載しておく。

　また，治療に伴う副作用（有害事象）や，合併症の出現にも留意しなければならない。多くの薬物には，肝障害や腎障害などの副作用がありうる。高齢者などでは，治療中に心筋梗塞や脳血管障害，あるいは入院中の転倒など，本来の基礎疾患とは関係のない合併症が出現することもある。治療経過中には，基礎疾患の治療効果だけでなく，副作用や合併症などにも気を配る必要がある。

＊インフォームドコンセント

informは情報を提供する，consentは同意するの意味である。すなわち，状況をよく説明して相手の同意を得ることをいう。医療では，医療従事者が患者に対して病状・治療法・手術法など診療内容について十分に説明をし，患者がその診療内容に同意することをさす。今日の医療は患者が中心であり，インフォームドコンセントが基本になっている。

3. 治療の方法

治療には種々の手段があり，患者の病態に応じて適宜選ぶ。

1）食事・栄養療法

食事・栄養療法は，摂取エネルギーを調整したり，ある特定の栄養素の摂取を制限したり，補充したりして，疾病の治療や予防を行う療法である。あらゆる疾病の治療において，もっとも根幹をなす治療法といえる。

栄養を補給する方法には，経消化管栄養法（狭義の食事療法）と，経静脈栄養法がある（図3-2）。

（1）経消化管栄養法

経消化管栄養法には，経口栄養法と経管栄養法がある。

経口栄養法は，患者の口から直接に栄養を補給する方法で，一般食と特別食がある。

一般食は，健康人の食事とほぼ同程度の食事内容で，患者にとって適正な栄養を確保することを目的とする。食事内容の形態から，常食，軟食（全粥食，七分粥食，五分粥食，三分粥食），流動食，ミキサー食に分けられる。

特別食には，調乳・離乳食，治療食，検査食がある。治療食は，疾患の種類や病態に応じて分類される病態別分類と，食事に含まれる栄養素の特徴によって分類される成分別分類がある。病態別分類には，肝臓病食，糖尿病食，肥満食，心筋梗塞食，高血圧・心臓病食，胃・十二指腸潰瘍食，腎臓病食，妊娠高血圧症食，痛風食，膵臓病食，フェニルケトン尿症食，術前・術後食などがある。

成分別分類は，エネルギーと三大熱量素*の量的および質的配分の違いによって食種を特徴づけるもので，エネルギーコントロール食，タンパク

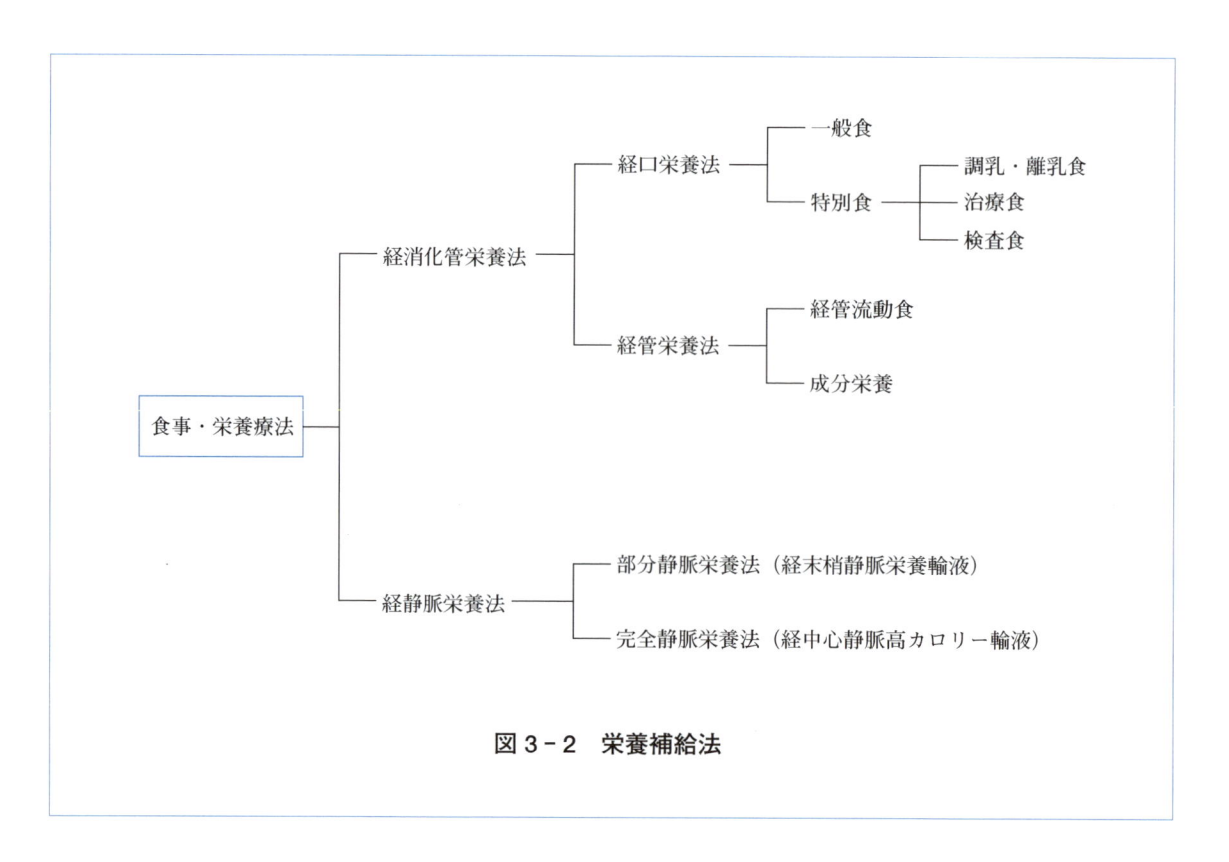

図3-2　栄養補給法

質コントロール食，脂肪コントロール食，ミネラルコントロール食などがある。

経管栄養法は，完全な流動物をチューブに通して消化管に直接注入する方法である。嚥下障害，消化管の炎症，潰瘍，消化管の通過障害，手術後早期の栄養補給，長期間にわたって積極的な栄養補給の必要がある場合などに行われる。鼻腔から食道を経て胃内，ときには腸内にチューブを挿入する。外科手術で胃瘻や腸瘻をつくり，そこからチューブを挿入して栄養を行うこともある。

（2）経静脈栄養法

経静脈栄養法とは，静脈に点滴注射して栄養を補給する方法である。末梢静脈から点滴する末梢静脈栄養輸液と，中心静脈から点滴する完全静脈栄養法とがある。

末梢静脈栄養輸液は，点滴注射で5〜10％ブドウ糖，12％アミノ酸製剤，脂肪乳剤などを補給するもので，経口栄養法と併用したり，短期間の静脈栄養管理ですむときに行われる。

完全静脈栄養法は，高カロリー輸液または中心静脈栄養法とも呼ばれ，経消化管栄養法が不可能か適当でない場合に適用される。通常は鎖骨下静脈から上大静脈にカテーテルを挿入し，高カロリー輸液を行って栄養が保たれる。

2）薬物療法

薬物療法とは，薬物を用いて行う治療法である。種々の疾患を治療する原因療法として，また症状を取り除くための対症療法としても行われる。

薬物には，抗菌薬，抗炎症薬，ホルモン薬，抗ガン薬，免疫抑制薬，糖尿病治療薬，脂質異常症治療薬，降圧薬，利尿薬など，さまざまなものがある。これらは経口で服用したり，皮下注射，筋肉内注射，静脈内注射，点滴注射などの注射で注入されたりする。また座薬や軟膏などで治療することもある。これらの薬物療法は，疾患により，

＊三大熱量素

熱量源となってエネルギーを供給する栄養素で，タンパク質，脂質，糖質が該当する。タンパク質は肝臓で脱アミノされ，分解されたタンパク質が熱量素として用いられる。脂質は脂肪（中性脂肪）が熱量素として作用する。糖質は，肝臓でグリコーゲンに合成されて貯蔵され，必要に応じて，ブドウ糖として血液に送り出され，熱量素として作用する。

また患者の容態によって，適応が決められる。

薬物療法は，生体にとって有益な作用を期待して行われる。すなわち，治療の目的とする作用が主作用である。ところが薬物には必ずしも生体にとって好ましい作用だけでなく，生体に有害な作用もありうる。これは副作用（副反応）と呼ばれ，からだに好ましくないという観点からは有害反応と呼ばれる。このため，薬物療法を行う際には，治療効果だけでなく，たえず副作用にも気を配る必要がある。

なお，薬物の動態や作用に食物が影響を与えることがあり，薬物療法では注意が必要になる。たとえば，ビタミンKと拮抗して抗凝固作用を発揮するワルファリンを服用している患者では，ビタミンKを多く含む納豆などを食べると抗凝固作用が減弱してしまう。肝臓での代謝反応を抑制するグレープフルーツジュースは，ニフェジピンなどの血中濃度を上昇させるので，かえって効果が増強される。こうしたことから，薬物療法を受けているときには適切な食事指導が重要になる。

3）輸液，輸血，血液浄化療法
（1）輸　液

輸液は，点滴注射によって水・電解質，薬物，栄養素を補給する治療法である。不足したものを補い，過剰なものを制限するといった消極的な投与法から，積極的に病態を改善させようとする製剤も使用される。

輸液療法は，脱水の治療，救急・外科手術時の血管確保，高カロリー輸液などを目的とする。

（2）輸　血

輸血療法は，出血による血液の喪失，白血病などの血液疾患，そのほか血液成分の低下をきたす疾患や病態に対して行われる。健康人から供血される血液成分を静脈内に点滴注射する。

現在の輸血療法では，必要とする血液な成分だけを分離して輸注する成分輸血を行うのが原則である。これは，不必要な成分を輸血することに伴う副作用や合併症を防ぐとともに，貴重な血液資源を有効に活用する目的もある。自分自身の血液をあらかじめ保存しておき，予定された手術などで必要なときに輸血する自己血輸血も行われる。

成分輸血には，赤血球輸血（濃厚赤血球，洗浄赤血球，白血球除去赤血球），白血球輸血，血小板輸血，血漿輸血（新鮮液状血漿，新鮮凍結血漿，アルブミン製剤，免疫グロブリン製剤，凝固因子製剤など）があり，それぞれ目的別に使用される。

（3）血液浄化療法

腎機能が高度に障害される腎不全では，老廃物を除去できなくなり，水・電解質平衡の恒常性を保てなくなってしまう。この場合，腎臓以外の経路で老廃物を排出し，水・電解質の調節を行う治療が必要になる。この目的には，腎臓以外の生体臓器を利用する方法として腹膜透析が，体外循環による人工的な除去装置を用いる方法として血液透析，血液濾過，血液吸着などが行われる。

腹膜透析は，生体膜である腹膜を使って老廃物を除く方法で，浸透圧差を利用して水分を除去する。比較的簡単に実施できるので，緊急時にも対応できる。間欠的腹膜透析（IPD）と，持続携行的腹膜透析（CAPD）がある。

血液透析は人工膜を使い，拡散の原理で老廃物を除去する方法である。また，血液濾過は主として対流の原理で人工膜を用いて老廃物を除去する。腎不全が進行して尿毒症の症状がみられたり，血清クレアチニン濃度が8mg/dL，クレアチニンクリアランスが10mL/分以下のような場合に適応になる。血液透析は約21万人が受けており，糖尿病による腎不全患者が約37％ともっとも多い。

4）手術，周術期管理

　手術療法は，疾病に侵された臓器を摘出したり，再建して治療する方法である。胃ガンなど悪性腫瘍，先天性心奇形など臓器の構造異常，外傷による組織の損傷，臓器移植などが外科手術の対象になる。

　手術が成功するには，患者の全身状態，手術侵襲の大きさ，周術期管理が重要で，手術前後の栄養管理が重要なカギを握っている。

（1）手術前の管理

　術前の管理では，患者の全身状態を評価し，補正すべき状態があれば，可能な限り補正しておく。全身状態については，栄養状態，貧血や脱水の有無，血液凝固能異常の有無，糖尿病の有無，脳神経系・循環器系・肺・肝・腎など重要な臓器の併存疾患の有無や程度および予備能，各種アレルギー，免疫能などを評価しておく。

　栄養状態は，手術で受ける創傷の治癒，感染症や合併症の発生などを大きく左右する。そこで，栄養管理*は術前管理できわめて重要な意義をもつ。栄養評価*を行い，経口摂取ができない場合には，消化管機能の状態，栄養補給の必要量や期間，合併症の有無や程度に応じて，患者にもっとも適した栄養療法を行って栄養状態を補正する。栄養評価は入院直後だけでなく，栄養療法の施行中にも定期的に行い，栄養療法にフィードバックする。

　術前の栄養状態については，エネルギー源としての脂質とタンパク質の貯蔵量を評価する。栄養補給前の評価では，ほかの因子に影響されにくく，短期間では変動しない身体計測や血清アルブミンを測定する（表3‑2）。栄養補給を開始した後には，栄養障害や治療に反応して変動するrapid turnover protein（RTP；トランスフェリン，プレアルブミン，レチノール結合タンパクなど），尿中3‑メチルヒスチジンなどを測定する。

　栄養評価を行った結果，栄養療法が必要な状態

> ***栄養管理と栄養評価**
> 栄養管理は，栄養状態や，貧血，脱水などの状態，また肝疾患，糖尿病の有無と程度などを評価し，対象者の健康の保持と増進，心身の健全な発育・発達，疾病予防・治療，栄養改善，QOLの向上などを目的として栄養計画・食事計画に基づいて栄養補給を行う。
> 栄養評価は，適正な栄養管理を行う前提となるもので，対象者の栄養状態を静的栄養評価指標（身長，体重，体脂肪率など身体計測，尿中クレアチニン排泄量，クレアチニン身長係数，末梢血総リンパ球などの免疫能，握力測定）と動的栄養評価指標（尿中総窒素排泄量，窒素平衡，尿中3‑メチルヒスチジン排泄量，血漿タンパク濃度，血漿アミノ酸パターン，間接熱量測定，タンパク代謝動態，脂肪代謝動態，糖質代謝動態）を用いて評価するものである。

表3-2 栄養アセスメントに用いられる主な指標

栄養摂取量	必要エネルギー測定（基礎エネルギー消費量の推定），必要タンパク質（窒素）量測定など
身体計測	体重，身長，身体質量指数（BMI，上腕周囲，上腕三頭筋部皮下脂肪厚，上腕筋肉周囲など）
血液・生化学検査	タンパク：Alb，RBP，TTR，Tf，CRPなど 酵素：AST，ALT，ChEなど 脂質：TC，TGなど 低分子窒素化合物：UN，Cr（血液および尿），UAなど
免疫能	末梢リンパ球数，遅延型皮膚反応，免疫グロブリン，補体など
微量ミネラル	亜鉛，銅，セレン，鉄など
ビタミン	A，D，E，K，B群など

であると判断されれば，栄養状態を改善するために経消化管栄養，または経静脈栄養で栄養を補給する。

(2) 手術当日の管理

一般的には手術12時間前から絶食とし，6時間前からは水分摂取も制限する。手術日の早朝には浣腸を行い，腸内容を完全に排泄させる。静脈路を確保し，水分や電解質を補給する。

(3) 手術後の管理

手術後は，体温，血圧，脈拍，呼吸などバイタルサインを定時的にチェックする。また，心電図検査，血液検査，尿検査，胸腹部X線検査などで全身状態を評価したり，合併症の有無を確認する。

手術後の栄養補給は，創傷を治癒するのに必要な生体エネルギーやタンパク質，アミノ酸を供給するのに重要である。一般に，1週間以上の絶食が見込まれる場合，栄養障害による合併症を予防するために積極的に栄養を補給する。

5）臓器・組織移植，人工臓器

機能が不全に陥った臓器，組織を，他人から提供されたり人工的につくられた臓器，組織で置き換えて治療する方法である。

臓器移植としては，腎移植，肝移植，膵臓移植，小腸移植，心臓移植，心肺移植，肺移植，骨髄移植などが行われている。臓器の提供は，生体，脳死ドナー，心臓死ドナーから受ける。移植以外に治癒が見込めない臓器の機能不全に対して実施される。

組織移植では，心臓弁，血管，気管，骨・腱，角膜，皮膚，膵島などを患者に移植する。心臓弁や血管などの移植のように移植組織を長期に生着させるものと，骨や皮膚のように一時的に生着させておき，後に自己の組織で再生させるものがあ

る。

人工臓器は，生体の機能の欠損に対して代償不能となった臓器を人工的に作成したものである。人工心臓弁，人工血管，人工関節など，種々の人工臓器が実用化されている。

6）放射線治療

放射線治療は，電離放射線を使って細胞や組織を破壊し，治療する方法で，主に悪性腫瘍の治療に用いられる。

放射線治療が適応になる悪性腫瘍は，放射線に対して感受性があり，かつある程度腫瘍が小さくて遠隔転移のないものである。口腔ガン，皮膚ガン，子宮頸ガン，膀胱ガン，肛門ガン，舌ガン，上顎ガン，喉頭ガン，食道ガン，悪性リンパ腫，精上皮腫（セミノーマ），肺ガン，乳ガン，卵巣ガン，脳腫瘍，外陰ガンなど，多くのガンに放射線治療が行われる。

なお，放射線は腫瘍細胞だけでなく，正常の細胞にも障害を与える。このため，放射線治療では，吐き気，倦怠感，宿酔（二日酔いのような症状），口内炎，皮膚炎，食欲不振，下痢などの副作用が出やすい。さらに，白血球や血小板が減少して，感染症を誘発しやすくもなる。実際の治療では，副作用の発現をできるだけ抑え，かつ治療効果を高める工夫がなされる。

7）そのほかの治療法

（1）物理療法

神経痛や筋肉痛などに対して，温熱療法（ホットパック，パラフィン浴，マイクロ波，超短波など），寒冷療法（クロールエチルスプレー，アイスパック，アイスマッサージなど），マッサージ，電気療法（バイブレーター，低周波など）などが行われる。

(2) 神経ブロック

帯状ヘルペス後神経痛やガン性疼痛など，がんこな疼痛に対して，脳・脊髄神経，脳・脊髄神経節，交感神経節などに局所麻酔薬や神経破壊薬（アルコール，フェノールなど）を注入して，神経機能を一時的もしくは永久的に遮断する方法である。ペインクリニック*で行われる。

(3) 東洋医学療法

鍼灸治療を中心とした療法である。

(4) 心理療法

心身症などに対し，適切なカウンセリングを行う治療法である。

(5) リハビリテーション

脳卒中，心筋梗塞，骨関節疾患，交通外傷，手術後など肉体的または心理的に障害のある患者に対し，障害の機能回復，食事・移動・排泄・入浴などの日常生活動作（ADL）訓練，心理療法などを行って家庭や社会への復帰をめざす療法である。各専門医療職種が協力して，患者の機能回復，生活の質（QOL）向上をめざす（表3-3）。

4. 末期患者の治療

1) ターミナルケア（終末期医療）

治癒が見込まれず，死が避けられない末期の患者に対して行う医療をいう。患者の意思を尊重し，QOLを重視した医療が望まれ，ホスピスや緩和医療が中心になる。

2) 緩和医療

治癒を目的とした治療に反応しなくなった患者に対する積極的な全人的ケアで，痛みやほかの症

表3-3 リハビリテーションにかかわる専門職種と主たる活動

リハビリテーション専門職	主 な 活 動
理学療法士（PT）	主に運動に関連した筋力，骨関節可動域，歩行，動作の訓練，物理療法
作業療法士（OT）	作業を通した心身機能向上，巧緻性訓練（陶芸，描画，習字，革・木工細工，家事），趣味開発，レクリエーション指導
言語療法士（ST）	失語症，構音および嚥下障害の訓練，失認，失行，認知症などの高次脳機能訓練
義肢装具士（PO）	各人に適合した義肢（手），装具，杖，車イスなどの設計，製作
臨床心理士（CP）	患者および家族の心理的評価，治療，行動療法，レクリエーション療法
医療福祉士（MSW）	退院，転院，施設や職業訓練所入所にともなう調整，書類作成，地域との連携，福祉対策や社会資源（人，システム）の活用，調整

状をコントロールしたり，精神的・社会的・心理的問題のケアを優先する医療である。患者および家族のQOLを高めることが目標である。

3）尊厳死

人間としての尊厳を保ちながら死を迎えるものをいう。選択する余地がないままで人為的な栄養や人工呼吸器などで延命することだけを拒むもので，苦痛からの解放を目的とする安楽死とは異なる。

5. 救命救急診療（クリティカルケア）

救命救急診療は，早急に適切な処置を施さないと生命に危険がある病態に対して行われる。

ショック，循環や呼吸機能の障害，水・電解質バランス異常などの病態をきたす疾患が対象になる。これらの病態を起こす疾患には，外傷，熱傷，脳血管障害，急性心筋梗塞，肺梗塞，解離性大動脈瘤，緊張性気胸，急性腹症など，多くの疾患がある。バイタルサインを把握し，気道と血管を確保する。そして，呼吸と循環を保ちつつ，基礎疾患の治療にあたる。

心肺が停止している患者には，ただちに心肺蘇生を中心とした救命処置を行う。救命処置には，特殊な器具や薬品を用いないで行う一次救命処置（BLS）＊＊と，救命器具や薬品を用いて医師あるいは医師の指示のもとで十分な訓練を受けた者（救急救命士など）が行う二次救命処置（ACLS）＊＊がある。

1）損傷，外傷

損傷は，外力や高熱などの外的因子によって正常組織が離断されたり，欠損するような状態で，外傷ともいう。

損傷を受けた部位は，出血，疼痛，発赤，腫脹，

＊ペインクリニック

帯状ヘルペスやガンによる神経刺激では，痛みのために睡眠障害がでたり，苦痛のために生活に支障が出たりする。こうした慢性の強い痛みを除去することを目的に，末梢感覚神経や交感神経のブロックを行って主として痛みの診断と治療を行う臨床部門をペインクリニックという。鎮痛薬，向精神薬，漢方薬，鍼灸，レーザー，理学療法などを応用することもある。

＊＊BLSとACLS

心肺機能が停止して生命に危険な者に対し，特殊な器具や薬品を用いないで誰でも行う基本的な救命処置を一次救命処置（BLS）という。一般には，気道の確保，人工呼吸，胸骨圧迫心マッサージを行う。必要に応じてAED（自動体外式除細動器）を使用する。

BLSで十分な効果が出ない者に対し，医師，あるいは医師の指導下で十分なトレーニングを受けた看護師や救急救命士などが機器や薬物を使って救命処置を行うことを二次救命処置（ACLS）という。救急車内や医療施設などで行われ，気道確保と人工呼吸，人工的循環維持，緊急用体外循環法（体外式心肺補助法），静脈路確保，心電図モニターと心停止の処置，救急薬品の使用，導尿と尿量測定などが行われる。

皮下出血などがあり，さらに組織や臓器の機能障害も加わる。損傷が大きければ，ショックを起こして徐脈や低血圧，意識障害なども起こる。

損傷の合併症としては，創からの感染，ショック，腎不全，呼吸障害などがある。また，後遺症として，損傷が治癒した後に瘢痕が残り，局所が変形したり，機能障害が残ったりする。

2) 外科手術

大量の出血，消化管穿孔，腸閉塞，気管支が損傷されて呼吸できなくなった場合などには，緊急に外科手術をしなければならない。出血している部位を塞いで止血したり，損傷した部位を修復する。

3) 熱　傷

熱傷とは，熱による組織の傷害をいう。組織崩壊の程度は温度と加熱時間に左右される。45℃で60分，70℃では1秒間ほどの加熱で組織が崩壊される。また，触れないほどの高温でなくても，長時間接すると組織が傷害される。これを低温熱傷という。

熱傷患者の予後は，熱傷を受けた深度，面積，部位に関係する。

熱傷の深度は，表皮のみの熱傷をⅠ度，真皮有棘層，基底層に達するのを浅達性Ⅱ度，真皮の乳頭層，乳頭下層に達するものを深達性Ⅱ度，真皮全層と皮下組織に及ぶものをⅢ度とする（図3-3）。

熱傷の面積は，体表がどの程度受傷したかを判定する。これには体表面積を9の倍数に分けて計算する「9の法則」＊がよく用いられる（図3-4）。

熱傷には，局所を流水または冷却水で冷却し，ショック，腎障害，呼吸障害，感染などがあれば輸液や気道確保，酸素吸入など全身処置を行う。栄養管理も積極的に行う。

4) 集中治療

呼吸障害，循環障害のため生命に危険があるよ

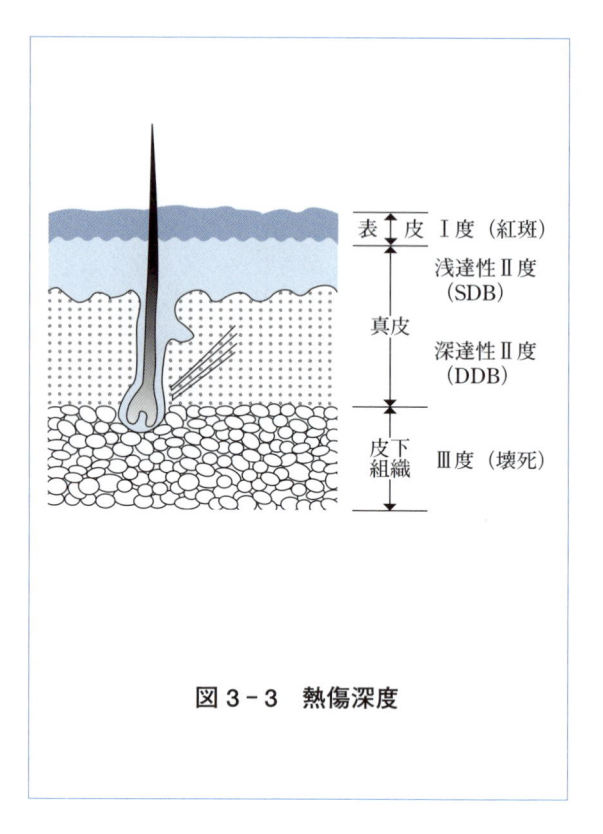

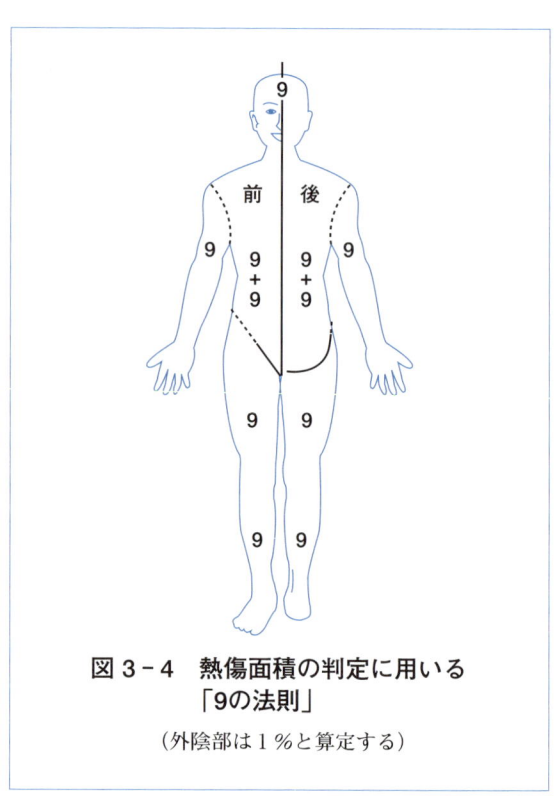

図3-3　熱傷深度

図3-4　熱傷面積の判定に用いる「9の法則」

（外陰部は1％と算定する）

うな重症患者は，集中的に呼吸管理や循環管理ができる集中治療室（ICU）に収容し，呼吸・循環状態を24時間モニターしながら，呼吸循環機能を管理する。バイタルサインの変化をたえずチェックし，輸液，人工呼吸などの処置が行われる。

6. 根拠（エビデンス）にもとづいた医療（EBM）

1) EBM (Eviedence-based-medicine)

疾患に対する治療法には，薬物療法，手術療法など，いくつかの選択肢がある。同じ薬物療法にしても，使う薬の種類や期間もさまざまである。手術にしても，アプローチにはいくつかある。

個々の患者の病態生理を明確に把握でき，予後が的確に判断できれば，治療法の選択に迷うことはないかもしれない。しかし，現実には，すべての疾患，個々の患者で病態生理を明らかにすることは難しく，常に最善の治療法を選ぶのはやさしいことではない。

複数の選択肢がある場合，これまでの多くの患者に対して行われた治療の経験から，治療法を選択することのほうが現実的である。つまり，その時点においてもっとも信頼できる根拠（エビデンス）を確認し，患者への適用性を判断する。これが，根拠にもとづいた医療，すなわちEBMと呼ばれるものである。

エビデンスに関する情報は，最新の文献や学会報告などから得られる。

2) 診療ガイドライン

EBMを実践することは，現時点で最良とされた医療を選択し実行することになる。そのための診療ガイドラインづくりがはじまり，種々の疾患についての診療ガイドラインの整備が学会を中心に提唱され，公開されている。

＊9の法則

熱傷を受けた場合，熱傷の範囲によって予後が左右される。このため，熱傷面積を簡便に判断する方法としてよく用いられ，迅速に熱傷面積が算出できる。1951年にアメリカのウォレス（Wallace AB）によって発表され，全身を12の部位に分けて，頭部，左右上肢，前後胸部，前後腹部，左右大腿，左右下腿の11か所（9％ずつ）に陰部（1％）を加え100％とする。

◆ 演習問題

問題1． 疾患の治療について誤っている記述はどれか。
　(a) 疾患の原因を確定してそれを除去する治療法が主体になる。
　(b) 原因が特定できない場合，原因が確定されるまでは治療の開始を待つ。
　(c) 疾患によっては，あえて治療をせずに経過を観察することがある。
　(d) 限局している胃ガンに対し，手術で切り取ってしまうのは根治療法である。
　(e) ガンを完全に除去できなくても手術を行うことがある。

問題2． 治療計画の立案で誤っている記述はどれか。
　(a) 薬物療法や手術療法などの基本方針のほか，安静度や食事の計画も必要である。
　(b) 必要に応じて，患者の苦痛をとりあえず除く対症療法も組み入れる。
　(c) 医療チーム全員で検討して治療計画を立てる。
　(d) 患者の同意がなくても，医師が最適と判断する治療を行う。
　(e) 治療にともなう副作用（有害事象）や，合併症の出現にも留意する。

問題3． 痛風患者に行われる栄養法はどれか。
　(a) 経口栄養法　　(b) 経管栄養法　　(c) 部分静脈栄養法
　(d) 完全静脈栄養法

問題4． 輸血がふつう行われないのはどれか。
　(a) 鉄欠乏性貧血　　(b) 再生不良性貧血　　(c) 白血病
　(d) 大量出血　　(e) 外科手術

問題5． 腎臓以外の生体臓器を利用して老廃物を除去するのはどれか。
　(a) 腹膜透析　　(b) 血液透析　　(c) 血液濾過
　(d) 血液吸着　　(e) 瀉血

◎解　答
問題1．(b)　▶ p.63参照
問題2．(d)　▶ p.65参照
問題3．(a)　▶ p.66参照
問題4．(a)　▶ p.68参照
問題5．(a)　▶ p.68参照

chapter 4 栄養障害と代謝疾患

〈学習のポイント〉
①食事がまったく摂れなくなり，身体タンパク成分の分解が進んで細胞，組織および臓器が萎縮して機能が低下した状態を飢餓という。
②総エネルギー，タンパク質，ビタミンなどの栄養素が不足し，種々の症状を起こす病態を栄養失調症という。
③水溶性ビタミンは，摂取が不足すると欠乏症になるが，過剰症は起こらない。
④脂溶性ビタミンは脂肪組織や肝臓などに蓄積され，過度に摂取すると過剰症を起こす。
⑤無機質（ミネラル）は体内で合成できず，欠乏したり，過剰になると，さまざまな症状があらわれる。
⑥肥満症は肥満度が20％かBMIが25以上で，肥満によって健康が損なわれたり，健康障害を起こす危険性が高い状態をいう。
⑦肥満には，食べすぎによる単純性肥満と，内分泌疾患，視床下部障害，遺伝性疾患，薬剤などが原因で起きる症候性肥満がある。
⑧やせ（るいそう）は，脂肪組織だけでなく筋肉組織のタンパク量が減少した状態で，肥満度が－10～－20％を体重減少，－20％未満をやせ（るいそう）とする。
⑨糖尿病は，インスリンの分泌不足やインスリンに対する感受性が低下して血糖値が上昇し，代謝異常が起きる疾患である。
⑩脂質異常症は，LDL－コレステロールまたはトリグリセリドの高値，HDL－コレステロールの低下した病態をいい，動脈硬化症の発生に関連する。

1. 栄養障害の成因，病態，診断，治療の概要

栄養障害は，食事の質や内容に問題があって起きる。体重の増減をはじめ，さまざまな異常を発生する。

1）飢　餓

食事がまったくとれなくなった場合，生命を保つために，肝臓や脂肪組織などに蓄えられた栄養素がエネルギー源として利用される。しかし，エネルギー源としては不十分で，代謝活動に障害が出て，からだに異常が発生する。

まず，貯蔵脂肪を酸化してエネルギーが供給される。しかし，炭水化物が不足するために脂肪は不完全燃焼し，血中にケトン体が増加して代謝性アシドーシスになる。脂肪が消費されるとともに身体タンパク成分の分解が進む。その結果，細胞，組織および臓器は萎縮し，機能が低下する。このような状態を飢餓という。

飢餓で体重が30％以上減少すると生命が危険になる。水分も摂取できない絶対飢餓の状態では，ほぼ1週間で死に至る。

2）タンパク・エネルギー栄養障害（栄養失調症；PEM）

総エネルギー，タンパク質，ビタミンなどの栄養素が不足し，種々の症状を起こす病態を栄養失調症という。とくにタンパク質とエネルギーの不足している病態をタンパク質・エネルギー欠乏状態といい，開発途上国におけるタンパク質とエネルギー不足によるマラスムス，熱帯地方でのタンパク質不足によるクワシオルコールが特徴的である。

【成因と病態生理】
摂取不足，吸収障害，胃腸管などからの漏出，肝臓での合成障害，異化亢進などが原因となってタンパク質が欠乏する。必須アミノ酸が不足すると，発育障害，浮腫，免疫能低下による易感染性などが問題になる。

【症状と所見】
やせが著明である。四肢はやせても腹部は膨隆

する。低体温，血圧低下，徐脈，肝腫大，腹水，浮腫などがみられる。

【診　断】
①食事摂取状況の確認
②栄養評価：栄養アセスメントを行う。身長・体重の計測，上腕筋囲測定，血漿タンパク（アルブミン，トランスフェリン，プレアルブミン，レチノール結合タンパク）測定から評価する。

【治　療】
摂取エネルギーを確保する。経口摂取できないときは非経口的に補給する。目安は35kcal/kg標準体重である。

マラスムス型では，タンパク質の必要量を満たすよう補給し，1.0～1.2g/kgとする。クワシオルコール型では，高タンパク質量を補給する必要があり，1.5～2.0g/kgとする。

【経過と予後】
エネルギー，タンパク質の欠乏状態が長く続くと，感染症や臓器不全で致命的になる。

3) ビタミン欠乏症・過剰症

ビタミンは補酵素として生体代謝に重要な働きをする。このため，不足しても過剰になっても，中間代謝に影響を生じる。

水溶性ビタミンは，摂取が不足すると欠乏症になるが，体内から速やかに排泄されるので，過剰症は起こらない。一方，脂溶性ビタミンは脂肪組織や肝臓などに蓄積され，過度に摂取すると過剰症を起こす。

(1) ビタミン欠乏症

ビタミンは，摂取不足，吸収障害，長期間の抗菌薬や抗腫瘍薬の使用，妊娠や授乳時などで需要の亢進，中心静脈栄養などで欠乏症を起こしやすい。

欠乏症を起こしやすいビタミンには，ビタミンA，B_1，B_2，ナイアシン，C，Dの6種類がある（表4-1）。

表4-1 ビタミン欠乏症

ビタミン		欠乏症
脂溶性ビタミン	ビタミンA	夜盲症，眼球乾燥，皮膚乾燥・角化
	ビタミンD	くる病，骨軟化症
	ビタミンE	溶血性貧血，未熟児の浮腫，脱毛
	ビタミンK	出血傾向，メレナ
水溶性ビタミン	ビタミンB_1	脚気 ウェルニッケ脳症（意識障害，精神障害）
	ビタミンB_2	口角炎，口唇炎，口内炎，舌炎，脂漏性皮膚炎
	ビタミンB_6	貧血，多発性末梢神経炎，脂漏性皮膚炎，口角炎，舌炎
	パントテン酸	四肢のしびれ感
	ナイアシン	ペラグラ（皮膚炎，下痢）
	葉酸	巨赤芽球性貧血，舌炎
	ビタミンB_{12}	巨赤芽球性貧血，ハンター舌炎，末梢神経炎，亜急性連合脊髄変性症
	ビオチン	脂漏性皮膚炎，舌炎，筋肉痛，嘔吐
	ビタミンC	壊血病

(2) ビタミン過剰症

ビタミンの過剰摂取で種々の症状があらわれる（表4-2）。ビタミン剤などでビタミンを補充するときには，耐容上限量*を超えないようにする。

4) ミネラル欠乏症・過剰症

無機質（ミネラル）は体内で合成できず，食物で摂取する必要がある。種々の生理活性作用があるため，ミネラルが欠乏したり，過剰になると，さまざまな症状があらわれる。

(1) ミネラル欠乏症

偏食や，中心静脈栄養患者などでミネラルが不足することがある。ミネラル欠乏症では多彩な症状があらわれる（表4-3）。

ミネラル欠乏症は，臨床症状，食生活，ミネラルの血清および尿中濃度測定などで診断する。

ミネラル欠乏症に対しては，食事内容を評価し，

表4-2 ビタミン過剰症

ビタミン	過剰症
ビタミンA	無気力,食欲不振,脱毛,肝脾腫大,四肢長管骨の有痛性腫脹
ビタミンC	尿路結石
ビタミンD	高カルシウム血症,腎障害,石灰沈着
ビタミンK	新生児で溶血性貧血

＊耐容上限量
ナイアシン,ビタミンB_6,葉酸,ビタミンA,ビタミンE,ビタミンD,ミネラル類等の摂取について,過剰による疾病を予防する目的で設定された「耐容上限量」である。

表4-3 ミネラル欠乏症

微量ミネラル	症　状
亜鉛（Zn）	成長遅延,味覚低下,免疫力低下,皮膚炎,うつ状態など
銅（Cu）	骨や血管の異常,神経・精神発達低下,貧血,白血球減少
ヨウ素（I）	甲状腺腫,クレチン病
クロム（Cr）	糖尿病,脂質異常症
コバルト（Co）	巨赤芽球性貧血（ビタミンB_{12}欠乏）
セレン（Se）	心筋症,筋異常,心筋梗塞
マンガン（Mn）	低コレステロール血症,体重減少
モリブデン（Mo）	脳症
鉄（Fe）	貧血

不足しているミネラルを補給する。

(2) ミネラル過剰症

ミネラル過剰症は，ミネラルを過剰に摂取して起きる。たとえば，塩化ナトリウムの過剰摂取で高血圧症を発症する。

過剰摂取しているミネラルを制限する。

5) 肥　満

体内の脂肪組織が過剰に増加した状態を肥満という。肥満症とは，肥満度〔（実測体重−標準体重）÷標準体重〕が20％以上，あるいは体格指数（BMI）が25以上で，肥満によって健康が損ねられたり，健康障害を起こす危険性が高い状態をいう（表4−4）。

【成因と病態生理】

肥満には，食べすぎによる単純性肥満と，内分泌疾患（クッシング症候群，甲状腺機能低下症など），視床下部障害（間脳腫瘍など），遺伝性疾患（ローレンス‐ムーン‐ビードル症候群など），薬剤（副腎皮質ステロイド薬など）などが原因で起きる症候性肥満とがある。

肥満は，体内における脂肪の分布状況から，①上半身肥満，下半身肥満，②中心性肥満，末梢性肥満，③内臓脂肪型肥満，皮下脂肪型肥満に分けられる。脂質異常症，糖尿病，高血圧，虚血性心疾患などは，上半身肥満，中心性肥満，内臓脂肪型肥満で発生しやすい。

【症状と所見】

肥満そのものの症状は乏しいが，合併症による症状があらわれる。

【診　断】

①身体計測：身長，体重，ウエスト/ヒップ比，皮脂カリパス*を用いた皮下脂肪厚，インピーダンス法**による体脂肪量などを計測する。

②CT検査：腹部CT検査で臍の高さにおける内臓脂肪面積（V）と皮下脂肪面積（S）との比（V/S比）を測定する。V/S比が0.4以上は内臓脂肪型肥満，0.4未満は皮下脂肪型肥満と判定する。

③エコー検査：内臓への脂肪の沈着を確認する。

【治　療】

①食事療法：摂取エネルギーを調節し，体脂肪を減らす。

②運動療法：1日1万歩の歩行を励行する。

③行動（精神）療法：肥満は治療が重要であるという認識をもたせ，適切な食事療法と運動療法をうながす。

④手術療法：重症例には胃縮小術を行う。

【経過と予後】

合併症の有無と程度に左右される。

6) やせ（るいそう）

脂肪組織だけでなく筋肉組織のタンパク量が減少した状態をいう。肥満度が−10〜−20％を体

表4−4　肥満の判定基準

BMI	判　定	WHO基準
<18.5	やせ	低体重
18.5≦〜<25	正　常	正　常
25≦〜<30	肥満（1度）	前肥満
30≦〜<35	肥満（2度）	Ⅰ度
35≦〜<40	肥満（3度）	Ⅱ度
40≦	肥満（4度）	Ⅲ度

・標準体重（理想体重）は，BMI 22とする
・BMI＝体重（kg）÷身長（m）^{2}

重減少，－20％未満をやせとする。

【成因と病態生理】
　生来やせていて，からだの機能にはまったく異常がない単純性やせ（体質性やせ）と，基礎疾患が原因となる症候性やせとがある（表4-5）。若い女性などで，やせようとして食べないことがきっかけで著しくやせ，内分泌や代謝の異常まで起きることがある。この状態を神経性食欲（食思）不振症という。

【症状と所見】
　悪性腫瘍などによる症候性やせでは，基礎疾患の症状がある。

【診　断】
①身体計測：身長，体重などを測定する。
②基礎疾患の診断：尿・便検査，血液検査，胸部X線検査，腹部エコー検査，消化管内視鏡検査，CT検査などを行って基礎疾患の有無を調べる。

＊皮脂カリパス
皮膚と皮下脂肪をつまんで皮下脂肪の厚さを測定するノギス。

＊＊インピーダンス法
容積変化による電導度の変化を検出して体脂肪量を計測する方法である。

表4-5　やせの原因とおもな疾患

原　因		疾　患
原因不明		単純性やせ
食物摂取量の低下	食物不足	栄養失調
	食欲不振，拒食	食欲中枢異常：脳腫瘍，脳血管障害 精神神経疾患：不安神経症，うつ病 消化管疾患：胃潰瘍，胃ガン 全身性疾患：感染症，肝不全，腎不全，妊娠高血圧症，悪性腫瘍 中毒：薬物中毒，アルコール依存症 その他：神経性食欲不振症
	食物通過障害	食道ガン，球麻痺
消化・吸収の障害	消化管の異常	切除胃，膵炎
	吸収の異常	吸収不良症候群，慢性下痢，小腸手術後
栄養素の利用障害	先天性代謝異常	ガラクトース血症，リピドーシス
	ホルモン異常	糖尿病，アジソン病
	その他	肝不全，鉛中毒，ヒ素中毒
基礎代謝の亢進	ホルモン作用異常	甲状腺機能亢進症，褐色細胞腫
	その他	悪性腫瘍
摂取エネルギーの喪失	寄生虫症	条虫症，回虫症
	尿細管異常	ファンコニ症候群
	体液の喪失	外傷，手術

【治療】
①栄養補充：適切な食事を行う。必要により，経管栄養や高カロリー輸液を行う。
②基礎疾患の治療：症候性やせでは，基礎疾患を治療する。

【経過と予後】
予後は基礎疾患に左右される。

2. 代謝疾患の成因，病態，診断，治療の概要

1）糖尿病とその合併症

糖尿病は，インスリンの分泌不足，あるいはインスリンに対する感受性が低下して血糖値が上昇し，代謝異常が起きる疾患である。血糖高値が長く続くと血管が傷害され，網膜症，神経障害，腎症などの合併症を起こす。

【成因と病態生理】
インスリンが欠乏して補充が必須である1型糖尿病と，インスリンが必ずしも必須でない2型糖尿病とがある。わが国では2型糖尿病が多く，人口10万人あたり1.7人が発病し，患者は600万以上いると推定される。

1型糖尿病は自己免疫疾患と考えられ，遺伝性素因にウイルス感染などが加わって発症する。若年者に多く，非肥満者に発症する。

2型糖尿病は，遺伝性素因に，エネルギーのとりすぎ，運動不足などが加わって発症する。中年以降の肥満者に多い。

なお，原発性の糖尿病に加え，甲状腺機能亢進症やクッシング症候群などの内分泌・代謝疾患などでも二次性の糖尿病を起こすことがある。

【症状と所見】
①高血糖による症状：自覚症状には，口渇，多飲，多尿，全身倦怠感，体重減少などがある。
②合併症による症状：糖尿病性網膜症や白内障による視力低下，神経障害による四肢のしびれなどがある。

【診断】
家系内に糖尿病患者がいること，口渇，多飲，多尿などの症状があることから糖尿病が疑われる。

診断は，血糖値，75g経口ブドウ糖負荷試験，HbA_{1c}検査によって下される（表4-6）。二次性の糖尿病を鑑別するには，甲状腺ホルモンやステロイドホルモンなどの検査を行う。

糖尿病合併症に対しては，①網膜症（眼底検査），②神経障害（神経伝導速度検査），③腎症（尿検査，尿微量アルブミン，BUN，クレアチニンなど），④動脈硬化症（LDL-コレステロール，中性脂肪）などを検査する。

【治療】
食事療法で摂取エネルギーを制限し，運動療法で体内にたまった過剰のエネルギーを消費させ，血糖値を適正に保つことが基本である。

食事療法と運動療法を行っても血糖値を補正できなければ，経口糖尿病薬やインスリン療法を追加する。1型糖尿病患者にはインスリン治療が必須である。

【経過と予後】
腎不全や動脈硬化症など合併症の有無と程度に左右される。腎障害が進行して慢性腎不全になると，人工透析が必要になる。

2）低血糖症

血糖値が50mg/dL以下になって種々の症状が出る病態をいう。

【成因と病態生理】
インスリン産生腫瘍（インスリノーマ）では，インスリンが過剰に分泌され，血糖値が低下して低血糖症を起こす。胃切除手術後では，食事をとった後，血糖値が一過性かつ急激に高くなり，その後，4～5時間して反動によって血糖値が降下する。

また，治療を受けている糖尿病患者が過量のインスリンや経口糖尿病薬を投与された場合にも発生する。

【症状と所見】

　ブドウ糖は中枢神経系の重要なエネルギー源となっている。このため低血糖症になると，中枢神経系の症状があらわれ，頭痛，倦怠感，傾眠，思考障害，意識障害，けいれん，異常行動などがみられる。

　また，低血糖が起こると生体反応として交感神経系が興奮し，アドレナリン分泌亢進によって，頻脈，動悸，冷汗，ふるえなどの症状もあらわれる。

【診　断】

　血糖値を測定し，血糖値の低下を確認する。

　インスリノーマの診断は，インスリンを測定し，また，エコー検査，CT検査，血管造影検査などを行って腫瘍の存在を確認する。

MEMO

表4-6　糖尿病の診断基準

A	①～③のいずれかに該当する場合には「糖尿病型」と判定する 　①随時血糖値200mg/dL以上が確認された場合 　②早朝空腹時血糖値126mg/dL以上が確認された場合 　③75g経口ブドウ糖負荷試験で2時間値200mg/dL以上が確認された場合
B	別の日に検査して，上記①～③のいずれかで「糖尿病型」と確認されれば糖尿病と診断する（1回目と2回目は別の方法であることが望しい）
C	「糖尿病型」の場合，血糖検査を繰り返さなくても，以下の場合には糖尿病と診断できる ・口渇，多飲，多尿，体重減少など糖尿病の特徴的な症状が存在する ・HbA_{1c}が6.5%以上 ・過去に高血糖を示したデータがある ・確実な糖尿病性網膜症が存在する

注：糖尿病の判定が困難な場合には，時期をおいて再検査する。また，分類や合併症などについても把握し，スクリーニングには血糖値のみならず，家族歴や肥満の有無についての情報を参考にする。

【治療】

治療中の糖尿病患者が低血糖症を起こした場合には，グルコースを経口的に服用したり，静脈内投与する。そして，たとえば食事量が少ないときには投薬量を調整するようにする。

胃切除後の患者には，食事の摂取量や回数を調整するよう指導する。

インスリノーマがある患者には，外科手術で腫瘍を摘出する。

【経過と予後】

低血糖発作を起こさないよう，予防に配慮する。

3）脂質異常症

従来，空腹時の血清中総コレステロール値が220mg/dL以上を高脂血症または高コレステロール血症と定義されていた。しかし，より動脈硬化症の発生に重要なLDL-コレステロールが直接に測定できるようになり，またHDL-コレステロールは低値が問題になることから，脂質異常症という疾患名に変更され，診断基準が新たに定められた（表4-7）。

【成因と病態生理】

脂質異常症には，遺伝的素因をもとに発症する原発性脂質異常症と，種々の疾患に続発する続発性脂質異常症がある。

原発性脂質異常症は，リポタンパクリパーゼ（LPL）欠損，アポタンパク異常，LDL受容体の障害，コレステロール・エステル転送タンパク（CETP）欠損などの遺伝的異常をもとにして発症する。

続発性脂質異常症は，ネフローゼ症候群，甲状腺機能低下症，糖尿病，過食，肥満，飲酒，運動不足などが原因で起こる。

【症状と所見】

高度の脂質異常症が続くと，①粥状動脈硬化症（狭心症，心筋梗塞，脳梗塞，末梢動脈硬化症，大動脈瘤など），②急性膵炎，③黄色腫（皮膚，腱など）が認められるようになる。

【診　断】

血清脂質を検査して診断する。動脈硬化症などの合併症は，胸部X線検査，エコー検査，CT検査などで評価する。

【治　療】

食事療法と運動療法が基本になる。これらで効果が十分に出ないときには薬物療法を併用する。

【経過と予後】

脳梗塞，心筋梗塞，脱疽などを起こすと予後が悪いので，早期に治療を行って動脈硬化性病変の発生を予防する。

4）高尿酸血症，痛風

体内に尿酸が過剰にたまり，血中尿酸値が高い病態を高尿酸血症という。さらに尿酸塩が関節に沈着して関節炎を起こし，激烈な痛みを生じる病態を痛風と呼ぶ。

表4-7　脂質異常症の診断基準（血清脂質：空腹時採血）

高LDLコレステロール血症	LDLコレステロール 140mg/dL以上
低HDLコレステロール血症	HDLコレステロール 40mg/dL以下
高トリグリセリド血症	トリグリセリド 150mg/dL以上

【成因と病態生理】

尿酸の産生過剰か，尿酸排泄の低下によって発症する。体質的な遺伝性素因に高プリン体食などの環境因子が加わって起こる。悪性腫瘍（白血病，多発性骨髄腫など），腎不全，薬剤（利尿薬など）などでは続発性に高尿酸血症が発症する。

【症　状】

高尿酸血症だけでは症状はないが，痛風を起こすと，尿酸塩が沈着して関節炎を起こした部位に発赤，熱感，激痛の炎症所見があらわれる。痛風は母趾基関節（第1中足趾節間関節）に発症しやすい。尿管結石症や動脈硬化症も併発しやすい。

【診　断】

血清尿酸値が7.0mg/dL以上を高尿酸血症とする。8.5mg/dL以上だと痛風を発症する確率が高い。

【治　療】

高尿酸血症に対しては，アルコールの過飲や肉食中心の食事を控え，尿酸排泄薬もしくは尿酸生成阻害薬で治療する。痛風発作時には，消炎鎮痛薬で関節炎を鎮静化する。

【経過と予後】

痛風患者では心疾患，脳血管障害を合併することが多く，予後を左右する。

5）先天性代謝異常

代謝に関連する酵素などが先天性に欠損し，代謝障害の結果，過剰になった物質が組織や臓器に沈着して異常を起こす疾患である。発症頻度は高くないが，多くは遺伝性疾患である。根本的な治療法は難しく，食事療法を中心にした治療を行う。重症のタイプでは幼小児期に死亡することもある。

先天性代謝異常症では，早期に発見して食事療法を開始するなどの対策を行うと，発病を予防できるものがある。この目的で新生児に対して地方自治体がマス・スクリーニング＊を実施している。

＊マス・スクリーニング

多数の集団を対象に，ある特定の検査を行って特定の疾患や健康障害を検出する方法である。一見健康そうに見えても何らかの異常のある場合があり，それらを早期に発見して対策を立てる意義がある。

(1) 糖原病

グリコゲン合成・分解系にかかわる酵素が先天的に欠損し，グリコゲンが種々の臓器に蓄積して発症する疾患群をいう。グリコゲンの蓄積部位から，肝型，筋型，全身型に分類される。一部の糖原病は伴性劣性遺伝を示すが，ほとんどが常染色体劣性遺伝形式をとる。

糖原病のうちで頻度が高いフォン・ギールケ病は肝型である。グルコース-6-リン酸からグルコースへの転換が障害され，肝，腎，小腸にグリコゲンが蓄積し，低血糖症状が起こる。1歳前から肝腫大，腹部膨満，発育遅延，鼻出血，痛風などがあらわれる。低血糖発作や重症アシドーシスをくり返すと，中枢神経症状も出る。

根治治療はなく，食事療法で低血糖を予防する。食事療法をきちんと行わなければ，肝腫瘍や腎障害などを合併して，予後が不良である。

(2) ゴーシェ病

リソソーム酵素であるグルコセレブロシダーゼが欠損し，グルコセレブロシドがマクロファージに蓄積して起こる常染色体劣性疾患である。

グルコセレブロシドは骨髄，リンパ節，肝臓，脾臓などに蓄積し，特有なゴーシェ細胞*が認められる。肝脾腫や神経症状がみられてけいれんや神経症状をきたす重症型から，貧血や血小板減少などを慢性的にきたす慢性型まである。

骨髄移植，酵素補充療法，遺伝子治療が試みられているが，重症型は数カ月～数年以内で死亡する。

(3) ポルフィリン症

ヘム合成酵素が遺伝的に部分欠損し，合成経路の前駆物質が過剰になって引き起こされる代謝異常症である。

ポルフィリン症は，ポルフィリンの過剰に産生される場所から大きく2つに分けられる。すなわち，肝細胞でポルフィリン体が過剰に産生されるタイプを肝性ポルフィリン症，骨髄幼若赤血球で過剰に産生されるタイプを赤芽球性（造血性）という。

またポルフィリン症を症候から分ける分類もある。光線過敏症を主な症状にする皮膚ポルフィリン症と，急性腹症・四肢麻痺・意識障害などがみられる急性ポルフィリン症とに分けられる。

ポルフィリン症は，飢餓，アルコール，薬物，ウイルス感染，ストレスなどによって症状があらわれたり，増悪するので，これらの誘因を避けるようにする。また，対症療法として，腹痛やけいれん発作などに対して，鎮痛薬や向精神薬などを投与する。肝障害がある場合には，アルコールを避ける。光線過敏症がある場合には，日焼け止めを使用して日光を避ける。

肝性急性ポルフィリン症は診断が遅れると死亡率が高いが，そのほかの病型は一般に予後は良好である。

(4) フェニルケトン尿症

フェニルアラニン水酸化酵素が先天性に欠損して，フェニルアラニンをチロシンに転換できない常染色体劣性遺伝性疾患である。

過剰のフェニルアラニンが脳におけるタンパク質・脂質合成を障害し，精神発達遅滞，けいれんなど中枢神経系の異常を起こす。また，フェニルアラニンがチロシナーゼ活性を阻害するので，メラニン色素の形成が低下して赤毛，色白となる。

新生児マス・スクリーニングを行って早期に発見し，早期に食事療法を開始する。生後2～3カ月までに低フェニルアラニン食療法を開始し，少なくとも思春期過ぎまでは十分な制限食とすると知能発育には支障が出ない。

(5) ホモシスチン尿症

シスタチオニン合成酵素が欠損するために血中

ホモシスチン，メチオンが増加し，ホモシスチンが尿中に大量に排泄され，シスチンが低下することで発症する。

水晶体脱臼，精神運動発達遅滞，けいれん発作，血栓症などがみられる。常染色体劣性遺伝性疾患で，新生児マス・スクリーニングの対象になっている。

食事療法では，低メチオニン・高シスチン食事にする。血栓症が死因になるので，抗血小板薬などを使って血栓を予防する。

(6) メープルシロップ尿症

分岐（枝）鎖アミノ酸（バリン，ロイシン，イソロイシン）のケト酸の酸化的脱炭酸反応を行う分岐鎖ケト酸脱水素酵素が欠損して起きる常染色体劣性遺伝性疾患で，尿がメープルシロップのように甘くにおう。新生児マス・スクリーニングの対象になっている。

生後まもなく哺乳困難，嗜眠，けいれん，呼吸麻痺などを起こし，乳児期までに死亡することが多い。

食事療法で分岐鎖アミノ酸の摂取を制限し，糖を中心とした十分量のエネルギーを与えるようにする。

(7) ウイルソン病

先天性の銅代謝異常症で，常染色体劣性遺伝をする。肝硬変，角膜輪が主な特徴である。神経・精神症状は，振戦，筋緊張亢進，アテトーゼ，舞踏病様運動などの錐体外路症状があり，性格や感情の変化も伴う。

食事療法では，銅を多く含むチョコレート，エビ，イカ，レバーなどの摂取を控える。薬物療法として，キレート薬のD-ペニシラミンを投与する。

適切な治療を行わないと，予後はきわめて不良である。

＊ゴーシェ細胞（　　　で示す）
ゴーシェ病患者の骨髄やリンパ節などにみられる特有な細胞で，マクロファージに由来する。直径は20～100μmと大型の細胞で，細胞質が広くしわくちゃ紙様と表現される特徴的な形態を示す。マクロファージにグルコセレブリシドが蓄積している。

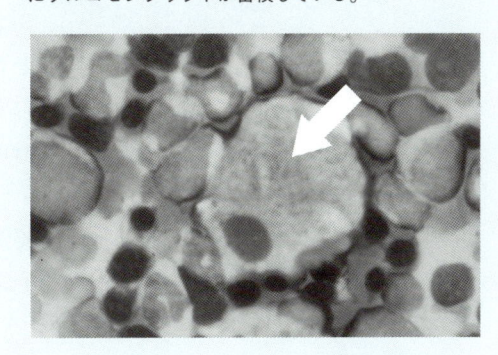

◆演習問題

問題1． 熱帯地方でみられるクワシオルコールで不足しているのはどれか。
(a) 銅　　　　　(b) 脂質　　　　(c) 糖質
(d) タンパク質　(e) ビタミンK

問題2． ビタミンD欠乏症で起こるのはどれか。
(a) 壊血病　(b) くる病　(c) メレナ
(d) 夜盲症　(e) 溶血性貧血

問題3． ビタミンC過剰で気をつける必要があるのはどれか。
(a) 脚気　　(b) 骨粗しょう症　(c) 尿路結石
(d) ペラグラ　(e) ハンター舌炎

問題4． 欠乏すると味覚低下が問題になるのはどれか。
(a) 亜鉛　(b) クロム　(c) 鉄
(d) 銅　　(e) マンガン

問題5． 糖尿病の診断基準に合致するのはどれか。
(a) 早朝空腹時血糖120mg/dL
(b) 昼食後血糖　140mg/dL
(c) 75g経口ブドウ糖負荷試験で2時間値　160mg/dL
(d) HbA1c　5.6％
(e) 緑内障の合併

問題6． 先天性の銅代謝異常症はどれか。
(a) ウィルソン病　(b) ゴーシェ病　(c) フェニルケトン尿症
(d) ホモシスチン尿症　(e) メープルシロップ尿症

◎解　答

問題1．(d) ▶ p.77参照
問題2．(b) ▶ p.78参照
問題3．(c) ▶ p.79参照
問題4．(a) ▶ p.79参照
問題5．(a) ▶ p.83参照
問題6．(a) ▶ p.87参照

chapter 5 消化器系

〈学習のポイント〉

①消化器系は，口腔から肛門までの消化管と，肝臓・胆のう・膵臓などの付属腺から構成され，食物の消化，吸収，排泄を行う。
②逆流性食道炎は胃液・胆汁などが食道へ逆流し，食道粘膜にびらんや潰瘍を生じる疾患で，胸やけ，食べ物がつかえる感じ，心窩部痛などがある。
③胃・十二指腸潰瘍は胃・十二指腸粘膜が部分的に欠損した病態で，上腹部痛，悪心・嘔吐，胸やけ，食欲不振などがある。ヘリコバクターピロリ感染が原因になることがある。
④タンパク漏出性胃腸障害は，消化管粘膜からアルブミンが胃腸管腔に漏出し，低タンパク血症によって下痢，悪心，嘔吐，腹痛，体重減少などがあらわれる。
⑤クローン病は終末回腸に好発する肉芽腫炎症性疾患で，下痢，腹痛，血便，体重減少，低タンパク血症，発育障害，発熱などを伴う。
⑥潰瘍性大腸炎は大腸粘膜にびまん性びらんや潰瘍を形成する疾患で，粘血便，下痢，腹痛，発熱，食欲不振，体重減少などがみられる。
⑦過敏性腸症候群は器質的な異常がなく，下痢と便秘をくり返す。
⑧急性肝炎はウイルスや薬物などで肝細胞が傷害され，肝機能が低下した急性期の病態である。肝細胞が大量にこわされ，全身倦怠感，発熱，食思不振，嘔気，嘔吐，黄疸などの症状が出る。
⑨慢性肝炎は，急性肝炎の後，6カ月以上にわたって肝臓に炎症が残り，臨床症状や肝機能異常が続く病態をいう。
⑩劇症肝炎は，急性肝炎が急速に悪化し，急性肝不全症状をきたす病態である。
⑪肝硬変は慢性的に肝細胞が傷害されて炎症を起こし，線維化や肝細胞の再生が慢性的に起こる病態をいう。肝機能障害に加え，脾腫や食道静脈瘤もみられる。
⑫脂肪肝は肝臓に中性脂肪が蓄積して脂肪化した病態で，肥満者に多い。
⑬胆石症は胆管，胆のうに結石ができ，腹痛，黄疸があらわれる。
⑭急性胆のう炎は胆のうに起きる急性炎症で，発熱，悪寒・戦慄，腹痛，悪心，嘔吐などがある。
⑮急性膵炎は膵消化酵素によって膵臓が自家消化される炎症性疾患で，強い腹痛，吐き気，嘔吐，発熱などがある。ショック状態になることもある。
⑯慢性膵炎は膵臓に起こる慢性炎症で，腹痛，悪心・嘔吐，食欲不振，糖尿病症状などがみられる。

消化器系は，口腔，咽頭から直腸，肛門までの消化管と，唾液腺・肝臓・胆のう・膵臓などの付属腺から構成される。食物を咀嚼して消化し，吸収ならびに排泄を行っている（図5-1）。

消化器系の疾患には，口から肛門にいたる消化管の疾患と，肝臓・胆のう・膵臓の疾患がある。

消化管の疾患では，食事の摂取，吸収，排泄の機能に障害が出るため，食欲や便通など，食事に関係した症状が中心になる。消化管疾患の診断は，X線造影検査，内視鏡検査，便検査などで行われる。

肝臓，胆のう，膵臓は，消化酵素やホルモンを分泌して重要な役割を果たす。これらは解剖学的にも，また機能的にも互いに関連しており，肝胆道系として一括されることが多い。

肝臓，胆のう，膵臓の疾患では，食物の消化吸収や物質の代謝が障害されるため，食欲不振や消化不良のほか，全身倦怠感や腹痛などの症状があらわれる。診断は，血液や尿検査，エコー検査，CT検査などで行われる。

1. 消化管の疾患

1) 口内炎，舌炎

口腔内にできる炎症を口内炎と総称する。炎症の起きている部位によって，歯肉炎，舌炎などと呼ぶ。

【成因と病態生理】

口内炎，舌炎は，義歯などで粘膜を傷つけて発症することが多い。また，連鎖球菌やカンジダな

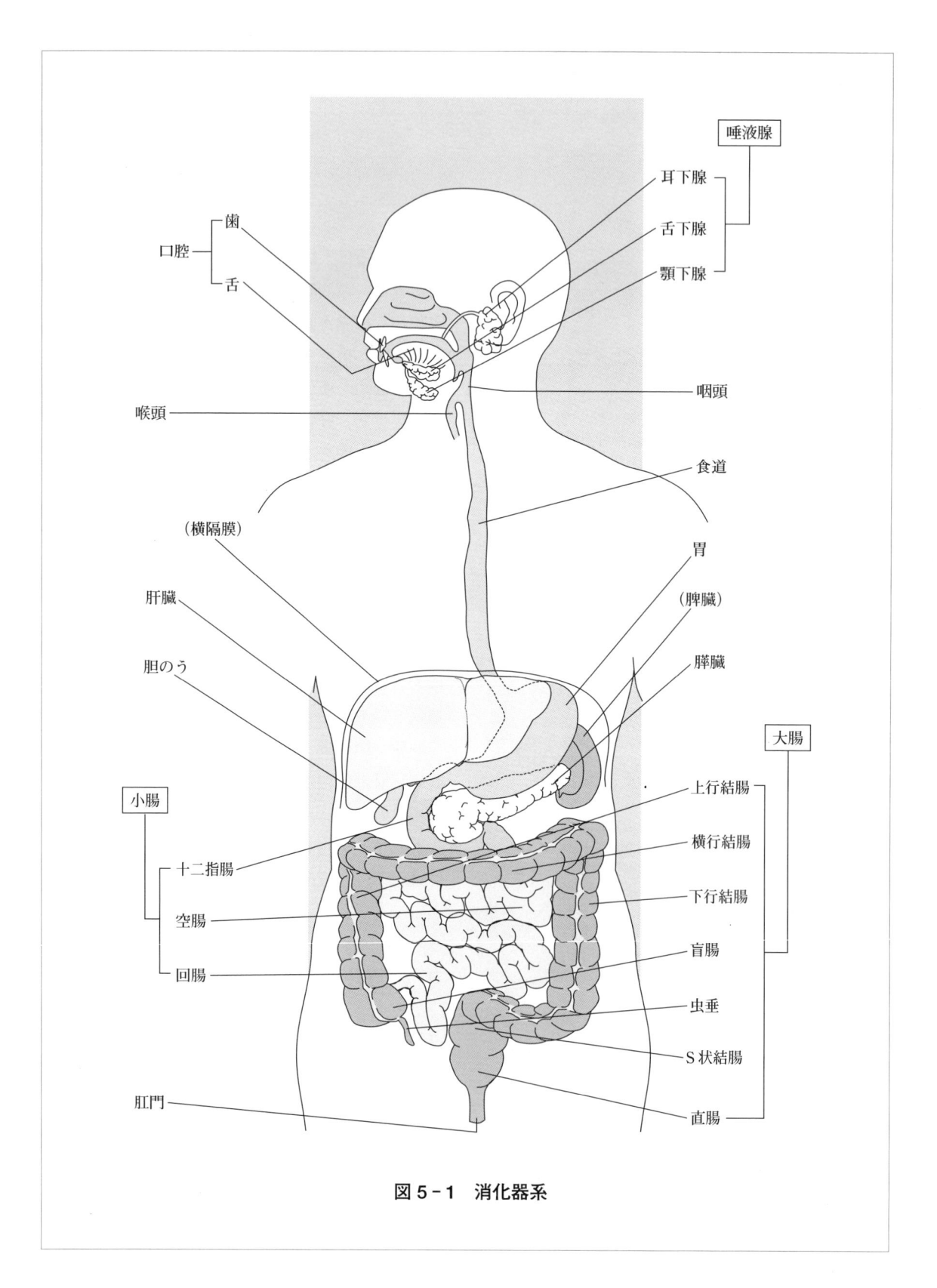

図 5-1　消化器系

どの感染で発症する。このほか，膠原病や白血病などの全身性疾患の一部分症として発症したり，ストレスが原因で起こることもある。

【症状と所見】
　炎症を起こした局所が痛む。とくに刺激性の食物をとるとしみる。炎症部位は赤くなって腫れ，びらんや潰瘍を起こしていることもある。カンジダが原因のときには，白い苔が付着する。

【診　断】
　粘膜の炎症所見で診断できる。

【治　療】
　口腔内を清潔にして，感染を予防する。刺激物を摂食しないようにし，抗生物質の軟膏などを塗布する。感染がない場合には，口腔用ステロイド薬軟膏を使うこともある。

【経過と予後】
　膠原病や白血病などの基礎疾患がなければ，比較的簡単に治る。

2）胃食道逆流症

　本来は胃の内容物が食道に逆流することはないが，何らかの原因で逆流すると，食道粘膜が傷つき，炎症を起こす。この病態を逆流性食道炎という。

【成因と病態生理】
　下部食道括約筋の機能が低下して，胃液，胆汁などが食道へ逆流し，食道粘膜にびらんや潰瘍を生じる。胃が横隔膜より上の位置に出る食道裂孔ヘルニア*があると，発症しやすい。

【症状と所見】
　胸やけや，食べ物がつかえる感じがある。心窩部痛や悪心，嘔吐などもみられる。

【診　断】
　食道Ｘ線造影検査や食道内視鏡検査を行い，食道の狭窄や，食道粘膜の発赤，びらん，潰瘍などの所見から診断される。

【治　療】
　寝た状態になると胃液が逆流しやすいので，寝

> *ヘルニア
> 臓器や組織が本来ある部位から先天的または後天的な抵抗減弱部や隙間から逸脱した状態をいう。食道裂孔ヘルニアは胃が横隔膜部よりも上の位置に上がり，胃液が逆流しやすくなって，逆流性食道炎を起こす。このほか，鼠径ヘルニア，椎間板ヘルニアなどがある。

る前の2時間以内は食事をしないようにする。また，腹部を強く締めつけるコルセットやガードルは使用しないよう指導する。

薬物療法として，酸分泌抑制剤，制酸剤などを服用する。高度に食道が狭窄している場合には手術が必要になる。

【経過と予後】

慢性になりやすい。

3）胃・十二指腸潰瘍

胃液に含まれるペプシンの消化作用で胃・十二指腸粘膜が部分的に欠損した病態をいう。出血，穿孔，狭窄を起こすことがあり，注意が必要である。

【成因と病態生理】

胃・十二指腸粘膜を傷害する攻撃因子（ペプシン，塩酸）と，粘膜を保護する防御因子（粘液，粘膜血流，アルカリ分泌など）のバランスが乱れて潰瘍ができる。その原因として，ストレス，ヘリコバクター・ピロリ感染，薬剤などがあげられる。

【症状と所見】

上腹部に痛みがある。悪心，嘔吐，胸やけ，食欲不振などもある。胃潰瘍では食後に，十二指腸潰瘍では空腹時に痛みの出ることが多い。

触診すると上腹部に圧痛がある。

【診　断】

胃X線造影検査では，潰瘍の部分にバリウム造影剤がたまり，ニッシェ*と呼ばれる所見がある。胃内視鏡検査を行うと，活動期には円形もしくは卵円形の粘膜欠損があり，潰瘍周囲に発赤，浮腫，出血などの所見が認められる（図5-2）。

【治　療】

治療の主体は薬物療法で，胃酸分泌抑制薬などで治療する。ヘリコバクターピロリが陽性の場合には，抗菌薬で除菌する。外科手術はふつう行わないが，潰瘍部分が穿孔して腹膜炎を起こしたり，大量の出血や狭窄を起こしている場合には，外科手術を行う。

出血や穿孔などの合併症がなければ厳格な食事制限は必要ない。長時間の空腹を避けるために食事を分割してとったり，軽い中間食をとるなど工夫するとよい。ストレスを避けて心身を安静に保つようにする。

【経過と予後】

大出血や穿孔などの重症な合併症を起こさなければ予後は良好である。慢性的に再発をくり返すことがあり，とくにヘリコバクターピロリが陽性の人には除菌をすすめる。

4）タンパク漏出性胃腸障害

消化管粘膜から血漿タンパクとくにアルブミンが胃腸管腔に漏出し，結果的に低タンパク血症が起きる病態である。

【成因と病態生理】

腸リンパ系の異常，消化管壁毛細血管の透過性

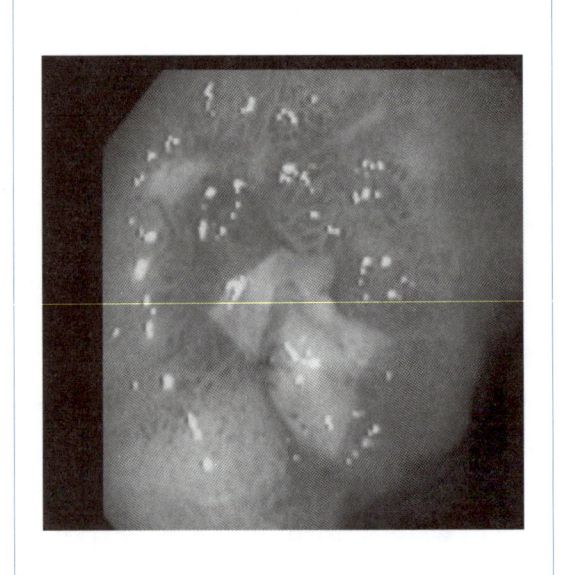

図5-2　胃潰瘍活動期（胃内視鏡検査）

亢進，炎症・潰瘍・腫瘍などによる胃腸粘膜上皮の異常などが原因となって，胃腸壁からアルブミンが漏出して発症する。このような病態を起こす基礎疾患には，メネトリエ病（胃巨大皺襞症），腸リンパ管拡張症，クローン病，非特異的小腸潰瘍，消化管ポリポーシス，アレルギー性胃腸症などがある。

【症状と所見】

消化管にタンパクが漏出することにより，下痢，悪心，嘔吐，腹痛，体重減少などの症状がみられる。

低タンパク血症を起こす結果，浮腫や腹水が出現する。また，カルシウム，鉄，ビタミンなども漏出して，テタニー（けいれん，感覚異常），貧血なども起きる。

【診　断】

血液生化学検査で血清タンパク，アルブミン，カルシウムなどが低値になっている。便検査，消化管内視鏡検査，消化管造影検査，消化管シンチグラフィ検査などを行って診断する。

【治　療】

基礎疾患があれば，その治療を行う。

食事療法では，高タンパク質低脂肪食や成分栄養を行う。栄養状態を改善するために高カロリー輸液，アルブミン製剤などを投与し，浮腫に対しては利尿薬を投与する。必要に応じて，カルシウム剤，鉄剤，ビタミン剤なども投与する。

【経過と予後】

基礎疾患によって予後は左右される。

5）クローン病

終末回腸に好発する肉芽腫炎症性疾患で，クローン（Crohn，1932）らによって報告された。口腔から肛門までの消化管のどの部位でも発症しうるが，小腸か大腸に発病することが多い。消化管以外にも，関節炎，皮膚病変，眼病変などを伴ったりする。増悪と寛解をくり返すのが特徴である。

＊ニッシェ

ニッシェは本来，壁に凹みを作って彫像などを置く場所（壁がん）のことをいう。消化管バリウム造影検査では潰瘍部位にバリウムが溜まり，壁から飛び出したように見えるのでニッシェという。

10～40歳に好発し，初発年齢としては20歳代がもっとも多い。

潰瘍性大腸炎と合わせて，炎症性腸疾患と呼ばれる。

【成因と病態生理】

消化管の全層にわたって浮腫，線維化，細胞浸潤などの肉芽腫がつくられる炎症性変化が起こる。瘻孔をつくったり，穿孔して腹腔内に膿瘍や炎症性腫瘤をつくることもある。原因は不明である。

【症状と所見】

下痢，腹痛，血便が主な症状で，体重減少，低タンパク血症，発育障害，発熱など全身症状を伴うこともある。腸管以外の合併症として，虹彩炎，関節炎，壊死性膿皮症，静脈血栓症，肺線維症，心筋炎などを起こすことがある。

【診　断】

血液検査で，CRP陽性，赤沈亢進などの炎症所見が認められ，栄養障害による低タンパク血症，低コレステロール血症，貧血も認める。

注腸造影検査，消化管内視鏡検査などを行うと，消化管に肉芽腫や潰瘍などの所見が認められる。

【治　療】

安静にして，高カロリー・高タンパク・ビタミン補給を原則とする食事療法と薬物療法を行う。こうした治療で効果がなく，腹部膿瘍などの合併症を起こしたときには外科的手術を行う。

【経過と予後】

再発をくり返しやすいので，社会生活への影響が問題になる。

6）潰瘍性大腸炎

大腸の粘膜表層がびまん性に侵され，びらんや潰瘍を形成する疾患である。小児から高齢者まで発症する。クローン病とあわせて炎症性腸疾患と呼ばれる。

【成因と病態生理】

免疫異常や心理学的要因が考えられているが，真の原因は不明である。大腸粘膜に浮腫，びらん，潰瘍，炎症性ポリープなどがみられる。

【症状と所見】

粘血便が出て，重症になるほど出血量が多くなって粘血・膿性便となる。下痢，腹痛，発熱，食欲不振もある。長期にわたると，体重減少，貧血，衰弱などの全身症状もみられる。

【診　断】

血液検査では，CRP陽性，白血球増加，低タンパク血症などの炎症所見が認められる。

注腸造影検査や大腸内視鏡検査では，直腸やS状結腸を中心に，連続性に広がるびらんや潰瘍が認められる（図5-3）。

【治　療】

全身症状が強いときには，入院して安静にし，脱水，電解質異常，貧血，栄養障害に対して治療する。重症例では完全中心静脈栄養を行う。

薬物療法としてサラゾピリン，副腎皮質ステロ

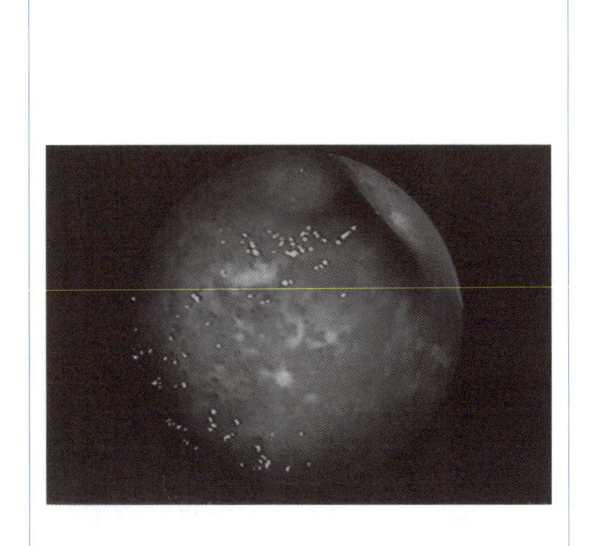

図5-3　潰瘍性大腸炎（大腸内視鏡検査）

イド薬などを投与するが，薬物療法で効果がないときや，腸管の穿孔，大出血などのある患者には手術する。
【経過と予後】
内科的治療でよくなることが多いが，再発をくり返しやすい。

7）過敏性腸症候群

器質的な異常がなく，下痢と便秘をくり返す症候群である。
【成因と病態生理】
ストレスなどの精神的要因に，食事，飲酒などが影響して発病する。
【症状と所見】
腹痛と腹部膨満感があり，排便や排ガスで軽快する。下痢と便秘が交互に起こる。下痢は軟便から水様便まであり，便秘は兎糞状になって残便感を伴う。
そのほかの症状として，不眠・頭痛・動悸・めまい感などの自律神経の不安定症状や，抑うつ・易疲労感など精神症状などもみられる。
【診　断】
上部消化管造影検査では造影剤の通過が亢進し，小腸造影検査では小腸の緊張亢進や運動の増強，注腸造影検査では結腸のれん縮＊や蠕動亢進，粘液の過分泌などがみられる。そのほか，心理テストで情緒不安定や神経症的傾向がみられる場合がある。
【治　療】
心理療法で精神的不安を除くように指導したり，食事や排便を規則正しくするよう指導する。
薬物療法は，症状を軽減するために，消化管機能調整薬を服用したりする。
【経過と予後】
長期にわたって症状が続くことが多い。

＊れん縮
筋肉が急激かつ断続的および不随意に収縮する現象をいう。腸管は平滑筋の収縮によって伸縮する。

8）便　秘

排便回数が減少し，下剤を服用しないと排便が週2回以下のものを便秘という。大腸の腫瘍や狭窄などの疾患による器質的便秘と，基礎疾患のない慢性特発性便秘（機能性便秘）がある。

【成因と病態生理】

通常は機能性の便秘を便秘症という。機能性便秘には，全結腸で通過時間が長くなっている弛緩性便秘，左側結腸の緊張が強くて内容物の移動が妨げられて右側結腸の通過時間が長くなっているけいれん性便秘と，通過時間は正常にもかかわらず便秘になるものとの3種類がある。

【症状と所見】

弛緩性便秘は便が固くて太く，便意は乏しい。けいれん性便秘では便は兎糞状または軟便になり，便意は多く，腹痛を伴う。

【診　断】

直腸・肛門の指診，大腸造影検査，大腸内視鏡検査などを行い，大腸ガンや大腸狭窄などの器質性疾患がないことを確認する。

【治　療】

器質性便秘には基礎疾患の治療が重要である。
弛緩性便秘には，膨張性下剤を使って便意を増やして排便運動を刺激する。緊張性便秘には，繊維の多い食品を摂取し，塩類下剤で便を軟らかくして排便させる。

【経過と予後】

便秘は慢性になることが多い。

2．肝臓，胆のう，膵臓の疾患

1）肝　炎

肝炎は，肝臓がウイルスや薬物などによって傷害され，肝細胞の変性，壊死，さらにそれに続いて生体側の炎症反応が加わった病態である。経過から，急性肝炎，慢性肝炎，急激に悪化する劇症肝炎がある。

(1) 急性肝炎

ウイルスや薬物などで肝細胞が障害され，肝機能が低下した急性期の病態である。

【成因と病態生理】

肝炎ウイルス，EBウイルス，サイトメガロウイルス，薬物，アルコール，自己免疫機序などが肝細胞を傷害して発症する。

肝炎ウイルスにはA～G型の7種類あるが，日本ではA，B，C型肝炎ウイルスが問題となる。A型肝炎ウイルスは経口感染し，B，C型肝炎ウイルスは血液を介したり，母子間で感染する。ウイルス肝炎のうち，A型が約40％，B型が約25％，C型が約15％で，そのほかが約20％とされる。

【症状と所見】

肝細胞が大量に壊される結果，全身倦怠感，発熱，食欲不振，嘔気，嘔吐，黄疸などの症状が出る。

自覚症状はほぼ1～2週間で消失する。A型ウイルス性急性肝炎は5～6週間で完全に治癒することがほとんどである。B型ウイルス性肝炎も2～3カ月で治癒するが，なかには急激に悪化して意識障害などを起こす劇症肝炎に移行することもある。C型ウイルス肝炎は慢性肝炎に移行しやすい。

【診　断】

血液生化学検査でAST，ALT，ビリルビンなどがきわめて高値となり，肝細胞の傷害が強いときには凝固因子産生が低下してプロトロンビン時間（PT）が延長する。

肝炎ウイルスによる肝炎では，経過とともにウイルス抗原と抗体が変動し，診断に役立つ（図5-4, 5）。

【治　療】

安静と食事療法が中心になる。急性期には，食欲がなく，嘔気なども強いので，消化吸収のよい

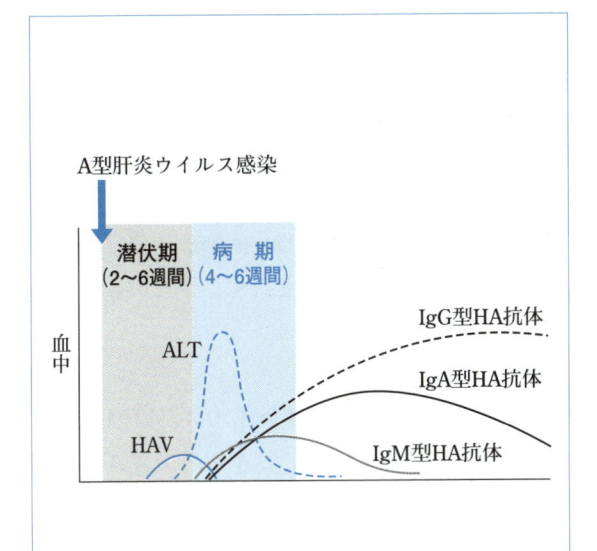

図5-4　A型肝炎ウイルス感染後の経過

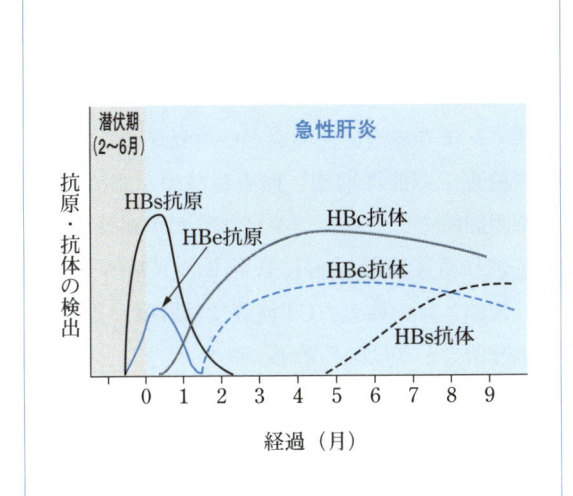

図5-5　B型肝炎ウイルス感染後の経過

MEMO

糖質主体の食事にする。回復期になると，肝細胞の回復を促進するため，高タンパク・高カロリー食とする。

【経過と予後】

A型ウイルス性肝炎は，数カ月で自然治癒することが多い。B型ウイルス性肝炎は2〜3カ月で治癒するが，一部の症例は劇症肝炎になる。C型ウイルス性肝炎は慢性化しやすく，肝硬変や肝ガンに進むこともある。

薬剤性肝炎は原因となった薬剤を中止すれば2〜4週間で治癒するが，劇症肝炎になるケースもある。

（2）慢性肝炎

急性肝炎にかかった後，6カ月以上にわたって肝臓に炎症が残り，臨床症状や肝機能異常が続く病態をいう。

【成因と病態生理】

肝炎ウイルスが持続的に感染することによって発病するものが多い。このうち約30％はB型肝炎ウイルス，70％がC型肝炎ウイルスによる。そのほか，アルコール，自己免疫，薬剤アレルギーによって発症することもある。

【症状と所見】

全身倦怠感，易疲労感，食欲不振，腹部膨満感，皮膚掻痒感，黄疸などの症状がある。他覚所見としては，肝臓が腫大し，皮膚にクモ状血管腫や手掌紅斑を認める。

【診　断】

急性肝炎の既往があり，肝機能検査で異常があることから診断される。

エコー検査やCT検査などで肝臓の腫大が認められ，肝生検を行うと確実に診断がつく。

【治　療】

C型ウイルス肝炎にはインターフェロン療法*などの薬物療法を行う。食事療法では，栄養素のバランスがとれた食事を心がける。

【経過と予後】

C型ウイルス肝炎では，抗体の陽性が続く場合には肝硬変，さらに肝ガンに進むことが多い。

（3）劇症肝炎

急性肝炎が急速に悪化し，意識障害（肝性昏睡）などの急性肝不全症状をきたす，予後がきわめて不良な病態である。

【成因と病態生理】

劇症肝炎の90％以上はウイルスが原因で，約5％程度が薬剤性である。ウイルスではA型肝炎ウイルスによるものが約5％，B型肝炎ウイルスが約20％，そのほかが約62％と推計される。薬剤では，麻酔薬，抗菌薬，抗ガン薬などが原因になる。

【症状と所見】

意識障害が起こり，肝性昏睡と呼ばれる。そのほか，黄疸，発熱，出血傾向，浮腫，腹水，乏尿，羽ばたき振戦（鳥が羽ばたくように手が不随意的に動く）などがみられる。

【診　断】

肝機能検査で，AST・ALTの急激な低下，ビリルビン高値，コリンエステラーゼ・アルブミン低値，血液アンモニア濃度上昇などの所見がある。末梢血液検査で白血球増加，血小板減少が認められ，血液凝固検査でプロトロンビン時間が延長する。

脳波検査で意識障害に合わせて異常所見が出る。腹部エコー検査，CT検査では肝臓が萎縮し，腹水貯留などが認められる。

【治　療】

全身状態を管理し，合併症を予防しつつ，肝不全で生じた中毒物質を除去し，失われた必須物質を補給する。

【経過と予後】

播種性血管内凝固症（DIC），消化管出血，感染症，腎不全，脳浮腫などを合併して，きわめて重症である。死亡率も高い。

2）肝硬変

　肝硬変は慢性的に肝細胞が傷害されて炎症を起こし、それに伴って線維化や肝細胞の再生が慢性的に起こって、肝臓の構造に変化が生じている病態である。慢性肝障害の終末像ともいえる。肝臓は硬くて表面は凹凸不整である。

【成因と病態生理】

　慢性的に肝細胞傷害を起こすものが原因になり、B型肝炎ウイルスとC型肝炎ウイルスが多い。そのほか、アルコール、自己免疫なども原因となる。

　肝細胞が広範に傷害されて機能が不全になり、タンパク質や脂質の合成障害、代謝障害による黄疸やアンモニア増加などが起こる。また、線維化などによって肝内での血流が障害され、門脈圧が亢進して、脾腫や食道静脈瘤もみられる。

【症状と所見】

　肝硬変でも肝機能が比較的安定している代償期には自覚症状は軽く、全身倦怠感や腹部膨満感がある程度である。皮膚のクモ状血管腫、手掌紅斑、肝臓腫大、脾腫などの他覚的所見が認められる。

　肝機能が不全状態になる非代償期には、高度の全身倦怠感や嘔気、嘔吐があり、黄疸や浮腫、腹水もみられる。アンモニアなどが増えて脳機能に障害を与えると精神障害、意識障害があらわれ、肝性脳症と呼ばれる。また、食道静脈瘤が破裂すると吐血する。

【診　断】

　末梢血液検査では、血小板減少、貧血が認められる。血液生化学検査では、AST・ALT・LDH・γ-GTPなどの高値、アルブミン低下、γ-グロブリン増加、血液凝固因子低下によるプロトロンビン時間延長、アンモニア増加、アミノ酸インバランスなどの所見がある。

　腹部エコー検査、CT検査で肝臓の表面は不整で、辺縁が鈍、左葉腫大、脾臓腫大などの所見がある（図5-6）。

＊インターフェロン療法

インターフェロンはウイルス感染などによってTリンパ球などが産生するサイトカインで、ウイルスの増殖を抑制したり、抗ガン作用などがある。C型慢性肝炎や慢性骨髄性白血病などの治療に応用されている。

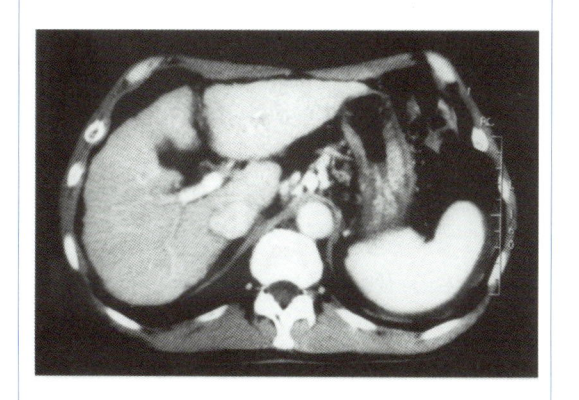

図5-6　肝硬変（CT写真）
（肝臓の辺縁が不整で、萎縮している。脾腫がある）

【治療】

代償期には，病態が進行しないように適正な栄養素をとるよう食事指導をする。アルコール性肝硬変では禁酒する。

非代償期には，水・電解質バランスを保ち，高アンモニア血症やアミノ酸バランス異常を是正する。便秘は脳症を誘発するので，便秘にならないよう注意する。

【経過と予後】

消化管出血，肝細胞機能不全，肝ガンが死亡原因になる。

3) 脂肪肝

肝細胞内に中性脂肪が5～10％以上蓄積し，肝臓が脂肪化している病態である。肥満者に多い。

【成因と病態生理】

過剰飲酒，過栄養，運動不足，肥満，糖尿病，脂質異常症などが病因となり，肝臓に中性脂肪が過剰に蓄積して起きる。

【症状と所見】

自覚症状はほとんどないが，肝臓が腫大している。

【診断】

血液生化学検査で，コリンエステラーゼ低値，AST・ALT・γ-GTP高値，コレステロール・トリグリセリド高値などの所見がある。

腹部エコー検査，CT検査，MRI検査で脂肪肝が診断できる。肝生検すると，肝細胞の脂肪変性が確認できる（図5-7）。

【治療】

エネルギーの過剰摂取を控え，脂質は総エネルギーの20％以下とする。適度の運動を励行し，アルコール性脂肪肝では断酒する。

【経過と予後】

一般に予後はよい。

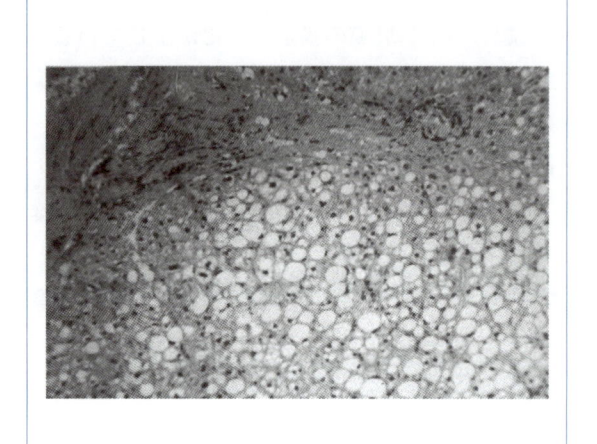

図5-7 脂肪肝（肝生検）

4) 胆のう・胆道系疾患

(1) 胆石症

胆汁からつくられる固形物を胆石といい，胆石によって腹痛や黄疸があらわれる病態を胆石症という。胆石をつくる主成分により，コレステロール胆石，ビリルビン胆石などがある。

【成因と病態生理】

胆のう胆石の70～80％はコレステロール胆石で，肥満，脂肪食，妊娠，糖尿病，脂質異常症，回腸末端疾患，極端なダイエットなどで胆石ができやすくなる。

総胆管胆石症は高齢男性に多く，ビリルビンカルシウム胆石が多い。

【症状と所見】

胆石症では，腹痛，発熱，黄疸などがみられる。ただし，胆石は無症状のことも多く，健診で偶然に発見されることも多い。

【診　断】

血液生化学検査でALP，ビリルビンが高値である。

腹部エコー検査，CT検査，MRI検査，直接胆道造影検査などで胆石が確認される（図5-8）。

【治　療】

無症状胆石には積極的な治療は行わずに，経過を観察する。

胆石症を起こす場合には，外科的治療を行う。腹腔鏡下手術*が現在では中心になっている。

【経過と予後】

適切な治療さえ行えば，予後は良好である。

（2）急性胆のう炎

胆のうに起きる急性炎症である。細菌感染のほか，胆汁酸などの化学的刺激，膵液逆流，胆汁うっ滞なども原因となる。

【成因と病態生理】

胆石，腫瘍などが急性胆のう炎を誘発したり，増悪させる。

【症状と所見】

発熱，悪寒・戦慄，右季肋部痛または上腹部痛，悪心，嘔吐などがあり，しばしば右肩への放散痛がある。

【診　断】

末梢血液検査で白血球増加，赤沈促進，CRP陽性などの炎症所見がみられ，血液生化学検査ではビリルビン，ALPなどが上昇する。

エコー検査，CT検査で，胆のうが腫大し，胆のう壁が肥厚している。胆石の合併をしばしば認める。

十二指腸ゾンデで胆汁を採取し，細菌検査を行って胆のう炎を起こした細菌を同定する。

【治　療】

食事制限，とくに脂肪を制限する。細菌感染が原因の場合には，起炎菌に感受性のある抗菌薬を十分に投与する。

＊腹腔鏡下手術

腹壁上に小さな孔をあけ，光学視管（スコープ）を挿入して行う手術法である。開腹しないで行うので患者に対する負担は小さく，疼痛も少ない。胆石症だけでなく，胃ガン，大腸ガン，婦人科系手術など，多くの疾患に応用されるようになっている。

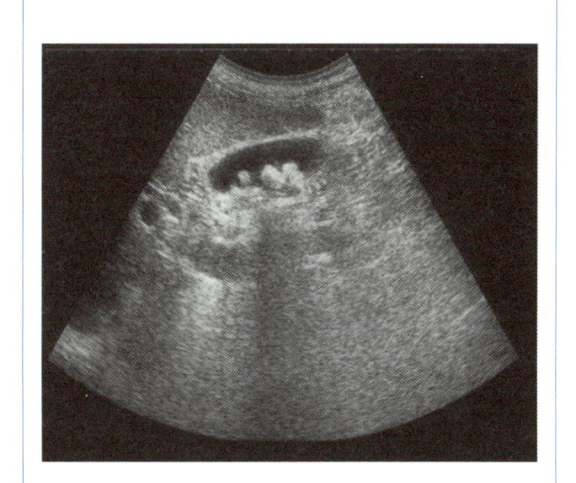

図5-8　胆石症（エコー検査）

胆石が誘因の場合は、炎症が治まった後、胆石除去手術を行う。胆のうが穿孔して腹膜炎を併発したときには、緊急で外科手術を行う。

【経過と予後】

適切な治療を行ない、胆のう穿孔や腹膜炎などの重症な合併症がなければ予後はよい。

5) 膵　炎

(1) 急性膵炎

膵消化酵素が膵組織内で活性化され、膵臓が自家消化されて起きる炎症性疾患である。

膵臓は出血や壊死などの炎症を起こし、膵壊死組織から出るタンパク質分解酵素や生理活性物質がほかの臓器に作用し、腎不全、呼吸不全、肝不全、意識障害、重症感染症、播種性血管内凝固症（DIC）など多臓器不全を引き起こすことがある。

【成因と病態生理】

アルコール過飲と胆道疾患が原因になるほか、腹部外傷、脂質異常症、感染症、胃・十二指腸潰瘍、副甲状腺機能亢進症、膠原病なども原因になる。

【症状と所見】

心窩部または左季肋部に強い腹痛があり、強い前屈姿勢をとると軽減する。吐き気、嘔吐、発熱なども訴えられる。重症になるとショック状態になる。

【診　断】

末梢血液検査では白血球数が増加し、血液生化学検査では血清・尿アミラーゼ高値、トリプシン、リパーゼ、エラスターゼⅠが高値になる。これらの消化酵素は膵炎の経過とともに変動するので経過を観察するのに役立つ（図5-9）。血糖値も上昇する。

腹部単純Ｘ線撮影、エコー検査、CT検査などで、消化管が麻痺して蠕動が低下し、消化管内にガスの増加がみられ、膵臓は腫大して、滲出液の貯留や、仮性のう胞などの所見がある。

【治　療】

絶食にして、輸液で栄養を管理する。腹痛に対しては、鎮痛鎮痙薬を投与する。また、タンパク質分解酵素阻害薬などを使用して、膵内および血中に流出した膵酵素の活性を阻害し、炎症反応を抑える。また、多臓器不全を起こした重症例には、血液透析、呼吸循環管理、ショック治療＊などを行う。

【経過と予後】

軽症の場合は予後がよく、2～5日で腹痛は軽減して、2～3週間で治癒する。多臓器不全を起こした重症例では予後が悪く、死亡率は20～30％である。

(2) 慢性膵炎

膵臓の実質細胞が破壊し、不規則な線維化や膵石を形成する慢性炎症である。膵臓の内外分泌機能異常により、消化吸収障害、糖尿病が出現する。

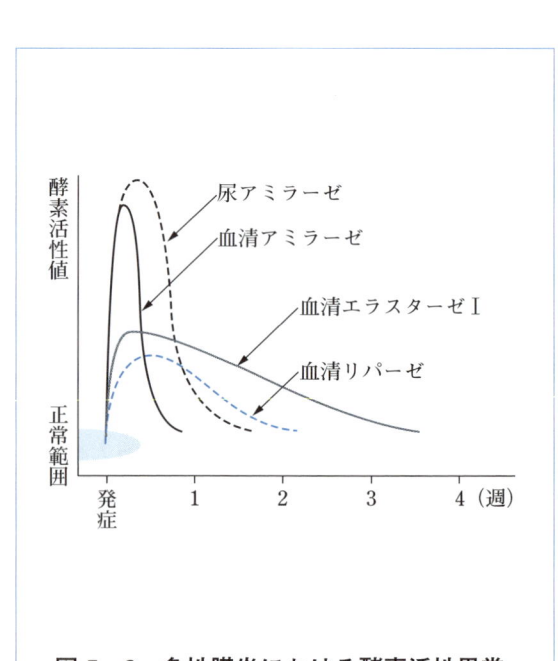

図5-9　急性膵炎における酵素活性異常

【成因と病態生理】

アルコール過飲が原因としてもっとも多く，このほか胆石症，急性膵炎，副甲状腺機能亢進症，脂質異常症なども原因になる。

【症状と所見】

上腹部痛が主な症状である。激しい腹痛が起こる急性増悪期（図5‐10）と，腹痛のない間欠期とがある。悪心，嘔吐，食欲不振，糖尿病症状などもみられる。

【診　断】

急性増悪期には，アミラーゼ，リパーゼ，トリプシン，エラスターゼⅠなど膵酵素が上昇し，血糖が高値になる。

便中キモトリプシン濃度検査，PFD試験などの膵外分泌機能検査を行うと，異常所見がみられる。また，膵内分泌機能検査としてブドウ糖負荷試験を行うと，耐糖能異常がみられる。

腹部単純Ｘ線撮影，エコー検査，CT検査などで膵石や主膵管の不整拡張，膵のう胞などの所見が認められる。逆行性内視鏡的胆道膵管造影（ERCP）で主膵管の狭窄，閉塞，不整拡張，分枝膵管ののう胞状拡張などがみられる。

【治　療】

禁酒し，過労やストレス，脂肪の過剰摂取を控えるよう指導する。

急性増悪期には，急性膵炎に準じて治療を行う。間欠期には，疼痛対策を行い，糖尿病に対する食事療法とインスリン治療などを行う。

難治性の疼痛がある場合などには，手術を行う。

【経過と予後】

長期間にわたって症状が続く。

＊ショック治療

ショックは大量出血や敗血症などの場合に，急性に全身循環障害が起こり，さまざまな組織や臓器の血流量が減少して機能が障害される病態の総称である。血圧低下，呼吸不全，腎機能障害，アシドーシスなどがあらわれ，生命に危険なことが多い。このため，血圧や呼吸を維持して循環機能や呼吸機能を保ち，腎機能や電解質異常などにも対応する。さらに，ショックの原因となった病態に対する治療も並行して行う必要がある。

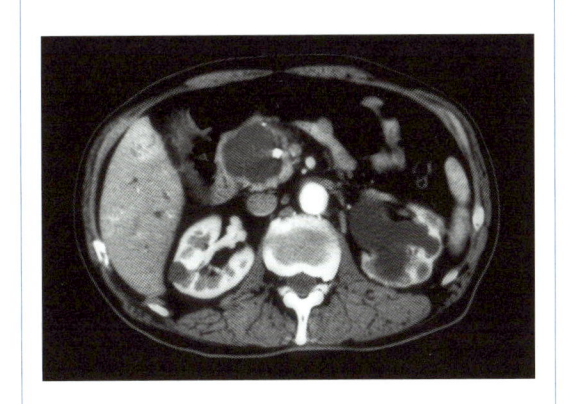

図5‐10　慢性膵炎急性増悪
（膵臓に仮性のう胞が見られる。なお左水腎症も合併している。）

◆演習問題

問題1． 胃・十二指腸潰瘍の原因となるのはどれか。
(a) 大腸菌　　　　　　　(b) コレラ菌　　　　　　(c) チフス菌
(d) マイコプラズマ　　　(e) ヘリコバクターピロリ

問題2． 大腸粘膜にびまん性潰瘍ができて粘血便や下痢があらわれる疾患はどれか。
(a) 過敏性腸症候群　　　(b) クローン病　　　　　(c) 潰瘍性大腸炎
(d) タンパク漏出性胃腸症　(e) ヒルシュスプルング病

問題3． 経口感染で急性肝炎を発症するのはどれか。
(a) A型肝炎ウイルス　　(b) B型肝炎ウイルス　　(c) C型肝炎ウイルス
(d) EBウイルス　　　　(e) サイトメガロウイルス

問題4． わが国における慢性肝炎の原因としてもっとも多いのはどれか。
(a) アルコール多飲　　　(b) 薬物アレルギー　　　(c) 自己免疫
(d) B型肝炎ウイルス感染　(e) C型肝炎ウイルス感染

問題5． 劇症肝炎で認められないのはどれか。
(a) 血清アルブミン高値　(b) 血液アンモニア高値　(c) 血清ビリルビン高値
(d) 血清コリンエステラーゼ低値　(e) プロトロンビン時間延長

問題6． 肝硬変でみられないのはどれか。
(a) 黄疸　　　　　　　　(b) 脾腫　　　　　　　　(c) 腹水
(d) 蝶形紅斑　　　　　　(e) クモ状血管腫

問題7． 急性膵炎の診断に有用ではない血清酵素はどれか。
(a) アミラーゼ　　　　　(b) エラスターゼⅠ　　　(c) トリプシン
(d) ピルビン酸カルボキシラーゼ　(e) リパーゼ

◎解　答
問題1．(e) ▶ p.92参照
問題2．(c) ▶ p.94参照
問題3．(a) ▶ p.96参照
問題4．(e) ▶ p.98参照
問題5．(a) ▶ p.98参照
問題6．(d) ▶ p.99参照
問題7．(d) ▶ p.102参照

chapter 6 循環器系

〈学習のポイント〉
① 循環器系は，心臓を中心に血液を運ぶ血管系と，リンパ液を運ぶリンパ系とから構成される。
② 虚血は，血管のれん縮，狭窄や閉塞による血流障害で組織が傷害される病態をいう。
③ 血栓症は血管内で血液凝固が進行して血栓ができて血流障害が起こる病態である。
④ 塞栓症は血栓，脂肪組織，気泡，悪性腫瘍組織，細菌塊，羊水などが血管内で詰まって閉塞して起きる病態をいう。
⑤ 梗塞は動脈が血栓や塞栓で閉塞され，組織が壊死を起こす病態である。
⑥ 高血圧症は最高血圧が140mmHg以上，または最低血圧が90mmHg以上の場合をさす。
⑦ 動脈硬化症は動脈壁の内膜が肥厚したりして血流が障害され，心筋梗塞や脳梗塞などを発症しやすい状態をいう。
⑧ 虚血性心疾患は冠動脈の狭窄や閉塞によって心筋が酸素不足におちいる病態である。一過性の狭心症と，不可逆的な心筋壊死が起こる心筋梗塞がある。
⑨ 心不全は，先天性心疾患，虚血性心疾患，心筋症，心臓弁膜症などのために心筋収縮力が低下し，全身組織に必要な血液を十分に送り出せない病態である。

循環器系は，心臓を中心として，血液を運ぶ血管系と，リンパ液を運ぶリンパ系とから構成される。これらの疾患を述べる。

1．循環障害

循環系はからだのすみずみまで酸素や栄養素などを運び，老廃物や二酸化炭素を回収する役目を担っている。このため循環障害が起これば，組織に重大な障害が起きる。

1）虚　血

動脈がれん縮したり，動脈硬化などが原因で狭窄や閉塞が起これば，局所における動脈血流が減少し，その動脈が血液を供給している組織で酸素欠乏状態になる。このように，血流障害で組織に障害をもたらす病態を虚血という。

虚血した部分は蒼白になり，温度が低くなる。一過性の軽度な虚血なら組織の傷害が残ることは少ない。しかし，虚血が強いか，長期間にわたって続くと，組織が壊死を起こしたり，変性して永久的な障害を残すことがある。

2）充　血

動脈が拡張し，動脈血流が増加した状態である。充血した部分は鮮やかな赤色になり，腫れて温度が高くなる。炎症がある場合や，臓器の機能が高まったような場合にみられる。

3）うっ血

静脈血液の環流が妨げられ，その上流にあたる部分で静脈血液が増えた状態である。うっ血を起こした部位は暗紫色になり，腫れて温度は低くなる。皮膚，口唇，爪などでうっ血が起こると暗紫色になり，チアノーゼの状態になる。

うっ血は，心不全，腫瘍による静脈の圧迫，肝硬変による門脈血路の障害，血栓による静脈の狭窄や閉塞などが原因で起こる。

4）出　血

血管外に血液が流れ出る状態が出血である。出血は，外傷，潰瘍，動脈硬化，うっ血などが原因で起きる。

出血は，血管の種類から動脈性出血，静脈性出

血，毛細血管性出血に分けられ，体外への出血の有無からは外出血，内出血に分けられる。内出血は，出血の大きさから点状出血，斑状出血，紫斑，血腫などと表現される。

5）血栓症

血液凝固は，本来は出血した場合でのみ起き，血液が流れている血管内で血液が凝固することはない。しかし，うっ血などによる血行静止，動脈硬化や炎症などによる血管内皮の傷害，血液凝固能の亢進，血小板凝集の亢進などが原因になって，血管内で血液凝固が進行して血液の塊をつくることがある。血液の塊を血栓といい，血栓のできている状態が血栓症である。

血栓症では血流が障害され，組織への酸素や栄養素の供給が途絶える。とくに脳，心臓，肺など生命の維持に重要な臓器で血栓症が起こると，それぞれの機能が障害されて重症になる。

6）塞　栓

血管内でできた血栓などの塊，あるいは血管外から入ってきた空気などが血管の中を流れ，狭い血管で詰まって閉塞してしまう病態を塞栓症という。塞栓症を起こす塞栓には，血栓，脂肪組織，潜函病での気泡，悪性腫瘍組織，細菌塊，羊水などがある。

大循環系の静脈に発生した塞栓は肺動脈に塞栓症を起こし，肺塞栓症が発症する。動脈に発生した塞栓は，脾臓，脳，四肢などで塞栓症を起こす。いずれも塞栓症の範囲と臓器障害の程度によって予後が左右される。

7）梗　塞

動脈の内腔が強く狭窄されたり，血栓や塞栓で閉塞された場合，その動脈が血液を供給している組織は壊死を起こす。このように，組織が壊死に陥った状態を梗塞という。

心臓の筋肉が梗塞を起こす心筋梗塞，脳動脈が閉塞される脳梗塞などがある。梗塞を起こした臓器の種類や部位，あるいは梗塞の範囲によっては生命にかかわる。

2. 循環器疾患の成因，病態，診断，治療の概要

循環器系疾患は心臓および血管系の疾患をさす。かつては先天性心疾患や心臓弁膜症が多かったが，近年では，動脈硬化にもとづく虚血性心疾患の頻度が高い。

1）高血圧症

血圧は大動脈およびその分岐動脈内の圧力をさす。心臓の拍動に伴って変動し，最高血圧は心臓の収縮期に，最低血圧は心臓の拡張期に一致する。それぞれの血圧を，最高血圧（収縮期血圧），最低血圧（拡張期血圧）とする。正常血圧は，最高血圧130mmHg未満，最低血圧85mmgHg未満で，至適血圧は，最高血圧120mmHg未満，最低血圧80mmHg未満である。

最高血圧が140mmHg以上，または最低血圧が90mmHg以上の場合が高血圧である（表6-1）。高血圧によって，血管，心臓，腎臓，脳などの機能に障害が出ている病態を高血圧症という。

【成因と病態生理】

高血圧症には，原因が不明の本態性高血圧症と，基礎疾患が明らかである二次性高血圧症とがある（表6-2）。高血圧症患者の90～95％は本態性高血圧症であるが，二次性高血圧症のなかでは糸球体腎炎など腎実質疾患がもっとも多く，高血圧症全体の2～6％を占める。

本態性高血圧症は，遺伝的な体質に，食塩の過剰摂取，肥満，運動不足，精神的ストレスなどが加わって発症すると考えられる。

表6-1 高血圧治療ガイドライン

分類	収縮期血圧(mmHg)		拡張期血圧(mmHg)
至適血圧	＜120	かつ	＜80
正常血圧	＜130	かつ	＜85
正常高値血圧	130～139	または	85～89
Ⅰ度高血圧	140～159	または	90～99
Ⅱ度高血圧	160～179	または	100～109
Ⅲ度高血圧	≧180	または	≧110
(孤立性)収縮期高血圧	≧140	かつ	＜90

(日本高血圧学会, 2009)

表6-2 二次性高血圧の分類

腎実質性高血圧	慢性糸球体腎炎, 糖尿病性腎症, 多発性のう胞腎など
腎血管性高血圧	粥状動脈硬化, 大動脈炎症候群など
内分泌性高血圧	・原発性アルドステロン症 ・先天性副腎皮質過形成, クッシング症候群, 褐色細胞腫 ・甲状腺機能亢進症, 副甲状腺機能亢進症, 先端巨大症, レニン産生腫瘍など
血管性高血圧	大動脈縮窄症など
薬物誘発性高血圧	非ステロイド性抗炎症薬, 糖質コルチコイド, カテコラミン類似化合物, エストロゲン製剤など

(日本高血圧学会, 2004)

MEMO

【症状と所見】

高血圧だけでは自覚症状はほとんどないが，臓器の機能障害があるとさまざまな症状が出てくる。重症の高血圧症では，頭痛，意識障害，神経症状が生じることがあり，高血圧性脳症と呼ばれる。

【診　断】

血圧を測定して診断する。

動脈硬化性変化や，心機能，腎機能などを尿，血液生化学検査，眼底検査，心電図検査，心臓エコー検査などで評価する。

【治　療】

食塩およびアルコールを制限し，適度の運動を行って体重をコントロールする。喫煙者には禁煙を励行させる。

これらの一般療法では血圧が改善しないときには，降圧薬で血圧をコントロールする。

腎障害，糖尿病，脂質異常症などの合併症がある場合には，それぞれに対して治療する。

【経過と予後】

高血圧のままで放置しておくと，脳，心臓，腎臓などに臓器障害が発生し，脳血管障害，心不全，腎不全などを起こして死亡する確率が高くなる。

2）動脈硬化症

動脈壁の内膜が肥厚し，中膜が変性して動脈壁の弾力性が低下し，さらに石灰が沈着して動脈が硬くなった状態を動脈硬化という。動脈硬化のために臨床的に何らかの症状を発現した状態が動脈硬化症である。

動脈硬化には，粥状硬化，中膜硬化，細動脈硬化があるが，一般に動脈硬化といえば粥状硬化をさすことが多い。

【成因と病態生理】

粥状動脈硬化は比較的大きな動脈に起こる。動脈の内膜に脂質とくにコレステロールがたまり，それを貪食した泡沫細胞が蓄積する。さらに中膜に由来する平滑筋細胞が増殖し，粥腫（アテローム）と呼ばれる病変を形成する。粥腫は病変の進行とともに大きくなって広がり，動脈の内腔を狭窄する。また，粥腫が大きくなって破れると，その部分には血栓ができ，動脈を完全に閉塞して，心筋梗塞や脳梗塞を発生する（図6-1）。

動脈硬化を起こすリスクファクター（危険因子）には，脂質異常症，喫煙，高血圧，肥満，糖尿病，加齢，家族歴，ストレスなどがある。

【症状と所見】

動脈硬化が原因となって虚血性心疾患，脳梗塞などが発症すると，それぞれの症状が出る。大腿動脈などに動脈硬化が起きて閉塞性動脈硬化症を発病すると，間欠性跛行，皮膚の潰瘍や壊疽などがあらわれ，治りにくくなる。

【診　断】

動脈を触診すると，脈拍が減弱していたり，消失している。頸動脈エコー検査を行うと，動脈硬化性所見が認められる。また，眼底検査では，眼底動脈の硬化性変化を確認できる。

【治　療】

禁煙し，ストレスを避けて適度の運動をするように指導する。食事療法では，動物性脂肪の過剰摂取を控え，脂質異常症を改善する。高度の脂質異常症や高血圧症のある患者には，薬物療法を行う。

【経過と予後】

心筋梗塞などを起こして重症になると，予後は不良になる。

3）虚血性心疾患

心臓は休むことなく拍動を続けており，たえず酸素と栄養素の供給が要求される。ところが，心筋に血液を送る冠動脈が狭窄したり，閉塞されれば，心筋に十分な酸素を供給できず，酸素不足に陥る。このような病態を虚血性心疾患という。虚血性心疾患の原因には冠動脈の動脈硬化がもっと

も多く，脂質異常症，喫煙，高血圧，糖尿病，肥満，運動不足，ストレスなどが背景にあることが多い。

虚血性心疾患のうち，冠動脈の狭窄が一時的で，心筋の虚血が一過性であるものを狭心症，冠動脈が完全に閉塞して心筋に不可逆的な壊死が起こる病態を心筋梗塞という。

欧米では，死因の第1位が虚血性心疾患である。わが国でも，食生活の欧風化や，運動不足，ストレスなどにより虚血性心疾患による死亡が増加している。

(1) 狭心症

心筋が一過性に虚血状態となり，酸素欠乏状態になって胸部に疼痛もしくは不快感を主症状とする病態をいう。

【成因と病態生理】

冠血流量が減少して心筋への酸素供給が減少

図6-1 動脈硬化

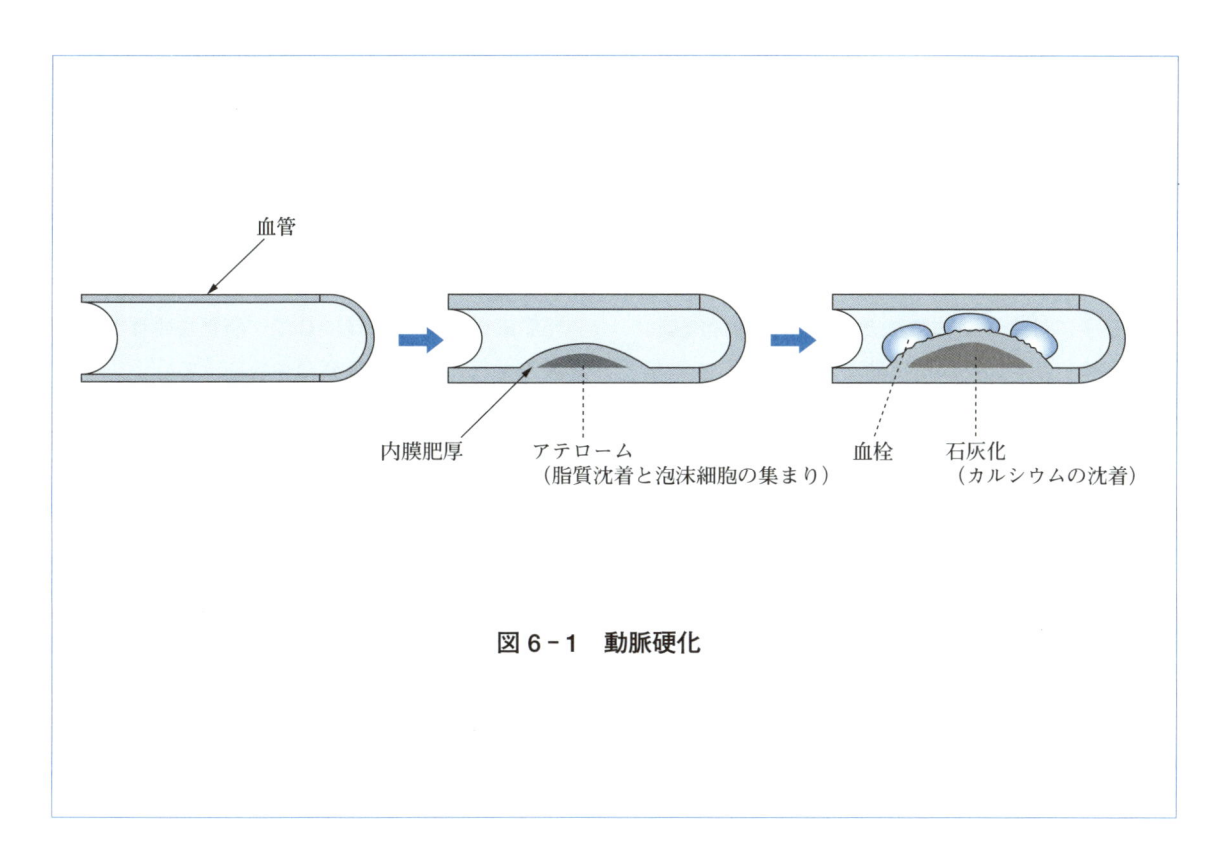

し，狭心症が発症する。冠血流量の減少は冠動脈の動脈硬化による狭窄が主な原因で，加齢，遺伝，脂質異常症，高血圧，糖尿病，肥満，運動不足，ストレスなどがリスクファクター（危険因子）となる。

【症状と所見】

前胸部が締めつけられるような胸部絞扼感あるいは胸部圧迫感が主な症状である。とくに運動をしたり，精神的ストレス，過飲過食，寒冷などで増悪する。通常は数分以内で胸痛は消失し，ニトログリセリン*を舌下投与すると軽快するのも特徴である。

【診　断】

発作を起こしていないときの安静心電図では異常のないことが多いが，運動負荷心電図検査，ホルター心電図検査で心筋の虚血性変化が認められる。心臓エコー検査では心筋壁の運動に異常があり，冠動脈造影検査で冠動脈の動脈硬化性変化が認められる。

【治　療】

発作を防止するため，身体的労作，精神的興奮，寒冷，過食，過飲などを避けるようにする。また，脂質異常症，高血圧症，糖尿病，肥満などがある場合には，食事療法や運動療法でそれらを治療する。

狭心症に対する薬物療法としては，亜硝酸薬，β遮断薬，カルシウム拮抗薬などを投与する。薬物療法でコントロールできない患者には，手術が行われる。

【経過と予後】

冠動脈病変の程度と，左心室機能の状態によって予後は左右される。心筋梗塞に移行することもあり，慎重に経過を観察する。

（2）心筋梗塞

冠動脈が完全に閉塞したり，高度の狭窄がある場合に，血行障害が起こり，心筋虚血によって心筋細胞が壊死になった病態をいう。激烈な胸痛で発症し，不整脈，心不全などを合併し，適切な治療を受けなければ死亡する確率が高い。

【成因と病態生理】

冠動脈の粥状動脈硬化が原因で冠動脈が閉塞されて発症する。高血圧症，糖尿病，脂質異常症，高尿酸血症，喫煙などが危険因子となる。

【症状と所見】

激烈な胸痛や絞扼感があり，ニトログリセリンを使用しても軽快しない。痛みは，肩，腕，背部，頸部に放散することもある。冷や汗，脱力感，呼吸困難，吐き気，嘔吐，失神などを伴ってショックになることもある。

【診　断】

心電図検査で特徴的な心筋虚血性変化があり，末梢血液検査では白血球増加や赤沈亢進などの炎症所見がある。血液生化学検査では，AST，乳酸脱水素酵素（LDH），クレアチンキナーゼ（CK）などの逸脱酵素やトロポニン**が上昇し，CRPが高値になる。

心臓エコー検査では梗塞を起こした心筋部位での収縮異常を認め，心筋シンチスキャン***で梗塞を起こしている部位が確認できる。冠動脈造影検査では，冠動脈の閉塞がみられる。

【治　療】

発症直後は絶対安静にして，静脈を確保し，酸素吸入を行って，呼吸循環を管理する。

発症後のごく早期では，遅くとも12時間以内に閉塞した冠動脈の再開通（再灌流療法）を行って梗塞範囲の拡大を防ぐとともに心機能を保持する。

一般療法としては，絶食にして鎮痛をはかる。

急性期が過ぎれば，リハビリテーションとして徐々に運動量を増やし，社会復帰に備える。

退院した後は，再発を予防するためにβ遮断薬，抗血小板薬，抗凝固薬などで治療を続け，高血圧症，脂質異常症，糖尿病，喫煙などの危険因子を除くようにする。

【経過と予後】

急性心筋梗塞発症直後の予後は悪いが，CCU（冠動脈疾患集中治療室）の普及によって死亡率は改善している。

4）心不全

血液を拍出するポンプとしての心臓機能が障害され，全身の組織に必要な血液を十分に送り出せない病態である。

【成因と病態生理】

先天性心疾患や，虚血性心疾患，心筋症，心臓弁膜症などで心筋の収縮力が低下し，血液を十分に送り出せなくなる。

【症状と所見】

血液が全身の組織に行きわたらないために，組織での代謝が障害され，易疲労感，脱力，チアノーゼ，四肢冷感，集中力・記銘力の低下，睡眠障害，意識障害などが起きる。

また，血液がスムーズに送られないため，血流がうっ滞する。早期には労作時に息切れや呼吸困難があり，重症では安静にしていても呼吸困難を訴える。起座呼吸（呼吸困難のために臥床できない状態）や発作性夜間呼吸困難が起こる。下肢の浮腫，腹水，胸水貯留を起こすこともある。

【診断】

身体所見では浮腫や頸静脈怒張などの所見が認められ，胸部X線検査や心臓エコー検査で心臓の肥大，肺うっ血，肺水腫などが認められる。

【治療】

心機能の状態に応じて，重労働や激しいスポーツは控え，肉体的・精神的な安静を保つ。塩分は制限し，過剰な水分摂取も控える。

利尿薬やジギタリス薬などで，過剰な水分を排出させ，心機能の改善をはかる。

【経過と予後】

基礎疾患があって，重症度が高いほど，予後は不良である。

＊ニトログリセリン

虚血性心疾患の治療に用いられる硝酸エステル系薬物である。冠動脈を拡張して心筋への酸素供給を増加し，さらに末梢血管を拡張して前負荷および後負荷を低下させて心仕事量を軽減する作用がある。狭心症発作を起こした場合に舌下錠を投与すると，通常は速やかに効果が現れる。

＊＊トロポニン

骨格筋と心筋に存在するカルシウム制御タンパク質で，トロポニンT，トロポニンI，トロポニンCの3つのサブユニットからできている。急性心筋梗塞によって心筋の壊死が起こると，血清トロポニンが速やかに上昇し，診断に役立つ。

＊＊＊心筋シンチスキャン

塩化タリウム-201（^{201}Tl）やテクネチウム99m（^{99}mTc）などで標識したメトキシイソブチルイソニトリル（MIBI）やテトロホスミンを静脈注射し，心筋への取り込み状態を描出する核医学画像診断法である。心筋梗塞による心筋壊死の部位と程度を検出するの有用である。

◆ 演習問題

問題1． 動脈が閉塞されて組織の壊死が起こる病態はどれか。
  (a) うっ血 (b) 血栓 (c) 梗塞
  (d) 充血 (e) 塞栓

問題2． 高血圧症患者でもっとも多いのはどれか。
  (a) 褐色細胞腫
  (b) 原発性アルドステロン症
  (c) 大動脈炎症候群
  (d) 本態性高血圧症
  (e) 慢性糸球体腎炎

問題3． 動脈硬化のリスクファクターでないのはどれか。
  (a) 飲酒 (b) 喫煙 (c) 高血圧
  (d) 脂質異常症 (e) 糖尿病

問題4． 急性心筋梗塞の診断に有用な逸脱酵素はどれか。
  (a) ALT
  (b) アルカリホスファターゼ
  (c) クレアチンキナーゼ
  (d) コリンエステラーゼ
  (e) リパーゼ

◎解　答
問題1．(c) ▶ p.106参照
問題2．(d) ▶ p.106参照
問題3．(a) ▶ p.108参照
問題4．(c) ▶ p.110参照

chapter 7 腎・尿路系

〈学習のポイント〉

①腎臓は，尿中に老廃物を排泄し，水・電解質・酸塩基平衡調節などを保つ。
②ナトリウム（Na）は細胞外液の陽イオンの約90％をしめ，水の分布，浸透圧の調節，酸塩基平衡の維持などの役割をになう。
③高ナトリウム血症はNaに比べて水が相対的に不足している場合に生じ，不穏，嗜眠，筋れん縮，全身けいれんなどの中枢神経症状がみられる。輸液で高Na血症を補正する。
④カリウム（K）は細胞内に多く分布し，細胞内酵素の活性化，神経・筋肉の興奮，伝導，収縮などに重要な働きをはたす。
⑤高カリウム血症では，重篤な不整脈が出て心停止する危険性がある。
⑥低カリウム血症では，筋脱力や筋麻痺がみられる。
⑦血清カルシウム（Ca）濃度は，副甲状腺ホルモン（PTH）やビタミンD_3などによって調節される。
⑧高カルシウム血症は悪性腫瘍や原発性副甲状腺機能亢進症などで起こり，脱力感，精神症状，けいれん，口渇，多尿，尿路結石症，腎不全，関節痛などがあらわれる。
⑨低カルシウム血症は副甲状腺機能低下症，ビタミンD欠乏症，腎病変などで起こり，筋肉の興奮性が亢進してテタニーが起こる。
⑩アシドーシスは，体内のpHを下げようとする動的な状態をいい，動脈血pHが低下する。呼吸性アシドーシスと代謝性アシドーシスがある。
⑪アルカローシスは，pHを上げようとする動的な状態をいい，動脈血pHが上昇する。呼吸性アルカローシスと代謝性アルカローシスがある。
⑫急性糸球体腎炎は，血尿・タンパク尿・浮腫・高血圧などをきたす病態で，小児での発症が多い。
⑬慢性糸球体腎炎は，血尿・タンパク尿が1年以上続く原発性の糸球体疾患で，免疫学的異常が原因で発症するとされる。
⑭ネフローゼ症候群は，大量のタンパク尿，低タンパク血症，脂質異常症，浮腫をきたす病態をいう。
⑮急性腎不全は，急速に腎機能が低下して体液の恒常性を維持できない病態で，急速な高窒素血症の進行，尿毒症症状，電解質異常，代謝性アシドーシスなどがみられる。
⑯慢性腎不全は，腎機能障害が慢性的に進行し，体液の恒常性を維持できなくなって高窒素・高リン・高カリウム血症などをきたし，やがて末期の尿毒症の状態になる病態をいう。

腎臓，尿管，膀胱，尿道からなる泌尿路系における疾患を扱う。

腎臓は，尿中に老廃物を排泄し，水・電解質・酸塩基平衡調節など生体のホメオスターシスを保つうえで重要な働きをしている。

腎疾患では，これらの働きが障害され，水・電解質バランスが乱れ，酸塩基平衡にも異常が出る。これらは，尿検査や血液生化学検査で異常所見として認められる。

腎疾患が進行すると，非可逆的な腎不全に移行することもある。このため，早期に診断して，適切な食事療法を中心に治療を開始する。

尿路は，腎臓で生成された尿を膀胱から尿道を経て排泄する通路である。尿路の疾患では，排尿障害や，血尿などの所見が出る。

1. 症 候

腎臓は，水・電解質・酸塩基平衡の調節に中心的な役割を果たしている。このため，腎・尿路系に異常が起これば，水・電解質・酸塩基平衡に異常が生じ，生命に危険が及ぶこともある。

1) 血清ナトリウム濃度異常

ナトリウムは細胞外液の陽イオンの約90％を占め，水の分布，浸透圧の調節，酸塩基平衡の維持などの役割を担っている。このため，血清ナトリウム濃度が異常になると，種々の症状があらわれる。

（1）高ナトリウム血症

血清ナトリウム濃度が150mEq/L以上になった状態を高ナトリウム血症といい，ナトリウムに比べて水が相対的に不足している場合に生じる。

原因として，①水の喪失がナトリウムの喪失よりも多い場合（利尿薬投与，発汗，熱射病など），②水だけが喪失した場合（飲水不能，尿崩症など），③ナトリウムが過剰に投与された場合（NaClの過剰投与など）がある。

血清ナトリウム濃度が上昇すると，正常の状態では喉が渇いて水分を多く摂取する。また，抗利尿ホルモン（ADH，バソプレシン）の分泌が増加して腎臓での水分の再吸収を亢進する。こうして，血清ナトリウム濃度が正常になるように調整される。

血清ナトリウム濃度をうまく調整できない状況にあるとき，高ナトリウム血症になる。たとえば，手術後，意識障害や口渇中枢障害などで，うまく水分をとれない場合に高ナトリウム血症になる。

高ナトリウム血症では細胞内脱水の状態になり，とくに中枢神経系の異常がでやすい。不穏，興奮，嗜眠，筋れん縮，全身けいれんなどの中枢神経症状がみられ，危険である。

輸液で高ナトリウム血症を補正する。

（2）低ナトリウム血症

血清ナトリウム濃度が135mEq/L以下に低下しているとき，低ナトリウム血症という。

原因として，①体内のナトリウム総量より水貯留が上回る場合（心不全，肝硬変，ネフローゼ症候群，腎不全など），②ナトリウムが水よりも多く失われる場合（利尿薬投与，嘔吐，下痢など），③糖や尿素などが増加して細胞内から細胞外へ水が移動する場合（高血糖，高張液輸液など），④血漿タンパク質や脂質が増加して血漿水分が増加する場合（脂質異常症，高タンパク血症など）がある。

低ナトリウム血症の症状は，食欲不振，悪心，嘔吐，疲労感，頭痛，けいれん，嗜眠，精神症状などの中枢神経症状である。

輸液で補正する。

2）血清カリウム濃度異常

カリウム（K）は細胞内に多く分布し，細胞内酵素の活性化，神経・筋肉の興奮，伝導，収縮などに重要な働きを果たしている。このため，血清カリウム濃度が変化すると，とくに神経・筋肉の活動が障害される。

（1）高カリウム血症

血清カリウム濃度が5.0mEq/L以上を高カリウム血症という。

原因は，①腎臓からのカリウム排泄障害（腎不全，利尿薬投与など），②細胞内から細胞外へのカリウムの移動（アシドーシス，溶血，筋肉損傷，周期性四肢麻痺など），③カリウムの過剰投与（不適切な輸液，輸血など）などである。

血清カリウムが高値になると重篤な不整脈が出て心停止する危険性がある。神経症状としてしびれ感や脱力感が，消化器症状として悪心，嘔吐，下痢，イレウスなどがあらわれる。

治療は，グルコン酸カルシウム，重曹，ブドウ糖，インスリンなどを投与したり，陽イオン交換樹脂でカリウムを吸着して治療する。これらでも改善されない場合には透析療法が必要になる。

（2）低カリウム血症

血清カリウム濃度が3.5mEq/L以下になった病態を低カリウム血症という。

原因は，①細胞内外のカリウム分布の変化（アルカローシス，インスリン投与など），②腎からの過剰排泄（原発性アルドステロン症，クッシング症候群など），③腎以外からのカリウム喪失（嘔吐，下痢など），④カリウムの摂取不足（不適

切な輸液）などである。

血清カリウム濃度が2.5mEq/L以下になると筋脱力や筋麻痺がみられるようになり，呼吸筋が麻痺すると危険な状態になる。

治療は輸液でカリウムを補う。この場合，ゆっくり注入しなければならない。

3）血清カルシウム濃度異常

カルシウムの約99％は骨の中にあり，血清カルシウム濃度は，骨から血中への移行，腸管からの吸収，腎臓からの排泄などによって調整される。この調整に重要な役割をしているのが，副甲状腺ホルモン（PTH）やビタミンD_3などである。

カルシウムは骨をつくるほか，酵素の活性化，血液凝固，筋肉の収縮，神経刺激伝達，ホルモン分泌など，多彩な役割を示す。

（1）高カルシウム血症

高カルシウム血症は，骨からのカルシウム放出過剰，腎でのカルシウム再吸収促進，腸管からのカルシウム吸収過剰などが原因になる。このような病態は，副甲状腺ホルモン過剰（原発性副甲状腺機能亢進症など），ビタミンD過剰，小腸での吸収増加（ミルクアルカリ症候群など），骨吸収の促進（悪性腫瘍の骨転移，多発性骨髄腫など）などで引き起こされる。とくに，悪性腫瘍と原発性副甲状腺機能亢進症が高カルシウム血症の原因として多い。

血清カルシウム濃度が高くなると，脱力感，疲労，精神症状，けいれん，不整脈，悪心，嘔吐，口渇，便秘，腹痛，多尿，尿路結石症，腎不全，関節痛など，さまざまな症状があらわれる。重症になると意識障害を起こして危険になる。

治療は，原因疾患の治療を行うとともに，大量の輸液を行ってカルシウムの排出を促進し，カルシトニンやビスホスホネート製剤などを使用する。

(2) 低カルシウム血症

低カルシウム血症は，副甲状腺機能低下症，ビタミンD欠乏症，小腸でのカルシウム吸収障害（吸収不良など），腎病変（慢性腎不全，尿細管性アシドーシスなど）などで起きる。

低カルシウム血症では，筋肉の興奮性が亢進し，テタニー*が起こる。慢性的になると骨が変形し，小児ではくる病，成人では骨軟化症を発症する。

治療は，ビタミンD製剤，カルシウム製剤を投与する。

4) アシドーシス，アルカローシス

生体内では代謝活動がスムーズに営まれるように，pHはつねに7.4前後に保たれている。このためには，重炭酸系や無機リン酸系などの体液緩衝系，肺と腎臓による調節系が重要な働きをしている。

酸塩基平衡が障害された際の，体内のpHを下げようとする動的な状態をアシドーシスという。この場合には，動脈血pHが低下する。一方，pHを上げようとする動的な状態をアルカローシスといい，動脈血pHは上昇する。

酸塩基平衡を評価する指標として，動脈血のpH，酸素分圧（PaO_2），二酸化炭素分圧（$PaCO_2$），重炭酸イオン濃度（HCO_3^-）がある（表7-1）。酸塩基平衡の異常には，呼吸不全や過換気など呼吸性変化がもとになっている場合と，腎不全などで代謝系の異常がもとになっている場合とがある。前者は呼吸性アシドーシス，呼吸性アルカローシスで，後者は代謝性アシドーシスまたは代謝性アルカローシスである。

$PaCO_2$の異常が酸塩基平衡を障害する一次的な原因になっている場合には，呼吸性変化と考えられる。そして，この場合には代償作用としてHCO_3^-が変化してpHを是正するように働く。

一方，HCO_3^-の異常が一次的に酸塩基平衡を

表7-1 酸塩基平衡異常と代償作用

酸塩基平衡異常	pH	一次性病変	代償作用	代償の機構
呼吸性アシドーシス	↓	$PaCO_2$ ↑	HCO_3^- ↑	体液緩衝系による酸の滴定 腎での酸排泄，HCO_3^-再吸収亢進
呼吸性アルカローシス	↑	$PaCO_2$ ↓	HCO_3^- ↓	体液緩衝系による塩基の滴定 腎での酸排泄抑制，HCO_3^-再吸収抑制
代謝性アシドーシス	↓	HCO_3^- ↓	$PaCO_2$ ↓	過換気
代謝性アルカローシス	↑	HCO_3^- ↑	$PaCO_2$ ↑	低換気

障害している場合には，代謝系に障害があると考えられる。この場合には，呼吸系が代償を行い，二次的にPaCO₂が変化する。

(1) 呼吸性アシドーシス

肺胞での換気が障害され，十分に二酸化炭素を体外に排出できない状態で，$PaCO_2$が増えてpHが低くなる。

慢性の肺疾患，胸膜疾患，末梢神経筋疾患，呼吸中枢の抑制などが原因で起きる。

代償的にHCO_3^-を増やしてpHを上げるようにする。

(2) 呼吸性アルカローシス

逆に肺胞での換気量が増大し，体内の二酸化炭素が失われる結果，$PaCO_2$が減少してpHが高くなる。

心因性不安や精神的緊張によって呼吸をしすぎることで起こる過換気症候群が原因として多い。このほか，中枢神経疾患，代謝異常症，心肺疾患などでも発症する。

代償的にHCO_3^-を減らしてpHを下げるようにする。

(3) 代謝性アシドーシス

代謝性アシドーシスは，体内で水素イオン（H^+）が蓄積するか，重炭酸塩（HCO_3^-）が失なわれて発生する。HCO_3^-が減少してpHが低くなる。

H^+の蓄積は，代謝異常による多量の固定酸の産生，腎からの酸の排泄障害，体外からの酸の投与などで起きる。糖尿病性ケトアシドーシス，腎不全，サリチル酸中毒などでみられる。

HCO_3^-喪失の原因としては，腸液の喪失と腎からの排泄過剰がある。下痢や近位尿細管性アシドーシスなどで起こる。

代償的に過換気となって$PaCO_2$を減らし，pH

＊テタニー
体幹や四肢の筋肉が痛みを伴って強縮とけいれんを起こす病態である。神経系の興奮性が高まって筋が刺激されて発生する。アルカローシスの状態で起こりやすく，低カルシウム血症や過換気症候群の際に多くみられる。

を高めようとする。

（4）代謝性アルカローシス

代謝性アルカローシスは，H^+の喪失かHCO_3^-の増加が原因となって発生する。

H^+の喪失は，嘔吐や胃液吸引による腸管からの喪失，原発性アルドステロン症，クッシング症候群，利尿薬投与などでは腎臓からの喪失などで起きる。腎臓からのH^+喪失による代謝性アルカローシスでは，低カリウム血症が組み合わさってみられる。

HCO_3^-の過剰は，重曹の過剰投与，ミルクアルカリ症候群などで起きる。

代償的に換気を抑制して$PaCO_2$を増やし，pHを下げようとする。

2．腎・尿路疾患の成因，病態，診断，治療の概要

腎・尿路系疾患の診断には，尿や血液検査が重要であり，病変部位や活動性，重症度などを精密検査で確認する（図7-1）。

1）腎　炎

（1）急性糸球体腎炎

腎臓の糸球体に炎症が起こり，血尿，タンパク尿，浮腫，高血圧などをきたす病態で，単に急性腎炎とも呼ばれる。小児での発症が多い。

【成因と病態生理】

溶血連鎖球菌（溶連菌）による急性扁桃炎や咽頭炎などに感染した後，免疫学的な機序によって1〜3週間後に発病する。

【症状と所見】

血尿，タンパク尿，高血圧，浮腫，乏尿などが

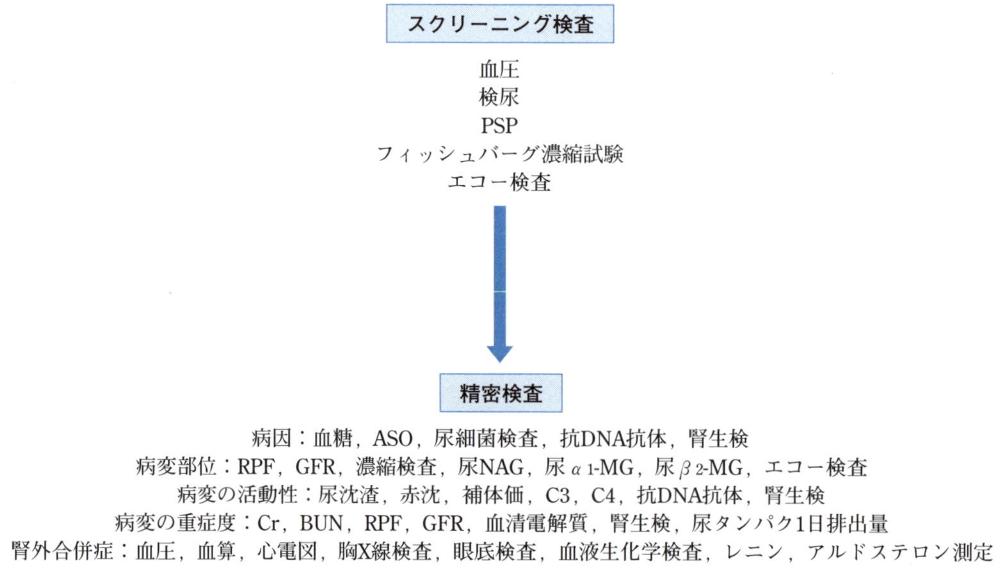

スクリーニング検査

血圧
検尿
PSP
フィッシュバーグ濃縮試験
エコー検査

↓

精密検査

病因：血糖，ASO，尿細菌検査，抗DNA抗体，腎生検
病変部位：RPF，GFR，濃縮検査，尿NAG，尿α_1-MG，尿β_2-MG，エコー検査
病変の活動性：尿沈渣，赤沈，補体価，C3，C4，抗DNA抗体，腎生検
病変の重症度：Cr，BUN，RPF，GFR，血清電解質，腎生検，尿タンパク1日排出量
腎外合併症：血圧，血算，心電図，胸X線検査，眼底検査，血液生化学検査，レニン，アルドステロン測定

図7-1　腎・尿路疾患の検査の進め方

みられる。

【診　断】
　尿検査で血尿，タンパク尿がみられる。血液生化学検査ではBUN，クレアチニンは軽度に上昇する。溶連菌の感染を示すASOが免疫血清検査で確認される。腎生検を行うと，腎糸球体に病変が認められる。

【治　療】
　入院して安静にし，保温を原則とする。
　乏尿期には，厳重な飲水制限，塩分制限，タンパク質制限を行う。尿量が増加して浮腫が改善してくれば，水分を制限する必要はなく，塩分の制限もゆるめてタンパク質を徐々に増やす。
　浮腫，高血圧などには，利尿薬や降圧薬を投与する。扁桃炎などの感染源があれば，抗菌薬を投与する。

【経過と予後】
　予後はよく，3カ月以内に寛解することが多い。ただし，慢性化する症例もある。

(2) 慢性糸球体腎炎
　血尿，タンパク尿が1年以上に続く原発性の糸球体疾患をさす。腎生検による組織傷害の型から表7-2に示すように分類される。

【成因と病態生理】
　免疫学的異常が原因で発症するとされる。成人ではIgA腎症が慢性糸球体腎炎の30～40％，小児では20％以上を占める。

【症状と所見】
　症状の発現からは，潜在型と進行型に分類できる。
　潜在型では，タンパク尿，血尿がみられる程度である。
　進行型になると，高血圧，腎機能障害が加わり，腎不全になると高窒素血症，酸塩基平衡障害，電解質異常，各種代謝異常などが起きる。

MEMO

表7-2　慢性糸球体腎炎の分類

- 微小変化群
- IgA腎症
- 増殖性糸球体腎炎
- 膜性増殖性糸球体腎炎
- 膜性腎症
- 巣状糸球体硬化症

【診　断】
　浮腫や高血圧を認めることがあり，尿検査でタンパク尿，血尿がある。血液生化学検査ではBUN，クレアチニンが高値となり，クレアチニンクリアランスが低下する。IgA腎症では血清IgAが高値となり，補体価が低値になる。
　確定診断は，腎生検を行って病理組織学的に診断する。
【治　療】
　潜在型には，生活や食事の制限は必要ないが，激しいスポーツや過労を避けるようにする。
　進行型では，腎機能に応じた生活規制と食事制限（タンパク質，塩分制限）を行う。高血圧と浮腫には降圧薬，利尿薬を使用する。
【経過と予後】
　潜在型は予後がよいが，進行型では進行性に腎機能が悪化し，重症例では数年以内に腎不全で死亡する。

2) ネフローゼ症候群

　原因疾患にかかわらず，大量のタンパク尿（1日3.5g以上），低タンパク血症（血清総タンパク質6.0g/dL以下，アルブミン3.0g/dL以下），脂質異常症（総コレステロール250mg/dL以上），浮腫をきたす病態をいう。
【成因と病態生理】
　慢性糸球体腎炎などの腎疾患から起こる一次性のものと，糖尿病，膠原病，血管炎，悪性腫瘍などの全身性疾患に伴って発症する二次性のネフローゼ症候群とがある。
【症状と所見】
　浮腫が主な所見で，乏尿，全身倦怠感，食欲不振などもある。
【診　断】
　尿検査で大量のタンパク排泄が確認され，血液生化学検査では血清タンパクの低値，総コレステロールの高値が認められる。

腎生検を行って原因となった疾患を確定する。
【治　療】
　入院して安静にし，保温に注意する。
　浮腫，高血圧のある場合には食塩を制限し，水出納バランスを維持する。エネルギーは多くし，タンパクは腎機能障害の程度に応じて制限する。
　副腎皮質ステロイド薬などの薬剤を必要に応じて使用する。
【経過と予後】
　軽症例では治療で寛解するが，再発することもある。原因となった腎疾患によっては，進行性である。

3) 腎不全
(1) 急性腎不全

　急速に腎機能が低下して体液の恒常性を維持できなくなった病態である。急速な高窒素血症の進行，尿毒症症状，電解質異常，代謝性アシドーシスなどがみられる。
【成因と病態生理】
　急性腎不全は，①腎臓への血流量が減少（腎前性急性腎不全），②腎実質の傷害（腎性急性腎不全），③両側性の尿路閉塞（腎後性急性腎不全）が原因となって発症する（表7-3）。
【症状と所見】
　急性腎不全では，腎機能が障害されるため，水・電解質異常や老廃物蓄積によって全身にさまざまな症状が出る（表7-4）。
　病気の進行から次のように分けられる。
①乏・無尿期：1日の尿量が400mL以下になる乏尿や，100mL以下である無尿の状態になる時期で，通常1～3週間持続する。高血圧，浮腫，心不全，肺水腫などを合併しやすく，進行すると尿毒症*になる。
②利尿期：やがて尿量が増加してくる。この時期は多尿のため，かえって水・電解質異常をきたしやすいので注意する。

表7-3 急性腎不全の病因

腎前性	ショック，下痢，出血，嘔吐，熱傷，心不全，敗血症など
腎性	急性尿細管壊死： ・腎虚血（出血，ショックなど） ・腎毒性（抗菌薬，造影剤，重金属など） ・ミオグロビン尿症，ヘモグロビン尿症など 糸球体疾患：急速進行性糸球体腎炎，SLE，結節性動脈炎など 間質性疾患：急性間質性腎炎
腎後性	両側尿管の閉塞：後腹膜線維症，子宮ガンなど 膀胱・尿道の閉塞：前立腺肥大，前立腺ガン

表7-4 急性腎不全の症状

全身症状	全身倦怠感
消化器症状	悪心・嘔吐，食欲不振
循環器症状	高血圧，心不全
神経症状	中枢神経障害，末梢神経障害，精神異常
皮膚症状	皮膚掻痒，色素沈着
体液貯留	浮腫，胸水，腹水
体液異常	電解質異常（高カリウム血症，高リン血症，低ナトリウム血症，低カルシウム血症），代謝性アシドーシス
視力障害	尿毒症性網膜症，網膜浮腫
骨代謝異常	骨軟化症，異所性石灰化
血液異常	貧血，出血傾向

＊尿毒症

慢性腎不全が悪化し，腎機能が荒廃して起きる種々の異常を伴う病態をいう。腎不全のために異常毒素が蓄積し，生体の恒常性維持機構が破綻されて起こる。この結果，全身諸臓器の機能が障害され，中枢神経障害，末梢神経障害，眼障害，呼吸・循環障害，消化器症状，貧血，出血傾向，免疫能の低下と易感染性，骨・関節障害，筋力低下，皮膚症状，性機能障害など，きわめて多彩な症状が現れる。

③回復期：腎糸球体と尿細管の機能が回復し，正常に近づく時期である。

【診　断】

尿検査で尿量を測定する。血液生化学検査では，BUN高値，クレアチニン高値，電解質異常などがみられ，動脈血ガス検査で酸塩基平衡の異常が認められる。

【治　療】

腎前性の腎不全では，輸液や輸血を行って腎血流を改善するようにする。

腎性腎不全に対しては，低タンパク質，高エネルギー，食塩制限の食事療法で栄養を管理し，原疾患の治療を行う。必要に応じて，早期に透析療法を開始する。

腎後性腎不全には，経皮経尿管ドレナージなどを行って尿路を確保する。

【経過と予後】

腎前性腎不全は，適切な治療を行えば，数日で回復する。腎後性腎不全も，尿路を開通すれば改善する。一方，腎性腎不全は，高齢者や多臓器不全を伴う症例では予後が悪く，約50％の死亡率である。

(2) 慢性腎不全

腎機能障害が慢性的に進行し，体液の恒常性を維持できなくなって高窒素・高リン・高カリウム血症などをきたし，やがて末期の尿毒症の状態になる病態をさす。

【成因と病態生理】

原因疾患として，慢性糸球体腎炎，糖尿病，腎硬化症，のう胞腎，慢性腎盂腎炎などが多い。腎不全は，高血圧，高タンパク食，高リン食，脂質異常症などによって増悪する。

【症状と所見】

腎不全が進行するとともに腎機能の障害が強くなり，水・電解質異常，尿毒症物質の蓄積，エリスロポエチンやレニンの産生障害，ビタミンD_3

活性化の障害などが起き，中枢神経系や循環器系の異常をはじめ，全身にさまざまな症状があらわれる（表7-5）。

【診　断】

尿検査では，タンパク尿，血尿，尿比重・浸透圧の低下，尿中$\beta 2$-ミクログロブリンの高値，尿中N-アセチル-β-D-グルコサミニダーゼ（NAG）活性の高値などの所見がみられる。

末梢血液検査では正球性正色素性貧血がみられ，血液生化学検査ではBUN高値，クレアチニン高値，ナトリウム低値，カリウム高値，カルシウム低値，リン高値，尿酸高値，血清$\beta 2$-ミクログロブリン高値などの多彩な所見が認められる。クレアチニンクリアランス*は低下している。止血血栓検査では，出血時間が延長し，血小板機能異常がみられる。

【治　療】

保存療法として，薬物療法（降圧薬，電解質異

表7-5　慢性腎不全の症状

中枢神経症状	易疲労性，不眠，頭痛，けいれん，昏睡
末梢神経症状	末梢神経炎
循環器症状	高血圧，不整脈，労作時息切れ，起座呼吸，心膜炎
消化器症状	食欲不振，口臭，悪心・嘔吐，便秘，下痢，吐血，下血
呼吸器症状	クスマウル呼吸，胸膜炎
血液異常	貧血，出血傾向
内分泌症状	成長障害，性機能障害，甲状腺機能障害
骨代謝異常	腎性骨異栄養症（二次性副甲状腺機能亢進，線維性骨炎，骨軟化症），アミロイドーシス
眼症状	網膜症
皮膚症状	搔痒症，皮下出血
免疫異常	易感染性

常・アシドーシス・高尿酸血症などに対症療法），食事療法（タンパク制限，高エネルギー），生活指導を行う。

　腎不全の重症度に応じて，血液透析，腹膜透析が行われる。また，適切なドナーがいれば，腎移植を考慮する。

【経過と予後】

　原因となる基礎疾患によって予後は異なる。

4）糖尿病性腎症

　糖尿病患者で高血糖が続く結果として起こる腎病変である。

【成因と病態生理】

　糖尿病では，高血糖のため全身の細小血管に病変が起こる。腎糸球体血管に血管性変化が及ぶと，腎機能障害が起こる。

【症状と所見】

　初期には微量のアルブミンが尿中に出るが，進行するにつれ，タンパク尿，浮腫，高血圧，腎不全があらわれる。

【診　断】

　血糖値，HbA$_{1c}$高値から糖尿病があることを診断する。

　腎症になると，尿検査でアルブミンが検出され，血液生化学検査ではBUN，クレアチニン，尿酸，電解質検査などの異常が認められる。

【治　療】

　血糖をコントロールすることが重要である。進行した患者ではタンパク質を制限し，食塩は浮腫，血圧などに応じて制限する。

【経過と予後】

　1型糖尿病では，適切な治療を受けないと10〜15年ほどで微量アルブミン尿が出現するようになり，さらに約10年を経てタンパク尿が出現する。その後，5〜6年して腎不全になり，さらに3〜4年で末期腎不全になって透析療法が必要になる。

＊クレアチニンクリアランス

腎機能を測定する指標として糸球体濾過値（GFR）の評価は有用なものの，イヌリンなどを注射して測定するのが正確ではあるが煩雑で，実際の臨床ではあまり使われない。このかわりにGFRを簡便に評価する方法として，クレアチニンクリアランスがよく使われる。これは下記に示す式で求め，基準値は91〜130mL/分である。

クレアチニンクリアランス＝｛(尿クレアチニン濃度×単位時間当たり尿量)÷血清クレアチニン濃度｝×1.73／体表面積（m^2）

なお，1.73は標準体表面積とする。

5）尿管結石症

尿管にある結石のために腹痛などの症状をきたす病態である。

【成因と病態生理】

シュウ酸カルシウム結石，リン酸カルシウム結石，尿酸結石などが原因となる。高尿酸血症の患者では尿酸結石症を合併することがある。

【症状と所見】

疝痛*発作，血尿，結石排出が主な症状である。激痛は腰背部から下腹部にそって放散する。残尿感や頻尿などの膀胱刺激症状や，激痛のために悪心，嘔吐，冷や汗などの自律神経症状を伴うことがある。

【診　断】

尿検査で血尿があり，エコー検査や腎盂尿管膀胱造影検査で結石の存在を確認する。

結石が排泄された場合には，石の成分を分析する。

【治　療】

疝痛発作があるときには，鎮痛薬を投与して疼痛を軽減し，飲水や点滴で水分を十分に補給して結石の排出をはかる。

約80％は結石が自然に排出される。排出されないで腎臓への影響が出るような場合には，体外衝撃波砕石術や内視鏡的手術を行う。

【経過と予後】

結石が排出されれば問題はない。副甲状腺機能亢進症や高尿酸血症などが原因のときには，基礎疾患の治療を行う。

3. 透　析

腎不全に対して保存的な治療では改善の見込みがなく，臨床症状が強い場合に，透析療法が行われる。

透析療法は，半透膜を使って，血中にたまって尿毒物質を除去する方法である。大きく分けて血液透析と腹膜透析がある。

1）血液透析

血液を体外循環させ，半透膜の内側に血液，外側に透析液を通して透析を行う方法である（図7-2）。

血液透析を行うためには，体外循環を行うためのブラッドアクセスを設置しなければならない。ブラッドアクセスは，橈骨動脈と尺側皮静脈を人工的に吻合して動脈化した尺側皮静脈か，皮下に表在化した上腕動脈を穿刺して確保する。

通常は1回につき4～5時間，隔日の週3回，透析施設で行われる。

2）腹膜透析

腹腔内に透析液を注入し，腹膜を半透膜として透析を行う方法である。急性腎不全では緊急的に

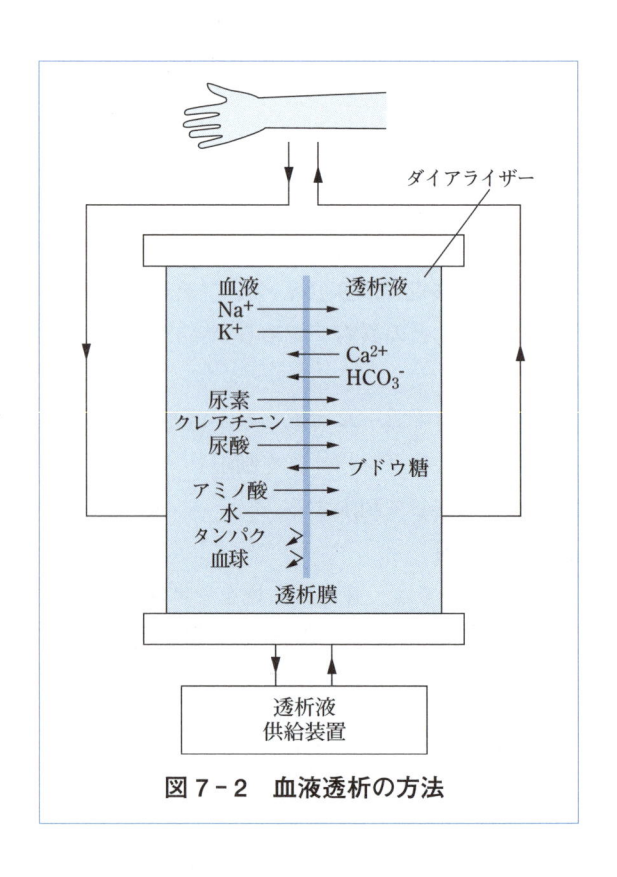

図7-2　血液透析の方法

行われたりする。持続性携行式腹膜透析（CAPD）は，腹膜カテーテルを留置して在宅で自己管理のもとで透析療法ができる。

> ＊疝痛
> 主に腹部の空洞臓器（胃，腸，膀胱など）や管状臓器（胆道，尿管など）の壁である平滑筋がれん縮して起こる発作的な痛みをいう。通常は数分～数時間の間隔で周期的に反復して痛みが起こり，発作が終われば疼痛は消失する。痛みは鈍痛から激痛までさまざまで，しばしば冷や汗を出してショック状態になることもある。

◆ 演習問題

問題1. 高ナトリウム血症を起こすのはどれか。
- (a) 高血糖
- (b) 尿崩症
- (c) 高張液輸液
- (d) 高タンパク血症
- (e) ネフローゼ症候群

問題2. 低カリウム血症を起こすのはどれか。
- (a) 輸血
- (b) 腎不全
- (c) 筋肉損傷
- (d) アシドーシス
- (e) 原発性アルドステロン症

問題3. 高カルシウム血症を起こすのはどれか。
- (a) 吸収不良
- (b) 慢性腎不全
- (c) 多発性骨髄腫
- (d) ビタミンD欠乏症
- (e) 副甲状腺機能低下症

問題4. 呼吸性アルカローシスになるのはどれか。
- (a) 慢性肺疾患
- (b) 過換気症候群
- (c) 呼吸中枢抑制
- (d) サリチル酸中毒
- (e) 原発性アルドステロン症

問題5. 急性糸球体腎炎の治療で誤りはどれか。
- (a) 保温
- (b) 飲水制限
- (c) 運動励行
- (d) 塩分制限
- (e) タンパク質制限

問題6. ネフローゼ症候群の診断基準に合致するのはどれか。
- (a) 尿タンパク一日量　1.2g
- (b) 血清総タンパク質濃度　7.6g/dL
- (c) 血清アルブミン濃度　2.8g/dL
- (d) 血清総コレステロール　190mg/dL
- (e) 血清クレアチニン濃度　1.2mg/dL

問題7. 慢性腎不全の症状として通常<u>みられない</u>のはどれか。
- (a) 貧血
- (b) 掻痒症
- (c) 低血圧
- (d) 骨軟化症
- (e) 末梢神経炎

◎解　答

問題1.（b）▶ p.114参照
問題2.（e）▶ p.114参照
問題3.（c）▶ p.115参照
問題4.（b）▶ p.117参照
問題5.（c）▶ p.118参照
問題6.（c）▶ p.120参照
問題7.（c）▶ p.122参照

chapter 8 内分泌系

〈学習のポイント〉
①内分泌系はホルモンを分泌し，身体の内部環境を調整している。
②主な内分泌腺は，視床下部，下垂体，甲状腺，副甲状腺，胸腺，膵臓ランゲルハンス島，副腎，性腺である。
③甲状腺機能亢進症は，代謝亢進，交感神経刺激などが起きて，多彩な症状があらわれる。
④代表的な甲状腺機能亢進症のバセドウ病は，抗TSH受容体抗体が甲状腺を刺激して甲状腺ホルモンが過剰に分泌される自己免疫疾患である。
⑤甲状腺機能低下症は，甲状腺ホルモンの分泌が低下して，末梢組織で甲状腺ホルモン作用が不足するための症状があらわれる。
⑥代表的な甲状腺機能低下症の慢性甲状腺炎（橋本病）は，甲状腺に対する自己抗体によって甲状腺組織が破壊される自己免疫疾患である。
⑦原発性アルドステロン症は副腎皮質の腺腫などによってアルドステロンが過剰に分泌され，低K血症アルカローシスを伴う高血圧症が発症する。
⑧クッシング病，クッシング症候群では慢性的にコルチゾールが過剰になり，中心性肥満，糖尿病，高血圧など多彩な症状があらわれる。

　内分泌系はホルモンを分泌し，からだの内部環境を調整している。内分泌腺の主なものは，視床下部，下垂体，甲状腺，副甲状腺（上皮小体），胸腺，膵臓のランゲルハンス島，副腎，性腺である（図8-1）。

1. 内分泌疾患の成因，病態，診断，治療の概要

　内分泌疾患では，ホルモンが過剰に分泌されたり，不足したりする。ホルモンは微量で活性を示すだけに，その過剰もしくは不足は生体の機能に重大な支障をきたす。さらにホルモン分泌はフィードバック機構で調節されているので，ひとつの内分泌臓器だけでなく，複数の内分泌臓器にまたがったホルモン異常がみられることもある（図8-2）。これらの結果，からだには種々の症状があらわれる。

1）甲状腺疾患
（1）甲状腺機能亢進症
　生体の代謝活動に影響を与える甲状腺ホルモンが過剰に分泌されるため，代謝亢進，交感神経刺激などが起きて，多彩な症状があらわれる。頻度はわりと高く，住民検診では1,000人に1～6人程度が発見される。

【成因と病態生理】
　甲状腺機能亢進症をきたす病態のうち，80％以上はバセドウ病（Graves病ともいう）が原因となる。バセドウ病は，TSH受容体に対する自己抗体ができる自己免疫疾患で，抗TSH受容体抗体が甲状腺を刺激することにより，甲状腺ホルモンが過剰に分泌される。

【症状と所見】
　甲状腺ホルモンが過剰に分泌される結果，物質代謝が亢進し，交感神経系の刺激が亢進する。このため，頻脈，手指のふるえ（振戦），発汗過多，体重減少，精神不安定などがみられる。眼球突出や甲状腺腫脹も認められる。

【診　断】
　甲状腺ホルモンを検査すると，総T_4，遊離T_4，総T_3，遊離T_3が高値で，TSHは低値になっている。免疫血清検査では，自己抗体として抗マイク

図 8-1　内分泌器官の模式図

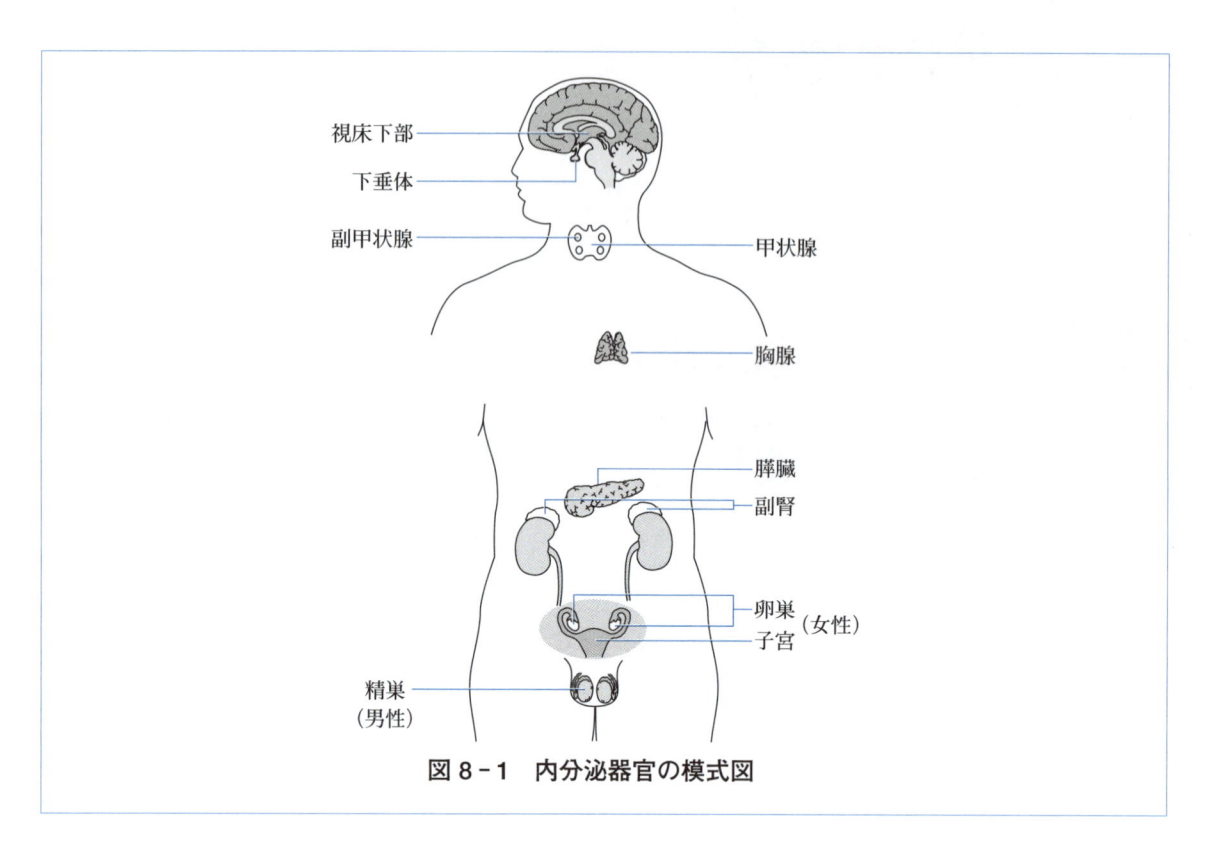

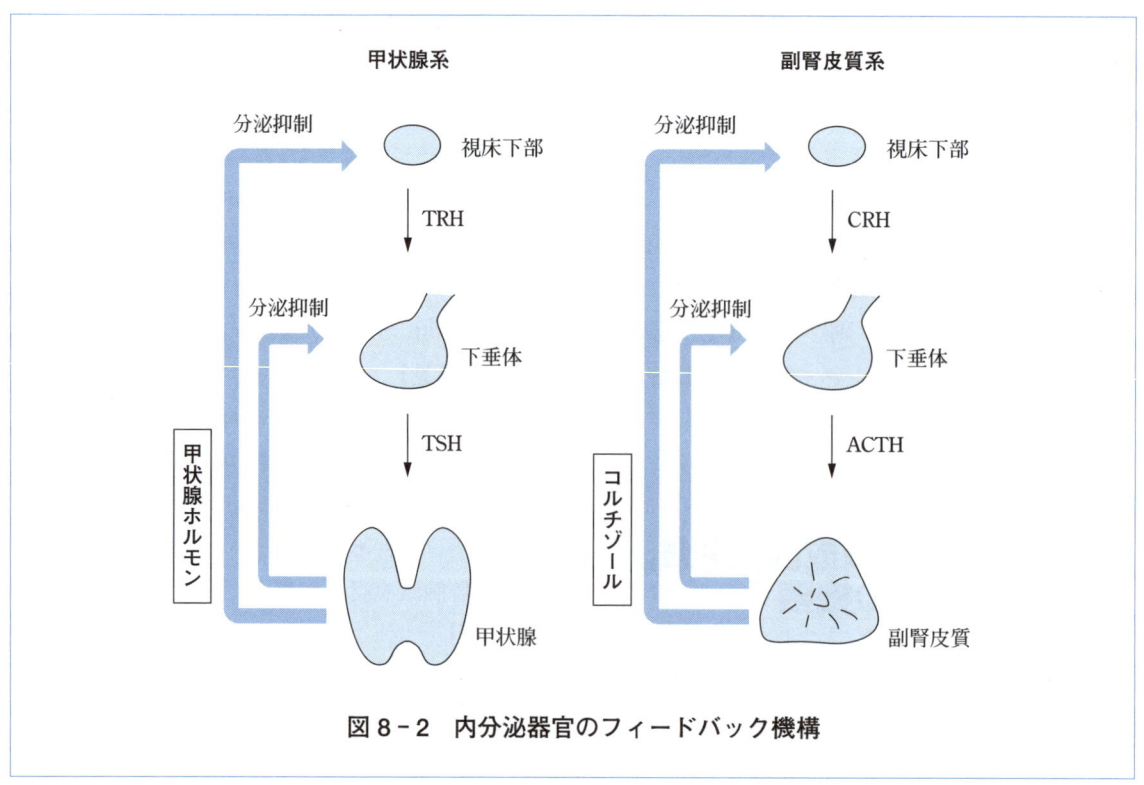

図 8-2　内分泌器官のフィードバック機構

ロゾーム抗体，抗サイログロブリン抗体，抗TSH受容体抗体が高率に陽性となる。
　エコー検査，シンチグラム検査では甲状腺腫を検出する。
【治　療】
　抗甲状腺薬で薬物療法を行うが，放射性ヨード治療や外科的療法も必要に応じて行われる。
【経過と予後】
　バセドウ病は抗甲状腺薬で寛解するが，服薬を中止すると再発しやすい。

（2）甲状腺機能低下症

　甲状腺ホルモンの分泌が低下して，末梢組織で甲状腺ホルモン作用が不足するための症状があらわれる。甲状腺機能低下症のために硬い浮腫を認めるものを「粘液水腫*」，先天性の甲状腺機能低下症で身体ならびに精神の発達が遅れている病態を「クレチン病」と呼ぶ。

【成因と病態生理】
　甲状腺機能低下症では，甲状腺に対する自己免疫によって甲状腺組織が破壊される慢性甲状腺炎（橋本病）の頻度がもっとも高い。橋本病は女性の10人に1人という高頻度でみられる。

【症状と所見】
　甲状腺ホルモンの分泌不足により，多彩な症状があらわれる。
①全身症状：寒さに弱い，発汗減少，全身倦怠感，低体温，月経異常など
②消化器症状：食欲不振，便秘
③循環器：徐脈
④皮膚：硬い浮腫（粘液水腫），皮膚の乾燥，頭髪・眉毛の脱毛
⑤神経筋：こむらがえり，アキレス腱反射の低下
⑥精神症状：活動性低下，記憶障害，言語緩慢
【診　断】
　甲状腺ホルモン検査で甲状腺ホルモン（総また

> ＊粘液水腫
> 甲状腺ホルモンが不足して代謝が障害され，皮下組織にヒアルロン酸やプロテオグリカンなどのグルコアミノグリカン類が蓄積し，皮膚を圧迫しても圧痕を残さない硬い浮腫ができている状態を粘液水腫という。この言葉は病名としても成人型甲状腺機能低下症と同義に使われる。

は遊離T_4，T_3）が低下し，TSHが高値である。免疫血清検査で，抗サイログロブリン抗体，抗甲状腺ペルオキシダーゼ抗体などの自己抗体が高率に陽性である。そのほか，血清総コレステロール，トリグリセリド，AST，CK，LDHなどが高値になり，貧血も認められる。

橋本病では，びまん性の甲状腺腫が認められる。

【治　療】

甲状腺ホルモン薬を投与する。

【経過と予後】

甲状腺ホルモンを生涯服用すれば，日常生活に支障はない。

2) 原発性アルドステロン症

副腎皮質の球状層に腺腫，ガン，過形成などがあり，アルドステロンが過剰に分泌されて起きる病態である（図8-3）。二次性高血圧症の原因になる。

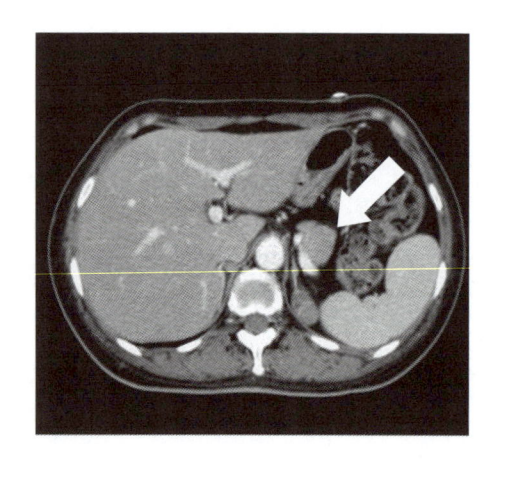

図8-3　左副腎腺腫（矢印）による原発性アルドステロン症

【成因と病態生理】

過剰に分泌されたアルドステロンが腎臓の遠位尿細管と集合管に作用し，ナトリウムイオンの再吸収を促進し，同時にカリウムイオンと水素イオンの排泄を促す。その結果，低カリウム血症性アルカローシスを伴う高血圧症が発症する。

【症状と所見】

ナトリウムイオンとともに水の再吸収が促進される結果，循環血液量が増加して高血圧症になる。また，低カリウム血症性アルカローシスの結果として筋力低下，易疲労感，四肢麻痺などがみられる。

【診　断】

血液生化学検査で，血清ナトリウム高値，カリウム低値，血漿レニン活性低値，血漿アルドステロン濃度高値などの所見がある。

CT検査，シンチ検査で副腎腺腫，またはガンを確認する。

【治　療】

副腎腺腫やガンは手術して摘出する。

副腎の過形成によるアルドステロン症の場合には，抗アルドステロン薬による薬物療法を行う。

【経過と予後】

適切な治療を行って高血圧を管理すると，予後はよい。

3) クッシング病，クッシング症候群

慢性のコルチゾール過剰によって起きる症候群をクッシング症候群という。このうち，下垂体腫瘍によって副腎皮質刺激ホルモン（ACTH）の過剰分泌を受けてコルチゾールの分泌が高まるものがクッシング病である。

二次性高血圧症の原因となり，高血圧症患者全体の約0.2％を占める。

【成因と病態生理】

クッシング症候群の原因には，①副腎皮質の腫瘍（腺腫，まれにガン）によるコルチゾールの過

剰分泌，②原発性副腎皮質過形成，③下垂体からの副腎皮質刺激ホルモン（ACTH）の過剰分泌（クッシング病），④腫瘍による異所性ACTH産生がある。このうち，副腎腫瘍が約50％，下垂体腫瘍が約40％を占める。

【症状と所見】

中心性肥満（満月様顔貌，水牛様脂肪沈着），タンパク質異化作用による皮膚の萎縮と赤色皮膚線条＊，糖代謝異常による糖尿病，骨吸収促進による骨粗しょう症，病的骨折，筋力低下，筋萎縮，高血圧，多毛，ざ瘡，月経異常，不眠・不穏・うつ状態などの精神症状など，多彩な症状が特徴である。

【診　断】

副腎皮質ホルモン検査でコルチゾール過剰分泌を確認する。副腎腺腫によるクッシング症候群ではACTHが低値であるが，下垂体腫瘍によるクッシング病ではACTHが増加している。

エコー検査，CT検査，MRI検査などで，副腎腫瘍，下垂体腫瘍を診断する。

【治　療】

副腎腫瘍では，副腎を摘出する。下垂体腫瘍には，摘出術，放射線照射，薬物療法などが行われる。

【経過と予後】

副腎腺腫，下垂体腺腫では腫瘍を摘出すれば治癒するが，再発することもある。ガンでは予後不良である。

4）更年期障害

更年期の女性にあらわれる不定愁訴症候群をさす。

【成因と病態生理】

自律神経異常，あるいは心因的な要因によって発症する。

【症状と所見】

不定愁訴として，ほてり，のぼせ，発汗，冷え，

＊赤色皮膚線条

肥満や妊娠などで皮膚が急に肥大すると，皮下組織が断裂して皮下の毛細血管が透けて赤色に見える状態をいう。下腹部や四肢付着部などに多くみられる。なお，妊娠では出産後に皮膚の肥大が解消して皮膚・皮下組織が萎縮すると白色のライン状になり，これを白色皮膚線条という。

頭痛，めまい，耳鳴，不眠，しびれ，感覚鈍麻，肩こり，腰痛，疲労感，食欲不振など多岐にわたる。

【診　断】

更年期に多彩な不定愁訴があることから診断する。

【治　療】

エストロゲンと少量のアンドロゲンを使用するホルモン療法や，自律神経薬，向精神薬，漢方薬などが使用される。

【経過と予後】

愁訴は多いが，予後はよい。

◆ 演習問題

問題1. 甲状腺機能亢進症に該当しない症候はどれか。
(a) 振戦　　　(b) 頻脈　　　(c) 便秘
(d) 体重減少　(e) 発汗過多

問題2. 慢性甲状腺炎で低値になるのはどれか。
(a) AST　　　(b) CK　　　(c) TSH
(d) 遊離T_4　(e) 総コレステロール

問題3. 原発性アルドステロン症で低下するのはどれか。
(a) 血圧　　　　　(b) 動脈血pH　　(c) 血清カリウム
(d) 血清ナトリウム　(e) 血漿アルドステロン濃度

問題4. クッシング症候群の原因になるホルモンはどれか。
(a) アルドステロン　(b) エストロゲン　(c) コルチゾール
(d) サイロキシン　　(e) プロラクチン

問題5. クッシング症候群に該当しない症候はどれか。
(a) 多毛　　　　(b) 骨粗しょう症　(c) 低血糖症
(d) 満月様顔貌　(e) 赤色皮膚線条

◎解　答
問題1．(c) ▶ p.127参照
問題2．(d) ▶ p.130参照
問題3．(c) ▶ p.130参照
問題4．(c) ▶ p.130参照
問題5．(c) ▶ p.131参照

chapter 9 神経系

〈学習のポイント〉
① 神経系には，身体各部位からの刺激を受け取って指示する中枢神経系と，中枢神経と身体の各部分とを連絡して情報を伝達する末梢神経系がある。
② 中枢神経系は脳と脊髄からなり，末梢神経系は脳・脊髄神経系（体性神経系）と自律神経系に分かれる。
③ 脳血管障害には，脳出血，脳梗塞，一過性脳虚血発作，高血圧性脳症などが含まれ，意識障害，運動麻痺，感覚障害などがあらわれる。
④ 脳血管障害を起こす危険因子には，高血圧，心疾患，糖尿病，脂質異常症，多血症，飲酒，喫煙，肥満，経口避妊薬服用などがある。
⑤ 認知症は，いったん正常に発達した知能が後天的な原因で低下し，感情障害や人格障害をも伴う病態で，65歳以上の高齢者の約7％にみられる。
⑥ パーキンソン病，パーキンソン症候群は，振戦，筋の固縮，動作緩慢（無動）を主徴とする神経系の変性疾患である。
⑦ 糖尿病性網膜症は糖尿病の合併症として起きる眼病変で，失明の原因にもなる。
⑧ 糖尿病性神経障害は，糖尿病に罹患して数年から数十年で起こり，多発性神経障害と単神経障害がある。
⑨ 神経性食欲不振症は，心理的要因で食欲が低下し，著しいヤセ，無月経，抑うつ状態などがみられる疾患である。
⑩ 神経性過食症は精神心理的問題によってくり返してむちゃ食いをする。

　神経系には，身体各部位からの刺激を受け取り，これに反応して末梢に指示する中枢神経系と，中枢神経とからだの各部分とを連絡して情報を伝達する末梢神経系とがある。中枢神経系は脳と脊髄からなり，末梢神経系は脳・脊髄神経系（体性神経系）と自律神経系に分かれる。

1. 感覚器・神経疾患の成因，病態，診断，治療の概要

　脳・神経系の疾患には，血管障害，炎症性疾患，変性疾患，腫瘍などがある。これらは傷害された脳が支配する部位に麻痺や感覚異常などの症状をきたす。これらの症状は，血管障害では突発的に生じ，変性疾患や腫瘍では慢性的に発症してくる。

1）脳出血，脳梗塞

　脳血管に病変が起きて脳の機能が障害される病態を脳血管障害という。脳血管から出血したり，血流障害で虚血を起こしたりして，脳細胞が傷害され，意識障害，運動麻痺，感覚障害などがあらわれる。

　脳血管障害には，脳出血（脳内出血，くも膜下出血），脳梗塞，一過性脳虚血発作，高血圧性脳症などが含まれる。脳出血は60〜70歳台にピークがあり，脳梗塞は高齢になるほど発症率が高い。

【成因と病態生理】

　脳出血は，高血圧などが原因となって起こり，出血および脳浮腫によって脳組織が傷害される。脳梗塞は，脳血管が狭窄したり閉塞して，脳内での血流が障害され，脳の一部が壊死を起こす病態である。

　脳出血ないし脳梗塞の急性期には，頭蓋内圧が亢進して呼吸や循環不全を起こし，生命に危険なことがある。回復しても，脳組織損傷の部位や程度により，運動障害や感覚麻痺などの後遺症が残る。

　高血圧症，心疾患，糖尿病，脂質異常症，多血

症，飲酒，喫煙，肥満，経口避妊薬服用などが脳血管障害を起こす危険因子となる。

【症状と所見】

頭痛，片麻痺，意識障害，めまい，感覚障害，歩行障害，けいれん，尿失禁，視力・視野障害，言語障害などがみられる。傷害された脳の部位により，特徴的な麻痺が起きる。

【診　断】

CT検査，MRI検査などで出血や梗塞を確認する（図9-1，2）。

【治　療】

急性期には，呼吸，循環などの全身管理を行う。血圧をコントロールし，脳浮腫に対する治療も重要である。

急性期を脱した慢性期には，後遺症としての麻痺や感覚障害に対するリハビリテーションを行う。また，再発を予防するために，高血圧症や脂質異常症などの危険因子があれば，それらの治療を行う。

【経過と予後】

障害を受けた部位と程度で差異がある。脳幹部の血管障害では呼吸不全をきたし，予後は不良である。

2）認知症

認知症（かつては痴呆とよばれていた）とは，いったん正常に発達した知能が後天的な原因によって低下し，それとともに感情障害や人格障害をも伴う病態をいう。65歳以上の高齢者の約7％に認知症があるとされる。

【成因と病態生理】

認知症は，アルツハイマー病やピック病など脳の変性疾患で起きるほか，脳血管障害，内分泌疾患，代謝性疾患，低酸素症，中枢神経感染症，正常圧水頭症などが原因で起きる続発性認知症がある。

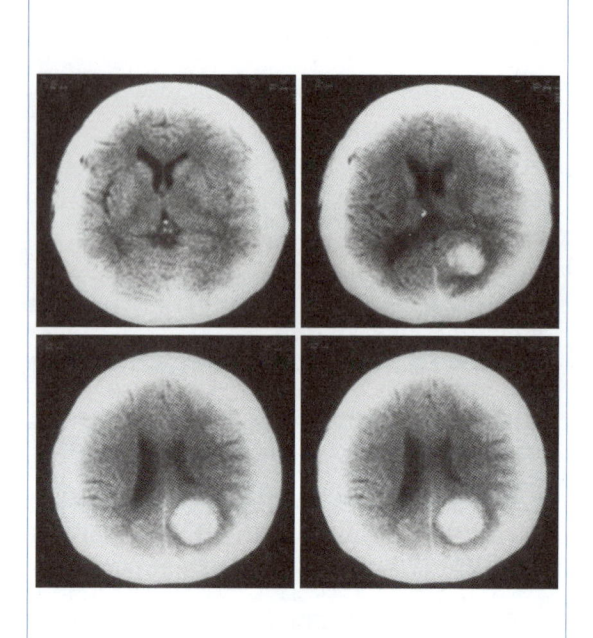

図9-1　脳出血（CT）

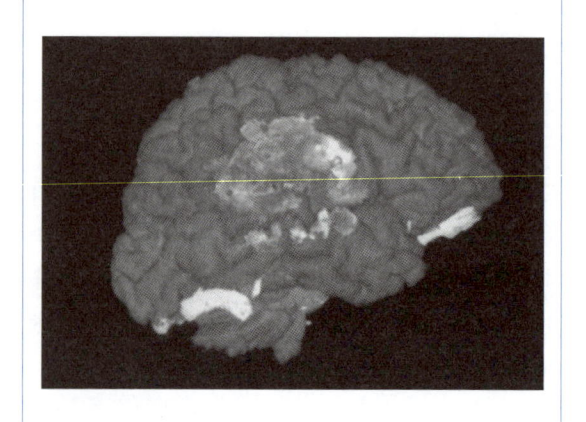

図9-2　脳出血（MRI）

【症状と所見】

初期には記憶障害（物忘れ），健忘失語，うつ状態などであるが，進行するにつれ，失語，失見当識*，失行などもあらわれる。やがて高度の知的機能が荒廃し，運動障害があらわれたり，失禁したりする。

【診　断】

改訂長谷川式簡易知能評価スケールなどで知能を評価する。CT検査，MRI検査では脳が萎縮している所見がある。

【治　療】

根本的な治療法はない。

【経過と予後】

数年から十数年の経過で，肺炎などの合併症で死亡する。

3）パーキンソン病，パーキンソン症候群

細かなふるえ（振戦），筋の固縮，動作緩慢（無動）を主徴とする神経系の変性疾患である。

【成因と病態生理】

パーキンソン病では，中脳の黒質にあるドーパミン細胞**が脱落し，線状体のドーパミン含量が低下していることが発症に関係しているとされる。なお，脳血管障害や中毒などでもパーキンソン病と同じような症状になることがあり，これらをパーキンソン症候群と総称する。

【症状と所見】

一側の手のふるえ（振戦）や，歩行がのろい症状ではじまる。筋肉を他動的に動かしたときに歯車様抵抗（筋固縮）があったり，動作が緩慢で，小刻み歩行や前屈姿勢もみられる。さらに自律神経症状として仮面様顔貌，脂顔，流涎，多汗，便秘などがあり，精神症状として自発性の低下，抑うつ気分，不眠などを訴える。

【診　断】

特徴的な臨床症状や身体所見で診断する。

---

*失見当識
場所，時間，周囲の状況など，現在おかれている自分自身と状況を正しく認識していることを見当識という。見当識が障害された状態を失見当識といい，意識障害や認知症などでみられる。

**ドーパミン細胞
神経活性物質であるドーパミンを神経終末から放出して作用するニューロンで，中脳や視床下部に存在する。

【治　療】
　L-ドーパ，ドーパミン受容体作動薬などで薬物療法を行う。

【経過と予後】
　合併症を起こさない限り，生命予後は一般人と同じである。

4）糖尿病性網膜症

　糖尿病の合併症として起きる眼病変で，失明する原因になる。

【成因と病態生理】
　糖尿病にかかった後5〜10年して発症する。網膜出血，網膜浮腫，網膜血管新生，網膜前出血，硝子体出血，線維血管性増殖膜，網膜剥離などの所見がみられる。

【症状と所見】
　物をみようとしたとき，ぼけたり，色が黒ずんだり，目の前に虫が飛ぶ，などの症状があり，視力が低下する。

【診　断】
　視力が低下しており，眼底検査や蛍光眼底造影検査で診断する。

【治　療】
　血糖や血圧を十分にコントロールする。網膜病変には光凝固療法，硝子体出血には硝子体手術が行われる。

【経過と予後】
　糖尿病のコントロールが悪いと進行が早く，失明の原因になる。

5）糖尿病性神経障害

　糖尿病にかかった後数年から数十年で起きる神経障害である。

【成因と病態生理】
　高血糖による代謝障害と血管傷害が原因で起きる多発性神経障害と，局所的な栄養血管の血行障害による単神経障害がある。

【症状と所見】
　多発性神経障害では，末梢神経障害としてしびれ感，疼痛，温度覚鈍麻などがあり，自律神経障害として起立性低血圧，便秘，下痢，インポテンス，発汗調節障害などの多彩な症状が出る。
　単神経障害では，複視や顔面神経麻痺などが起きる。

【診　断】
　神経学的検査を行うと，振動覚低下，アキレス腱反射低下，神経伝導速度低下などがみられる。

【治　療】
　血糖をコントロールすることが基本になる。ビタミンB_{12}，血管拡張薬，消炎鎮痛薬，抗うつ薬などを適宜併用する。

【経過と予後】
　慢性に経過する。

2．摂食障害の成因，病態，診断，治療の概要

　精神的な問題で摂食行動に異常のみられることがある。

1）神経性食欲（思）不振症

　心理的な要因がきっかけで食欲が低下し，著しいやせや無月経をはじめとする身体的異常や，抑うつ状態などの精神症状がみられる疾患である。

【成因と病態生理】
　やせたいと願って食事をとらないようにしていると，そのうちに食事を受けつけられなくなり，極端にやせてしまう。さらに，無月経などの内分泌障害もあらわれる。若年女性に多く，やせ願望や，からだに歪んだイメージをもったり，体重の増加に対して病的な恐怖をいだくなどの心理的な要因が原因になる。

【症状と所見】
　食行動の異常として，拒食，逆に過食，嘔吐，低カロリー食品の選択などがある。
　摂食障害による結果，やせ，易疲労感，低体温，低血圧，徐脈，脱毛，皮膚乾燥，骨粗しょう症，無月経，便秘，浮腫，脱水，貧血，低血糖などがあらわれる。
　精神症状として，活動性の亢進，不安，抑うつ，不登校などがある。
【診　断】
　摂食状態を確認する。
【治　療】
　心理療法などを行って食行動の維持をはかる。抗うつ薬や抗不安薬を使うこともあり，身体状態が重症になった場合には中心静脈栄養などで栄養状態を改善する。
【経過と予後】
　長期予後は，改善50％，不変25％，悪化25％程度で，飢餓や自殺で死亡する患者が5〜8％ある。

2）神経性過食症

　くり返してむちゃ食いする状態で，神経性食欲不振症と神経性過食症は互いに移行する。
【成因と病態生理】
　精神心理的問題が発病の原因になる。
【症状と所見】
　むちゃ食いをくり返すが，その後で体重を増やさないために，自己嘔吐したり，下剤を服用して下痢をするなどの行動をとる。
【診　断】
　食行動を確認する。
【治　療】
　心理療法を行う。
【経過と予後】
　精神心理的状態が安定すれば予後はよい。

MEMO

3. 精神疾患の成因，病態，診断，治療の概要

1）アルコール依存症

アルコール飲料を日常の習慣としているものが，アルコール飲料なくしては過ごせないほどに，つねにアルコール飲料を摂取したいという強い欲求を感じる状態である。

【成因と病態生理】

アルコール飲料の常用がきっかけとなる。

【症状と所見】

アルコール飲料摂取に対する精神的，身体的欲求が強い。

【診　断】

アルコールの常用歴を確認する。

【治　療】

断酒が必須である。

【経過と予後】

断酒率は20～30％と低い。断酒した場合の予後はよい。

断酒すると離脱症状として，手指などの振戦，発汗，悪寒，起立や歩行などの困難，不眠，不安，抑うつ，脱力などがあらわれる。しかし，本人をとり巻く周囲の人々の協力を得て断酒を励行させる。

2）薬物の乱用，依存，離脱

わが国の麻薬取締法では，①アヘンアルカロイド系麻薬，②コカアルカロイド系麻薬，③合成麻薬，④LSDの4種が麻薬として規定されている。これらの薬物の薬理学的特性や依存性は薬物間で異なるが，①と③はモルヒネ型依存，②はコカイン型依存，④は幻覚型依存を示す。それぞれの中毒症状と禁断症状を表9-1に示す。

薬物中毒の治療は，薬物を中止し，禁断症状に対応することである。

表9-1　麻薬の中毒症状と禁断症状

	アヘン系麻薬 合成麻薬	コカ系麻薬	幻覚薬
中枢神経系	意識障害，昏睡，針穴瞳孔	多幸感，興奮，意識障害，昏睡，けいれん	多幸感，錯話，幻覚，運動失調，筋硬直
呼吸器系	呼吸抑制，肺水腫，呼吸停止	無呼吸，肺気腫	
循環器系	低血圧，心停止	高血圧，頻脈，不整脈，心筋虚血	高血圧
消化器系	食欲不振，悪心・嘔吐，下痢，便秘		流涎
泌尿器系	排尿障害		頻尿
その他	口渇，低体温，顔面紅潮	高熱	口渇，高血糖，流涙，高体温
禁断症状	あくび，流涙，くしゃみ，鼻漏，発汗，悪寒，振戦，不安，焦燥，不眠，呼吸促迫，血圧上昇，食欲不振，嘔吐，下痢，腹痛，疝痛，るいそう，虚脱		

◆ 演習問題

問題1． 脳血管障害に含まれない病態はどれか。
　　(a) 脳梗塞　　　(b) 脳膿瘍　　　(c) 脳内出血
　　(d) くも膜下出血　(e) 高血圧性脳症

問題2． 脳血管障害のリスクファクターでないのはどれか。
　　(a) 喫煙　　　(b) 糖尿病　　　(c) 高血圧症
　　(d) るいそう　(e) 脂質異常症

問題3． 認知症の初期にあらわれる症状はどれか。
　　(a) 失行　　　(b) 失語　　　(c) 物忘れ
　　(d) 失見当識　(e) 運動障害

問題4． パーキンソン病患者でみられる自律神経症状はどれか。
　　(a) 脂顔　　　(b) 振戦　　　(c) 筋固縮
　　(d) 前屈姿勢　(e) 小刻み歩行

問題5． 糖尿病性神経障害による末梢神経障害の症状はどれか。
　　(a) 下痢　　　(b) 便秘　　　(c) 温度覚鈍麻
　　(d) 起立性低血圧　(e) 発汗調節障害

◎解　答
問題1．(b)　▶ p.135 参照
問題2．(d)　▶ p.135 参照
問題3．(c)　▶ p.136 参照
問題4．(a)　▶ p.137 参照
問題5．(c)　▶ p.138 参照

chapter 10 呼吸器系

〈学習のポイント〉
①呼吸器系は，空気を導くための鼻腔から肺内の細気管支の一部までの気道と，ガス交換を行う肺内の呼吸細気管支・肺胞のう・肺胞から構成される呼吸部からなる。
②肺気腫は，終末気管支から末梢の気腔が異常に拡張し，気腔が破壊されている病態である。
③慢性気管支炎は，気道に慢性的な炎症が続き，長期間にわたって咳と痰が続く病態である。
④気管支喘息は気道に炎症が起きて狭窄し，発作的に息切れ，喘鳴，胸部圧迫感，咳がくり返して起こる慢性の炎症性気道障害である。
⑤気管支炎・肺炎は細菌やウイルスなどの病原微生物が気道に侵入して炎症を起こす疾患である。
⑥肺結核は結核菌によって引き起こされる肺の慢性感染症である。

呼吸器系は，鼻，咽頭，喉頭，気管，気管支，肺によって構成され，空気を導く気道とガス交換を行う呼吸部とがある。気道は鼻腔から肺内の細気管支の一部までで，呼吸部は肺内の呼吸細気管支，肺胞のう，肺胞である。

呼吸器は，鼻腔からはじまって上気道，気管，気管支を経て肺に至る器官をさし，外界と交通しているだけに，種々の疾患が起きる。

1. 呼吸器疾患の成因，病態，診断，治療の概要

呼吸器疾患では，気道を介した感染症がもっとも多い。細菌をはじめ，ウイルス，真菌，クラミジア，マイコプラズマ，原虫などによって肺炎などが引き起こされる。また，気管支喘息や過敏性肺臓炎など，外来性抗原性物質に対するアレルギー反応による疾患もある。

内因性の要因による呼吸器疾患もあり，膠原病や血管炎では，さまざまな病変が呼吸器に起きる。肺ガンは近年増えている悪性腫瘍のひとつである。

1）慢性閉塞性肺疾患

慢性的に気流が閉塞して呼吸困難などの症状をきたす一連の疾患群で，慢性気管支炎，肺気腫などが含まれる。呼吸機能検査で1秒率の低下が特徴的である。

(1) 肺気腫

終末気管支から末梢の気腔が異常に拡張し，気腔が破壊されている病態である。

【成因と病態生理】
原因は不明であるが，喫煙が発症に関係するとされる。

【症状と所見】
軽症では自覚症状がないが，重症になると労作時に呼吸困難が強くなる。咳や喀痰が出て，口をすぼめるようにして呼吸する。息を吐くときに気道が閉塞して苦しくなるので，ゆっくりと息を吐くように呼吸をする。

長期間続くと，ビール樽胸郭やばち指などの症状がみられるようになる。

【診　断】
胸部X線写真で横隔膜が低下し，肺の透過性が亢進している（図10‐1）。肺CT検査ではブラ（気腫性のう胞）が認められる（図10‐2）。

呼吸機能検査では1秒率が低下し，動脈血ガス

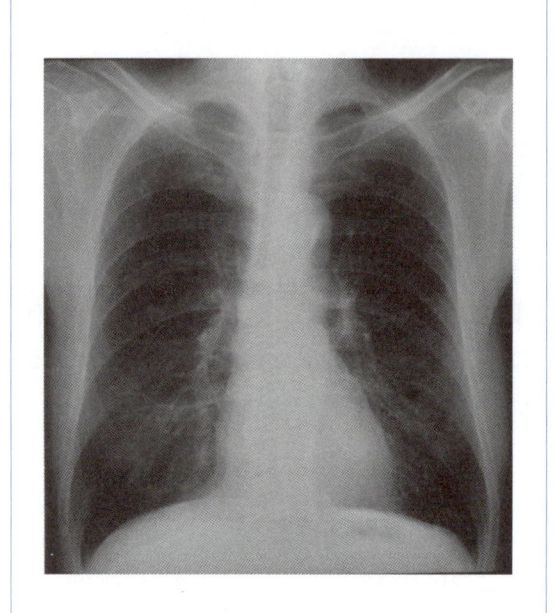

図 10-1 肺気腫
（胸部X線写真。肺の過膨脹が認められる）

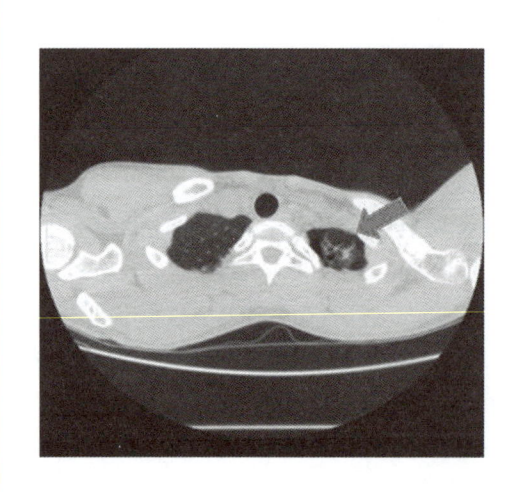

図 10-2 気腫性のう胞
（胸CT写真，矢印の部分に複数ののう胞が認められる）

検査で低酸素血症，高二酸化炭素血症がみられる。

【治　療】

禁煙し，気管支拡張薬などで薬物療法を行う。低酸素血症を示す患者には在宅酸素療法が行われる。

【経過と予後】

肺気腫での気腔の破壊は非可逆性で，予後は比較的悪い。

(2) 慢性気管支炎

気道に慢性的な炎症が続き，長期間にわたって咳と痰が続く病態である。とくに冬期に少なくとも3カ月間，毎日のように咳，痰が続く。

【成因と病態生理】

喫煙が病因として多く，そのほか大気汚染，乳幼児期での下気道感染の反復，低栄養なども原因になる。

【症状と所見】

咳と痰が出る。感染を併発すると，動いたときの呼吸困難や喘息発作などもみられる。

【診　断】

胸部X線写真やCT検査で，気管支壁肥厚，気管支拡張などの所見がある。

呼吸機能検査では1秒率が低下し，動脈血ガス分析で動脈血酸素分圧（PaO_2）の低下がみられる。

【治　療】

禁煙し，マクロライド系抗菌薬や去痰薬などで薬物療法を行う。慢性呼吸不全に対し，在宅酸素療法が効果的である。

【経過と予後】

禁煙や薬物療法で改善することも多い。ただし，重症化して呼吸不全を起こすと，予後は悪くなる。

2) 気管支喘息

気道に炎症が起きて狭窄し，発作的に息切れ，喘鳴（呼吸するときにヒューヒュー，ゼーゼーと

いう音を立てる），胸部圧迫感，咳がくり返して起こる慢性の炎症性気道障害である。夜間や早朝での発作が多い。自然に治ることもある。

【成因と病態生理】

ハウスダスト（室内塵），ダニ，真菌，花粉，食物などに対するアレルギー反応や，大気汚染，呼吸器感染，喫煙，精神的ストレスなどが発作を起こす誘因になる。

【症状と所見】

発作的に，喘鳴，咳，ひどい呼吸困難，喀痰が起きる。重症になると，低酸素状態になってチアノーゼ，起座呼吸，意識障害もあらわれ，危険なことがある。

【診　断】

呼吸機能検査で1秒率*の低下が特徴的である。アレルギー検査でアレルゲンが同定されることがある。

【治　療】

病因となるアレルゲンや発作を誘発する因子が確定できれば，それらを避けるようにする。気管支拡張薬や副腎皮質ステロイド薬などを経口で服用したり，吸入療法を行う。

【経過と予後】

気管支喘息は大気汚染やアレルギーの増加に伴い，増えている。適切な治療を行えば予後はよいが，重症になると生命に危険が及ぶ。

3）気管支炎，肺炎

細菌やウイルスなどの病原微生物が気道に侵入し，気管支に炎症が起こると気管支炎，肺胞レベルに感染が広がると肺炎になる。

【成因と病態生理】

呼吸器は外界と交通しているので，微生物が侵入しやすく，気管支炎や肺炎を起こす病原体は多い。肺炎球菌，ブドウ球菌，肺炎桿菌，インフルエンザ桿菌，肺炎マイコプラズマ，クラミジアなどが気管支炎や肺炎を起こす原因となる。

---

*1秒率

力いっぱいに空気を吸入し，吐き出すときの気量を努力肺活量という。このうち，最初の1秒間で吐き出せる気量を一秒量といい，努力肺活量で割り算をしたものを一秒率とする。気管支喘息，慢性閉塞性肺疾患，びまん性汎細気管支炎などで一秒率が低下し，一秒率が70％以下に低下した病態を閉塞性肺障害と定義する。

【症状と所見】
　気管支炎では，発熱，咳，痰が出る程度である。肺炎では，高熱，悪寒，咳嗽，喀痰，胸痛などがみられる。重症の肺炎になると換気が障害され，呼吸困難，意識障害，脱水，チアノーゼなどもあらわれる。

【診　断】
　血液検査では，白血球増加，CRP陽性，赤沈促進などの炎症反応がある。
　胸部X線写真で肺野に異常陰影が認められる（図10-3）。喀痰培養検査で病原体を培養して同定し，薬剤感受性検査を行う。

【治　療】
　病原体に感受性のある抗菌薬で治療する。
　肺炎では，安静にして，呼吸困難の強いときには酸素吸入を行う。水分を補給して脱水を防ぐ。

【経過と予後】
　高齢者や糖尿病などの基礎疾患がある患者では予後が悪い。

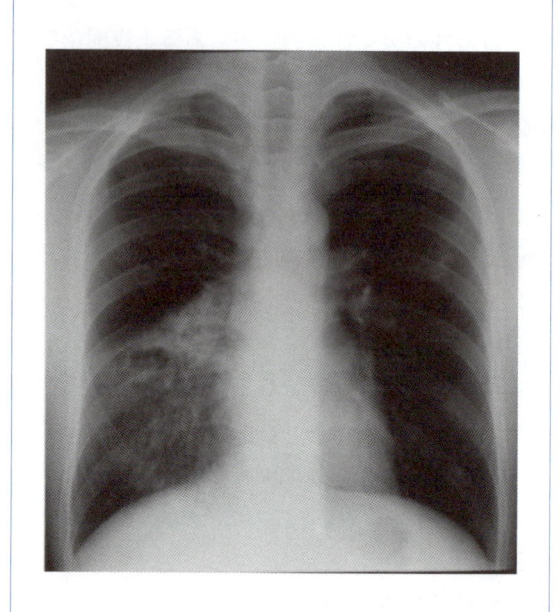

図10-3　肺炎
（胸部X線写真。右中肺野に浸潤影がみられる）

4）肺結核

　結核菌が引き起こす肺の慢性感染症である。

【成因と病態生理】
　結核菌は，感染している患者から経気道的に飛沫感染する。高齢者での発病と，糖尿病や腎不全などで免疫能が低下している患者での発病が多くなっている。薬剤耐性菌*による感染も社会問題になっている。

【症状と所見】
　初期には微熱，食欲不振，全身倦怠感，寝汗，体重減少などの非特異的な症状しかないが，進行すると，咳，喀痰，血痰，胸痛などの呼吸器症状が出てくる。

【診　断】
　胸部X線検査で異常な陰影がみられ，空洞や胸膜炎を伴うこともある（図10-4）。
　赤沈が促進し，ツベルクリン反応が陽性である。

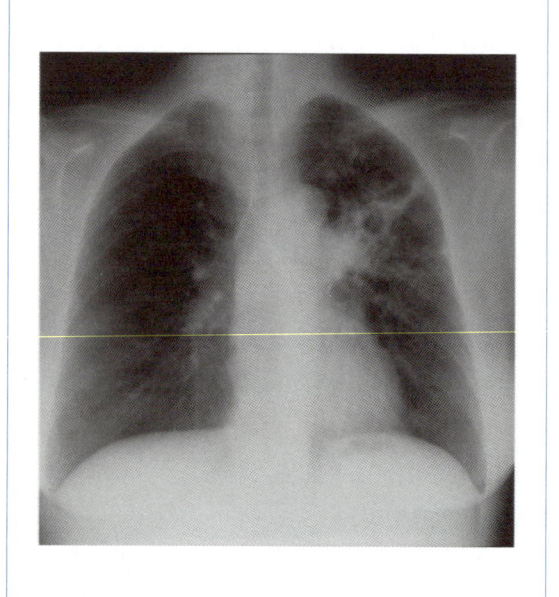

図10-4　肺結核
（胸部X線写真。左上肺野に空洞がみられる）

喀痰検査を行って，結核菌を培養したり，遺伝子検査で同定する。抗結核薬に対する感受性試験も行う。

【治　療】

抗結核薬で治療する。

【経過と予後】

結核菌に感受性のある抗結核薬で十分に治療すれば，予後は比較的よい。

> **＊薬剤耐性菌**
>
> 本来は感受性がある抗菌薬が効かなくなった病原菌を薬剤耐性菌と称する。結核菌はイソニアジドやリファンピシンなどの抗結核薬によって治療されるが，これらの薬剤が効かない結核菌が現れるようになり，問題になっている。なお，結核菌だけでなく，ペニシリンやセフェム薬がまったく効かないメチシリン耐性黄色ブドウ球菌（MRSA）や，バンコマイシンが効かないバンコマイシン耐性腸球菌などが院内感染を発症する原因菌として問題になっている。

◆ 演習問題

問題1． 慢性閉塞性肺疾患に属するのはどれか。
(a) 肺気腫　　　(b) 肺結核　　　(c) 肺梗塞
(d) 肺化膿症　　(e) 肺線維症

問題2． 気管支喘息に特徴的な症候はどれか。
(a) 胸痛　　　(b) 喘鳴　　　(c) 発熱
(d) 咽頭痛　　(e) 膿性痰

問題3． 気管支炎や肺炎の<u>原因となりにくい</u>微生物はどれか。
(a) チフス菌　　　(b) クラミジア　　　(c) ブドウ球菌
(d) マイコプラズマ　(e) インフルエンザ桿菌

問題4． 肺結核に関して<u>誤った</u>記述はどれか。
(a) 血痰がでることがある。
(b) 免疫能の低下した人で発病しやすい。
(c) 高齢者での発病が社会問題になっている。
(d) 胸部X線写真で空洞がみられることがある。
(e) 結核菌で汚染された食べ物から経口感染する。

◎解　答
問題1．(a) ▶ p.143参照
問題2．(b) ▶ p.144参照
問題3．(a) ▶ p.145参照
問題4．(e) ▶ p.146参照

chapter 11 血液，造血器，リンパ系

〈学習のポイント〉

① 造血器は，全身を循環する血液と，血球を産生する骨髄が含まれる。リンパ系は免疫の中心をになう。
② 貧血は，血液のヘモグロビン濃度が男性で13g／dL未満，女性で12g／dL未満の病態をいい，組織の低酸素状態と，代償性の心機能亢進による症状があらわれる。
③ 鉄欠乏性貧血は，鉄の供給不足，吸収不良，慢性出血，需要亢進などで鉄が欠乏してヘモグロビンの合成が障害されて起きる貧血である。貧血による顔色不良，息切れ，動悸，めまいなどのほか，舌炎，スプーン状爪などが起きる。
④ 巨赤芽球性貧血はビタミンB_{12}または葉酸が欠乏して起きる貧血である。貧血による息切れ，めまいなどの症状のほか，ビタミンB_{12}欠乏症では，ハンター舌炎，神経症状などがある。
⑤ 再生不良性貧血は多能性幹細胞が傷害され，汎血球減少（貧血，白血球減少，血小板減少）をきたす。
⑥ 溶血性貧血は赤血球の寿命が短縮して起きる貧血の総称で，先天性疾患では遺伝性球状赤血球症が，後天性溶血性貧血では自己免疫性溶血性貧血が多い。
⑦ 白血病は幼若な白血球が腫瘍化した白血病細胞が骨髄や末梢血液で無制限に増え，正常な造血機能を障害する重症な病態である。急性骨髄性白血病（AML），急性リンパ性白血病（ALL），慢性骨髄性白血病（CML），慢性リンパ性白血病（CLL）に大別される。
⑧ 特発性血小板減少性紫斑病（ITP）は血小板に対する自己抗体によって血小板数が減少し，出血傾向をきたす自己免疫疾患である。
⑨ 血友病は，血液凝固第Ⅷ因子または第Ⅸ因子活性が先天的に欠乏して出血傾向をきたす先天性疾患である。

造血器は全身を循環する血液と，血球を産生する骨髄が含まれる。リンパ系は免疫の中心を担う。

1. 血液疾患の成因，病態，診断，治療の概要

造血器疾患（血液疾患ともいう）には，主に血球成分が異常になる貧血，白血病，血小板減少症と，血漿成分の異常が主である凝固線溶系の異常などがある。また，血球成分と血漿成分の両者に異常がある多発性骨髄腫や，リンパ節の異常を主とする悪性リンパ腫も血液疾患として扱われる。

1）貧 血

貧血は，血液のヘモグロビン濃度が男性で13g/dL未満，女性で12g/dL未満の病態をいう。

貧血になると，ヘモグロビン濃度が減少するために酸素運搬能が低下し，組織が低酸素状態になる。このため，坂道をのぼるときなどに息切れや呼吸困難が起こり，易疲労感，全身倦怠感，たちくらみ，皮膚・粘膜の蒼白などもみられる。また，酸素運搬の低下を代償するために心機能が亢進し，動悸や頻脈が起きる。さらに貧血が長期間続くと心不全状態となり浮腫を生じる。

（1）鉄欠乏性貧血

鉄が欠乏してヘモグロビンの合成が障害されて起きる貧血である。貧血のうちでもっとも多く，成人女性の10～20％にみられる。

【成因と病態生理】

鉄が欠乏する原因には，①鉄の供給不足（極端な偏食，胃切除後），②鉄の吸収不良（吸収不良症候群），③慢性の出血による鉄の喪失（消化管の潰瘍やガン，痔核，過多月経，子宮筋腫など），④需要の亢進（成長期，妊娠など）などがある。

【症状と所見】

貧血による顔色不良，息切れ，動悸，めまい，頭痛，易疲労感のほか，組織でも鉄が欠乏すると

舌炎，嚥下障害，爪の変形（スプーン状爪）などが起きる（図11-1）。

【診　断】

末梢血液検査では小球性低色素性貧血の状態で，赤血球の大小不同と奇形，菲薄化が目立つ（図11-2）。

血液生化学検査で血清鉄とフェリチンが減少し，総鉄結合能（TIBC）または不飽和鉄結合能（UIBC）が増加する。

【治　療】

経口鉄剤を服用して治療する。

消化管出血，子宮筋腫など，鉄欠乏を起こした原因を確認し，基礎疾患を治療する。

【経過と予後】

基礎疾患を治療し，鉄剤を適切に補えば予後はよい。

(2) 巨赤芽球性貧血

ビタミン B_{12} または葉酸が欠乏して核酸代謝に異常が生じ，赤芽球の成熟が障害されて巨赤芽球となり，無効造血*を起こして大球性正色素性貧血になる病態である。

【成因と病態生理】

ビタミン B_{12} が欠乏する原因は，①摂取不足（厳密な菜食主義者），②吸収不良（悪性貧血，胃全摘手術後，吸収不良症候群），③需要増大（妊娠，悪性腫瘍），④利用障害（肝障害，先天性ビタミン B_{12} 代謝異常症）などである。ビタミン B_{12} の吸収には胃酸に含まれる内因子が必須で，胃が全摘出された患者や，抗内因子抗体がある悪性貧血では，ビタミン B_{12} が吸収できないために発症する。

葉酸が欠乏する原因は，①摂取不足（アルコール中毒，偏食），②吸収不良（吸収不良症候群），③需要増大（妊娠），④利用障害（葉酸拮抗薬使用，肝障害）などである。

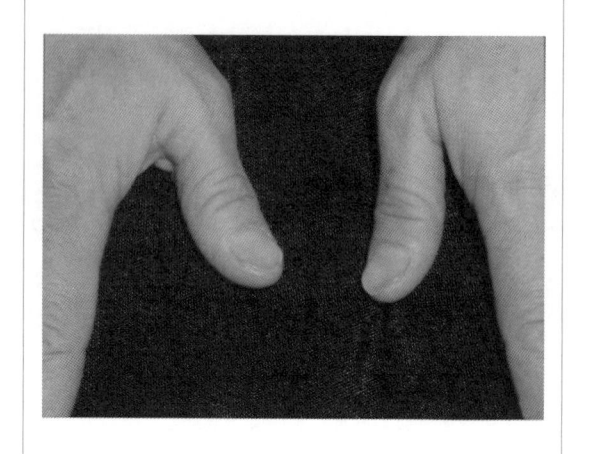

図 11-1　スプーン状爪
（爪がスプーンのように凹んでいる）

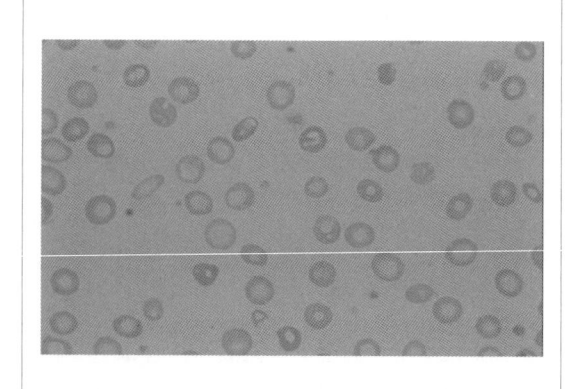

図 11-2　鉄欠乏性貧血
（末梢血液塗抹標本。赤血球の大小不同，菲薄赤血球が目立つ）

chapter11 ●血液，造血器，リンパ系

【症状と所見】

貧血の一般症状として，息切れ，動悸，めまい，易疲労感などがある。そのほか，ビタミンB_{12}欠乏症では，食欲不振，萎縮性舌炎（ハンター舌炎），末梢神経障害，脊髄後索・側索障害による腱反射減弱，位置覚や振動覚の低下，感覚鈍麻，しびれなどもみられる。

【診　断】

末梢血液検査では大球性正色素性貧血があり，好中球の核の過分葉がみられる（図11-3）。

血液生化学検査では，血清ビタミンB_{12}または葉酸が低下し，無効造血を反映してLDHが上昇している。免疫血清検査では，抗内因子抗体，抗胃壁細胞抗体が悪性貧血で陽性になる。また，シリング試験を行うと，悪性貧血では，ビタミンB_{12}の吸収不良が認められる。

骨髄検査では，骨髄に巨赤芽球が認められる（図11-4）。

> ＊無効造血
> 骨髄において血球前駆細胞から成熟血球に分化・成熟する過程で細胞死が起こり，末梢血液で血球減少をきたす病態をいう。巨赤芽球性貧血，骨髄異形成症候群，白血病などでみられる。

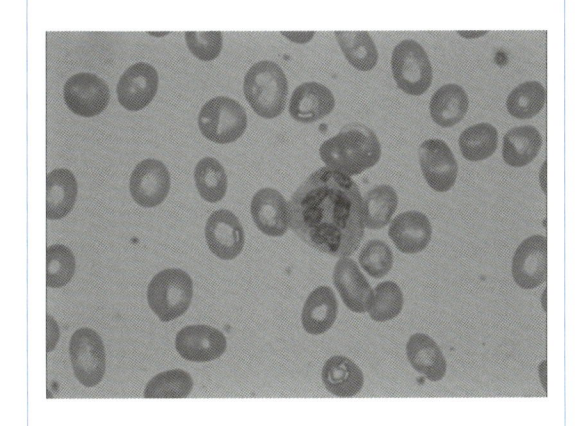

図11-3　巨赤芽球性貧血
（末梢血液塗抹標本。大赤血球と好中球の核過分葉がみられる）

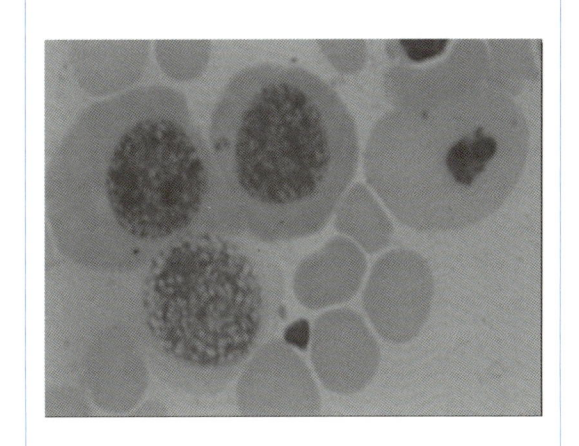

図11-4　巨赤芽球性貧血
（骨髄穿刺液塗抹標本。大型で核が未熟な巨赤芽球が目立つ）

【治　療】
　ビタミンB_{12}欠乏症にはビタミンB_{12}製剤を筋注する。
　葉酸欠乏症には，葉酸を経口で服用するか，注射する。
【経過と予後】
　不足しているビタミンB_{12}または葉酸を補充すれば予後はよい。悪性貧血は自己免疫疾患であり，ほかの自己免疫疾患や悪性腫瘍の合併に注意する。

(3) 再生不良性貧血

　多能性幹細胞が傷害されて骨髄の低形成と末梢血液の汎血球減少（貧血，白血球減少，血小板減少）をきたす病態である。
【成因と病態生理】
　先天性のこともあるが，後天性の再生不良性貧血の方が多い。後天性再生不良性貧血には，原因が明らかでない特発性と，薬物（抗菌薬，鎮痛薬，抗炎症薬など），放射線などが原因で起きる二次性のものとがある。
【症状と所見】
　再生不良性貧血は，赤血球だけでなく，白血球と血小板も減少するので，多彩な症状があらわれ，重症のこともある。
　貧血による症状では，顔面蒼白，息切れ，動悸，めまい，立ちくらみ，易疲労感，頭重感，頭痛，微熱などがみられる。
　白血球減少による症状としては，気道感染症や尿路感染症などを併発し，発熱などがあらわれる。
　血小板減少による症状では，皮膚や粘膜から出血する。
【診　断】
　末梢血液検査では赤血球，白血球，血小板がともに減少し，汎血球減少の状態になる。貧血は正球性正色素性貧血*のパターンを示す。血液生化学検査では，鉄が利用されないために血清鉄高値，不飽和鉄結合能低下，フェリチン増加がみられる。代償的にエリスロポエチンが高値になっている。
　骨髄検査では，低形成のために脂肪髄になっている（図11-5）。
【治　療】
　免疫抑制療法や骨髄移植が行われる。
　必要に応じて成分輸血を行い，感染症を併発しているときには抗菌薬で治療する。
【経過と予後】
　軽症例や中等症例の予後は比較的よいが，重症例の予後は悪い。

(4) 溶血性貧血

　赤血球の寿命が短縮して起きる貧血を総称するものである。先天性と後天性がある。わが国では，後天性溶血性貧血では自己免疫性溶血性貧血の頻度が高い。
【成因と病態生理】
　先天性溶血性貧血には遺伝性球状赤血球症や遺

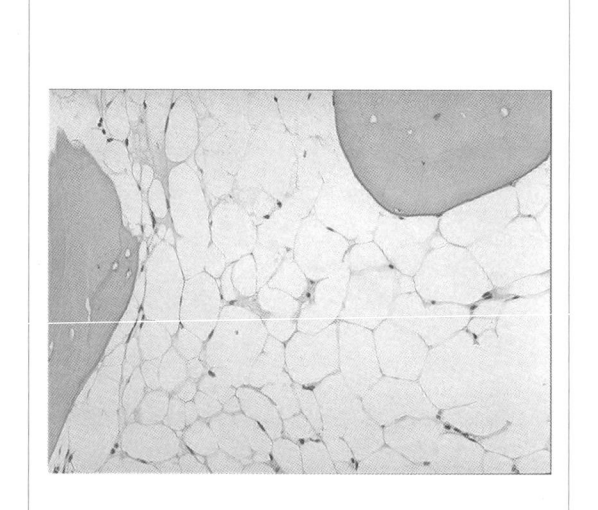

図 11-5　再生不良性貧血骨髄
（造血細胞が激減し，ほとんどが脂肪細胞へ
置きかわっている）

伝性楕円赤血球症などがあり，赤血球の形態異常のために溶血を起こす（図11-6）。

後天性溶血性貧血は，赤血球自体が傷害されて発症するものと，自己抗体など赤血球外に原因があるものとがある。前者には，赤血球膜異常，赤血球酵素異常，ヘモグロビン異常などが原因となり，後者には自己免疫性溶血性貧血などがある。

小児では遺伝性球状赤血球症が，成人では自己免疫性溶血性貧血の頻度が高い。

【症状と所見】

貧血による息切れやたちくらみなどの症状に加え，溶血する結果として起きる黄疸，脾腫，胆石症，血尿，腰痛，発熱などの症状がある。

【診　断】

尿・便検査では，溶血してビリルビンが高くなる結果，ビリルビンの変化したウロビリノゲンが尿と便で増加する。

末梢血液検査では正球性正色素性貧血がある。

*正球性正色素性貧血

貧血のうち，赤血球の大きさも赤血球中のヘモグロビン濃度も正常である病態をいう。溶血性貧血，再生不良性貧血，腎性貧血などでみられる。

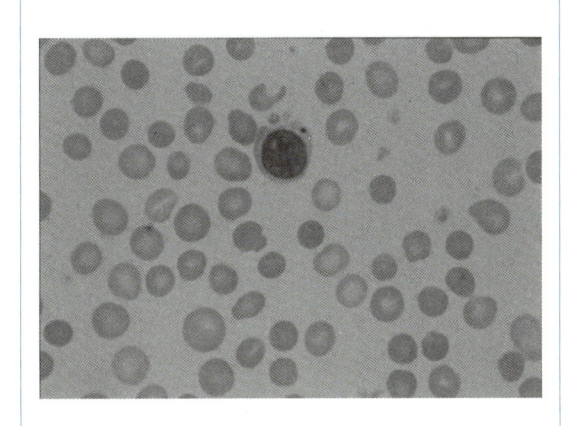

図11-6　遺伝性球状赤血球症
（小さな球形の赤血球が目立つ）

遺伝性球状赤血球症などでは特徴的な赤血球の形態異常がみられる。網赤血球数が増加している。

血液生化学検査では，溶血を反映して，間接ビリルビン増加，血清LDH上昇，血清ハプトグロビン低下などが認められる。

骨髄検査では，溶血を代償するために赤芽球が増えている。

【治　療】

遺伝性球状赤血球症には，脾臓摘出手術を行う。

自己免疫性溶血性貧血には，副腎皮質ステロイド薬などで免疫抑制療法を行う。

【経過と予後】

遺伝性球状赤血球症は，摘脾手術を行えば予後はよい。自己免疫性溶血性貧血は難治性のこともある。

2）白血病

幼若な白血球が腫瘍化した白血病細胞が，骨髄や末梢血液で無制限に増え，正常の造血機能が障害される重症な病態である。

【成因と病態生理】

白血病の真の原因は不明であるが，造血細胞の増殖に関与するガン遺伝子やガン抑制遺伝子の異常が原因となって発症する。

経過ならびに病態から急性骨髄性白血病（AML），急性リンパ性白血病（ALL），慢性骨髄性白血病（CML），慢性リンパ性白血病（CLL）に大別され，さらに細分類される。

特殊なタイプとして，ヒト成人T白血病ウイルス（HTLV-Ⅰ）が原因となる成人T細胞白血病（ATL）がある。

【症状と所見】

白血病では白血病細胞の増加により正常の血球産生が障害される。その結果，白血球減少による肺炎や敗血症など重症の感染症，血小板減少による出血傾向，赤血球減少による貧血が主症状となる。このほか，悪性腫瘍による発熱，全身倦怠感，易疲労感などもみられる。

【診　断】

末梢血液検査では，正球性正色素性貧血，白血球増加（減少することもある），血小板減少がみられる。末梢血液中に異常な白血病細胞を認めることもある。

骨髄検査では，白血病細胞が増加し，正常の造血細胞が減少している（図11-7）。骨髄細胞を用いて染色体検査，遺伝子検査を行うと，白血病の病型別に特徴的な染色体と遺伝子の異常所見がある。

【治　療】

抗ガン薬を用いた化学療法と，骨髄移植療法など造血幹細胞移植が主体となる。貧血や血小板減少には，成分輸血を行う。感染症に対しては抗菌薬で治療する。

【経過と予後】

造血幹細胞移植などによって完治することもあ

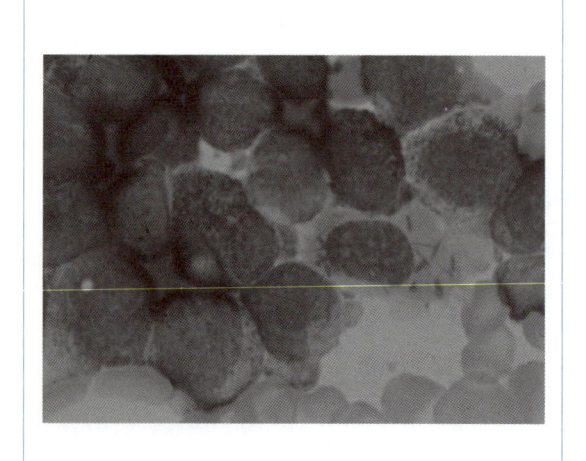

図11-7　急性白血病
（骨髄穿刺液塗抹標本。大型の白血病細胞で骨髄が占められている）

るが，急性白血病の平均生存期間は一般に2～3年で，5年生存率は30％前後である。慢性骨髄性白血病は平均生存期間が3～5年で，慢性リンパ性白血病は5年以上生存することが多い。感染症や出血が死因になる。

3) 紫斑病

血小板数が減っていたり，血小板機能が障害されたり，あるいは毛細血管壁が弱い場合，血管壁から血液がしみ出て，皮下や粘膜に点状出血や斑状出血などの出血斑を生じる（図11-8）。

このように皮膚や粘膜に出血斑がみられる病態を紫斑病といい，先天性の場合と後天性の場合とがある。頻度的には後天性の特発性血小板減少性紫斑病が多い。

(1) 特発性血小板減少性紫斑病（ITP）

血小板に対する自己抗体によって血小板数が減少し，出血傾向をきたす自己免疫疾患である。

【成因と病態生理】

血小板に対する自己抗体が血小板と結合し，脾臓のマクロファージ*などに捕捉されて破壊され，血小板数が減少する。急性型と慢性型があり，成人では慢性で難治性であることが多い。

【症状と所見】

血小板数が減少して皮膚や粘膜で出血しやすくなる。皮膚の点状出血，斑状出血，歯肉出血，鼻出血，性器出血などが出血の症状として多い。

【診　断】

末梢血液検査で血小板数が減少しているが，赤血球と白血球には異常がない。

免疫血清検査で血小板に対する自己抗体が検出される。

骨髄検査では，血小板の源になる巨核球数は代償性に増加するか，正常である。

【治　療】

副腎皮質ステロイド薬や免疫抑制薬で治療す

*マクロファージ
単球が分化してできる大型の細胞である。血管内から組織へ遊走し，組織で細菌や異物を貪食して処理する。

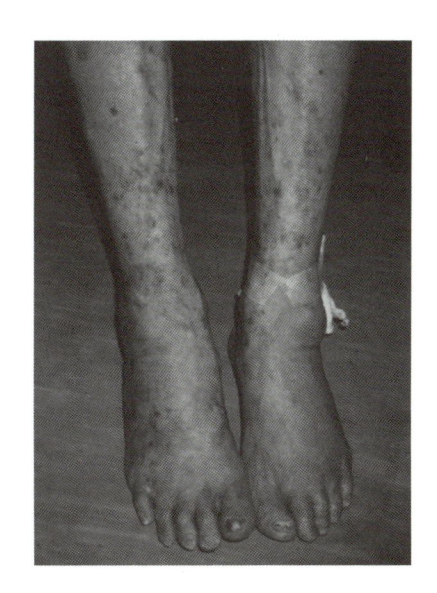

図11-8　出血傾向（出血斑）

る。脾臓摘出術が有効なこともある。

【経過と予後】

急性型では，6カ月以内に自然に治癒することが多い。慢性型では比較的軽症のものと，脳出血や消化管出血を起こして重症になるものがある。

4）凝固異常症

血液凝固因子に異常があり，血液凝固能が障害されて出血傾向の起きる病態である。先天性の疾患と後天性疾患とがあり，代表的な先天性疾患として血友病がある。

(1) 血友病

血液凝固第Ⅷ因子または第Ⅸ因子活性が先天的に欠乏して出血傾向をきたす先天性疾患である。

第Ⅷ因子が欠乏しているものを血友病A，第Ⅸ因子が欠乏しているものを血友病Bという。いずれも伴性劣性遺伝をし，男性にのみ発症する。女性では保因者となる。

血友病Aは男子出生10万人に13人程度，血友病Bは血友病Aの1/5程度の発生率である。

【成因と病態生理】

X染色体上にある第Ⅷ因子もしくは第Ⅸ因子遺伝子の異常によって起きる。第Ⅷおよび Ⅸ 因子は内因系凝固反応に関与するため，これらの活性が低下すると血液凝固反応が障害され，出血傾向が起きる。

【症状と所見】

重症例では，乳幼児期から打撲した部位の皮下血腫，関節内血腫，筋肉内出血，血尿，頭蓋内出血などを生じる。

軽症例では，抜歯や外傷の際などに止血が困難である。

【診　断】

血液凝固検査で，活性化部分トロンボプラスチン時間（APTT）が重症度に応じて延長する。プロトロンビン時間（PT），血小板数，出血時間は正常である。凝固因子の活性・抗原を定量すると，第Ⅷもしくは第Ⅸ因子の活性または抗原量が低下している。

【治　療】

出血しているときや，手術などに際して，欠乏している凝固因子を補充する。

【経過と予後】

適切な凝固因子の補充療法を行えば予後はよい。

◆ 演習問題

問題1. スプーン状爪がみられる疾患はどれか。
 (a) 悪性貧血　　　(b) 多発性骨髄腫　　　(c) 鉄欠乏性貧血
 (d) 再生不良性貧血　(e) 急性骨髄性白血病

問題2. 欠乏すると巨赤芽球性貧血を起こすビタミンはどれか。
 (a) ビタミンA　　(b) ビタミンB_1　　(c) ビタミンC
 (d) ビタミンD　　(e) 葉酸

問題3. 再生不良性貧血で通常はみられない症候はどれか。
 (a) 発熱　　　　(b) 息切れ　　　　(c) しびれ
 (d) 出血傾向　　(e) 立ちくらみ

問題4. 溶血性貧血に関する記述で誤っているのはどれか。
 (a) 黄疸があらわれる。
 (b) 網赤血球が増加する。
 (c) 血清LDHが上昇する。
 (d) 小球性低色素性貧血になる。
 (e) 後天性では自己免疫性溶血性貧血が多い。

問題5. 血友病の原因はどれか。
 (a) 自己抗体　　　　(b) 血管壁脆弱　　　(c) 血小板数減少
 (d) 血小板機能障害　(e) 血液凝固第Ⅷ因子欠乏

◎解　答
問題1．(c) ▶ p.150参照
問題2．(e) ▶ p.150参照
問題3．(c) ▶ p.152参照
問題4．(d) ▶ p.152参照
問題5．(e) ▶ p.156参照

chapter 12 運動器（筋骨格）系

〈学習のポイント〉
① 骨格系と骨格筋を合わせて運動器系とよぶ。
② 骨粗しょう症は骨基質量と石灰化骨量との比率が保たれたまま骨量が減少する病態で，閉経後の女性に多い。
③ 骨軟化症（くる病）はビタミンDが欠乏して骨の石灰化が障害された病態である。
④ 変形性関節症は関節に退行性変化が生じて慢性に痛む病態である。

　からだは骨格系によって支えられている。骨格系の主体は骨で，これに軟骨および関節が関与する。
　からだの運動は骨に直接または腱を介して結合する筋肉が収縮することによって行われる。そこで，骨格系と骨格筋を合わせて運動器系と呼ぶ。

1. 筋骨格疾患の成因，病態，診断，治療の概要

1）骨粗しょう症

　骨をつくる基質量と石灰化骨量との比率が保たれたままで骨量が減少した状態で，骨折しやすい。閉経後の女性に多くみられる。

【成因と病態生理】
　骨吸収が骨形成を上回った状態が長く続くと，骨量が減少する。
　加齢，遺伝，体質，閉経，カルシウム調節ホルモンの代謝異常，カルシウム摂取不足などが危険因子となる。このほか，甲状腺機能亢進症，性腺機能不全，クッシング症候群，副腎皮質ステロイド薬服用，糖尿病などの疾患に続発することもある。

【症状と所見】
　慢性的な腰痛や背部痛，身長の低下，丸背などの症状がある。転倒したりすると容易に骨折する。

【診　断】
　骨量を定量して診断する。

【治　療】
　十分にカルシウムを摂取して，適度の運動をすることが大切である。骨折しないよう予防に努める。
　薬物療法では，活性化ビタミンD_3やカルシトニン，ビスホスホネート製剤などが使われる。

【経過と予後】
　高齢者では病的骨折を起こすと寝たきりになる。

2）骨軟化症（くる病）

　ビタミンD欠乏が原因で，骨の石灰化が障害された病態である。
　骨端成長軟骨線が閉鎖される思春期以降に発症すると骨軟化症といい，骨端成長軟骨線の閉鎖以前の小児に起きるとくる病という。

【成因と病態生理】
　ビタミンDの摂取低下，日光を浴びないことによるビタミンDの活性化障害，消化不良によるビタミンD吸収障害，肝疾患や腎疾患によるビタミンDの活性化障害などが原因になって発症する。

【症状と所見】
　骨痛と筋力低下が起きる。骨折しやすくなり，

また，脊椎が変形して丸背になる。
【診　断】
　骨X線写真で，骨皮質の菲薄化，骨・軟骨接合部の肥大（念珠腫）などの所見がみられる。
　血液生化学検査では，血清リン低下，カルシウム低下，アルカリホスファターゼ高値，活性化ビタミンD_3の低下が認められる。
【治　療】
　ビタミンDとカルシウムを十分に摂取する。
　薬物療法としては，カルシウムや活性型ビタミンD_3を補給する。
【経過と予後】
　骨軟化症で臥床がちになると，骨粗しょう症を合併しやすい。

3）変形性関節症

　関節に退行性変化が生じて慢性に痛む病態である。
【成因と病態生理】
　加齢に伴って起きる加齢現象のひとつとされる。関節軟骨がもろくなり，辺縁の骨軟骨が不規則に増殖して関節が変形する。40〜50歳代の女性に多い。
　膝関節に発症することが多いが，股関節，肘関節，指関節，足関節などにも起こりうる。
【症状と所見】
　関節が痛くなり，腫脹して運動しにくくなる。関節内に水がたまることもある（関節水腫）。膝関節の病変では，O脚になる。また，指関節にできると，腫れて指を動かしにくくなる。これはヘバーデン結節と呼ばれる（図12-1）。
【診　断】
　骨X線写真で，関節裂隙が狭くなり，関節辺縁の骨が突出して隆起する。骨の萎縮や粗しょう化などの変形性変化もみられる。
【治　療】
　痛みが強い場合には，消炎鎮痛薬，湿布薬などを使用する。膝関節症には，膝を支えている筋肉を強くするための運動訓練を行う。関節の変形が高度で症状が強いときには，手術を行う。
【経過と予後】
　体重をコントロールし，筋肉を強化するなどの訓練を行えば予後はよい。

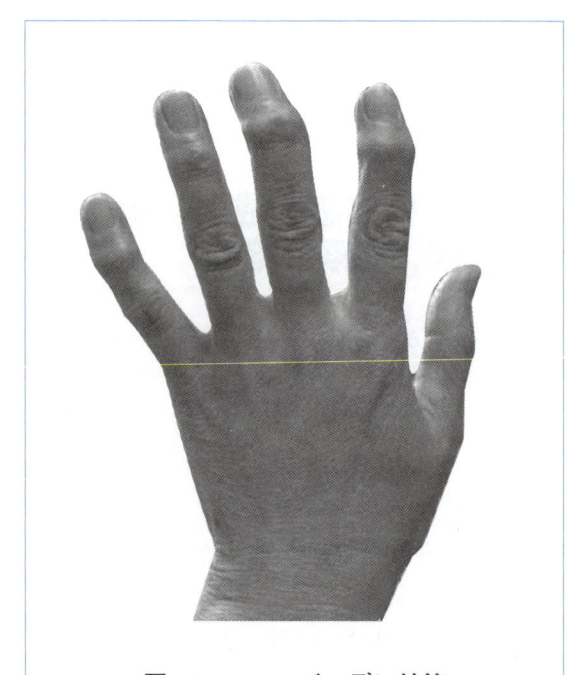

図12-1　ヘバーデン結節
（第2〜5指の遠位指節間関節が膨脹している）

◆演習問題

問題1． 骨粗しょう症に関する記述で誤っているのはどれか。
　　(a) 骨折しやすい。
　　(b) 閉経後の女性に多い。
　　(c) 慢性的な腰痛がある。
　　(d) 適度の運動が勧められる。
　　(e) 骨形成が骨吸収を上回るために起こる。

問題2． 骨軟化症の原因はどれか。
　　(a) ビタミンA過剰
　　(b) ビタミンC欠乏
　　(c) ビタミンD欠乏
　　(d) ビタミンE過剰
　　(e) ビタミンK欠乏

問題3． 指関節に起こる変形性関節症はどれか。
　　(a) 痛風結節
　　(b) オスラー結節
　　(c) ボタン穴変形
　　(d) ヘバーデン結節
　　(e) オペラグラス変形

◎解　答
問題1．(e)　▶ p.159参照
問題2．(c)　▶ p.159参照
問題3．(d)　▶ p.160参照

chapter 13 生殖器系

〈学習のポイント〉
①生殖器系は，子孫を存続させるための生殖機能をもつ器官である。
②妊娠高血圧症は妊娠に伴って起きるもので，浮腫，タンパク尿，高血圧などがみられる。
③妊娠21週（6カ月）までに妊娠が中断した場合を流産という。
④子宮外妊娠は，子宮腔以外の部位に受精卵が着床し，発育した病態である。

　生殖器系は，子孫を存続させるための生殖機能をもつ器官である。基本的には生殖腺と，そこで産生された生殖細胞（精子，卵子）の輸送管と付属腺からなる。出口は交接器となり，女性では産道としても働く。

1. 異常妊娠と妊娠合併症

1）妊娠高血圧症
　妊娠に伴って起きるもので，浮腫，タンパク尿，高血圧などがみられる。かつては妊娠中毒症と呼ばれたが，現在では名称が変更されている。

【成因と病態生理】
　妊娠に伴って腎臓や血管の傷害が原因になると考えられる。

【症状と所見】
　浮腫，タンパク尿，高血圧がみられる。重症の場合には，意識障害，けいれん，呼吸困難を起こす。

【診　断】
　高血圧があり，尿検査でタンパク尿が認められる。

【治　療】
　安静，食事療法，薬物療法が中心になる。血圧や浮腫の程度に応じて食塩制限，飲水制限を行い，利尿薬や血圧降下薬を適宜使用する。

【経過と予後】
　妊娠とともに解消するが，適切な治療を怠ると分娩した後にもタンパク尿や高血圧が続くことがある。

2）流　産
　妊娠21週（6カ月）までに妊娠が中断した場合を流産という。人工的に行う人工流産と，いろいろな原因で自然に起きる自然流産がある。

【成因と病態生理】
　流産には，胎児側に原因があるものと，母体側に原因のある場合がある。
　胎児側の原因には胎児の染色体異常症などがあり，母体側の原因には，子宮の位置や大きさの異常，子宮形態の異常，子宮筋腫，卵巣のう腫，黄体機能不全，糖尿病，甲状腺機能異常症などがある。
　母児間の血液型不適合も流産の原因になる。

【症状と所見】
　子宮から出血し，下腹痛がある。

【診　断】
　産科的診察やエコー検査などで確認する。

【治　療】
　妊娠の中絶が迫った切迫流産の状態では，絶対

安静にし，止血剤，ホルモン療法，子宮頸管縫縮手術などで治療する。

【経過と予後】

切迫流産が進行して妊娠を続けることができない場合には，子宮内容清掃術を行い，安静にして細菌感染を予防する。

3）子宮外妊娠

子宮腔以外の部位に受精卵が着床し，発育した病態である。

【成因と病態生理】

受精卵の着床した部位により，卵管妊娠，卵巣妊娠，頸管妊娠，腹腔妊娠などがある。これらは妊娠を継続することができない。

【症状と所見】

子宮からの出血，下腹部痛が起きる。妊卵が破裂すると激しく痛み，大量に出血してショック状態になる。

【診　断】

産科的診察やエコー検査などで診断する。

【治　療】

早急に開腹して子宮腔以外の胎児を摘出する。

【経過と予後】

手術が遅れると大量に出血して生命に危険が及ぶ。

◆ 演習問題

問題1． 妊娠高血圧症で通常はみられないのはどれか。
　　　(a) 糖尿
　　　(b) 浮腫
　　　(c) 意識障害
　　　(d) けいれん
　　　(e) 呼吸困難

問題2． 流産の原因に通常はならないのはどれか。
　　　(a) 双生児
　　　(b) 子宮筋腫
　　　(c) 卵巣のう腫
　　　(d) 胎児の染色体異常症
　　　(e) 母児間血液型不適合

問題3． 子宮外妊娠の治療はどれか。
　　　(a) 交換輸血
　　　(b) 止血薬投与
　　　(c) ホルモン治療
　　　(d) 子宮全摘手術
　　　(e) 胎児摘出手術

◎解　答
問題1．(a) ▶ p.163参照
問題2．(a) ▶ p.163参照
問題3．(d) ▶ p.164参照

chapter 14 感染症

〈学習のポイント〉
① 感染症は，細菌，ウイルス，真菌，リケッチア，クラミジア，マイコプラズマ，原虫，寄生虫などによって発症する。
② ガンや糖尿病などの患者では免疫能が低下し，本来は病原性の弱い真菌などによって日和見感染症が起こる。
③ 抗菌薬の使用によって生体内で微生物のバランスが変化し，菌交代症の起こることがある。
④ 院内感染症は，病院の中で発生した微生物が入院中の患者などに感染して発病する。
⑤ 細菌感染症はブドウ球菌や連鎖球菌などの細菌によって引き起こされ，適切な抗菌薬で治療する。
⑥ 細菌性食中毒は，腸炎ビブリオ，黄色ブドウ球菌，サルモネラ，カンピロバクター，ウェルシュ菌などによって発症する。
⑦ ウイルス感染症は麻疹ウイルス，インフルエンザウイルスなど，ウイルスによって起こされる。
⑧ クラミジア感染症は，オウム病クラミジア，肺炎クラミジア，トラコーマクラミジアなどによって起こされる。
⑨ リケッチア感染症は，発疹チフスリケッチア，発疹熱リケッチア，ツツガムシ病リケッチア，ロッキー山紅斑熱リケッチアなどによる感染症である。
⑩ 真菌症は真菌によって引き起こされ，とくにガンや白血病などで免疫能が低下した患者では日和見感染を起こしやすい。
⑪ 寄生虫症，原虫疾患には，回虫症など寄生虫症のほか，赤痢アメーバ，マラリアなど原虫疾患がある。
⑫ 性感染症には，梅毒，淋病，クラミジア感染，エイズなどがある。

表14-1 生物界の分類と微生物の位置

生物界	真核生物界	動物界
		植物界
		原生生物界
		1．高等原生生物
		原生動物（原虫）
		藻類
		真菌
	原核生物界	2．下等原生生物
		藍藻類
		細菌（マイコプラズマ）
		リケッチア
		クラミジア
	ウイルス（プリオン）	

　感染とは，微生物が侵入して健康が害される病態をいい，その結果起きる疾病が感染症である。

　自然界には多くの生物が存在するが，このうち感染症を起こす病原微生物には，細菌，ウイルス，真菌，リケッチア，クラミジア，マイコプラズマ，原虫，寄生虫などがある（表14-1，図14-1）。これらは生体の防御機構を打ち破って体内に侵入して定着し，増殖して発病する。

　感染症の発病および進行には，侵入する微生物の病原性と，宿主側の感染防御能という2つの要因が関係する。さらに衛生環境やペットとの接触などといった環境要因もかかわる（図14-2）。

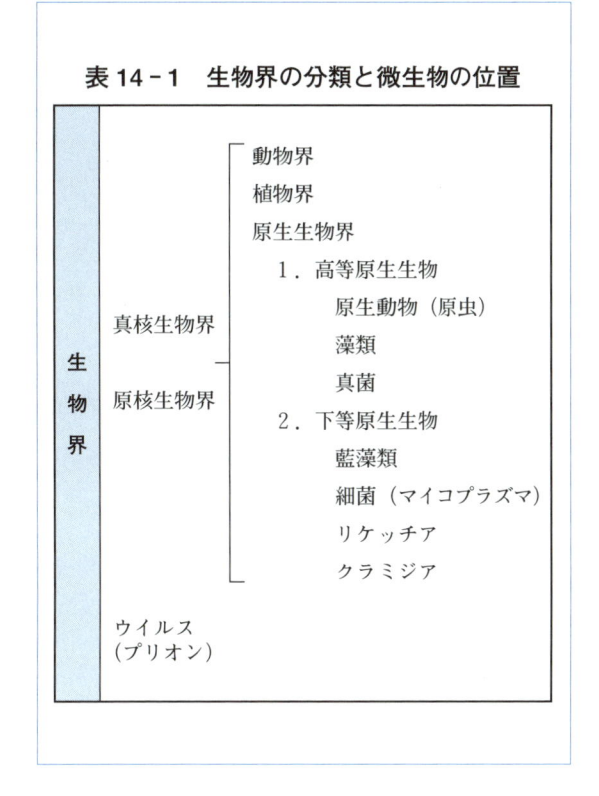

　肺炎球菌による肺炎，赤痢菌による赤痢など，それまで健康だった人に病原体が侵入して発病する感染症は多い。しかし，最近ではそれだけでなく，宿主の感染防御機構が低下したために起こる感染症が問題になっている。たとえば，ガンや糖尿病などにかかっている患者では免疫能が低下し，本来は病原性の弱い真菌などの微生物が引き起こす感染症が増えている。このような感染症を日和見感染症という。

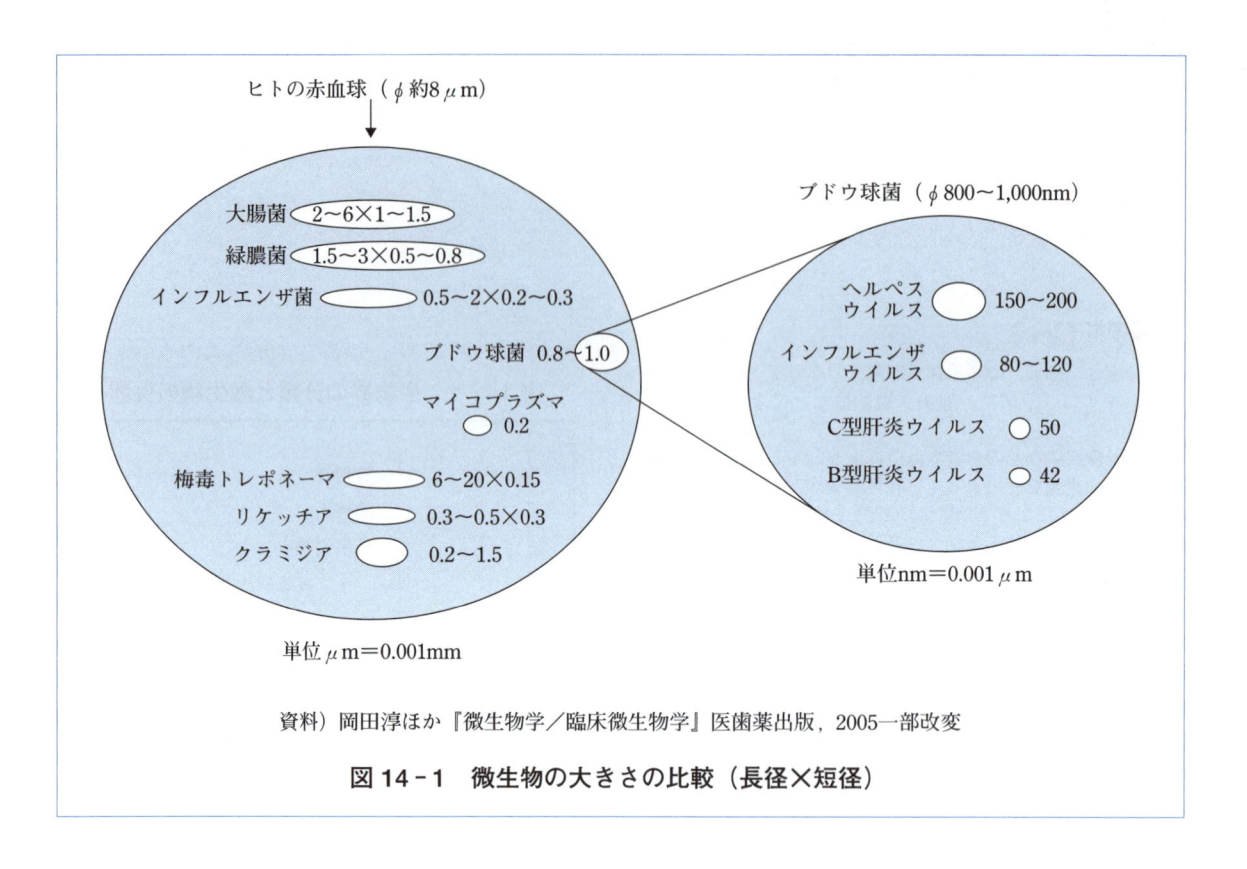

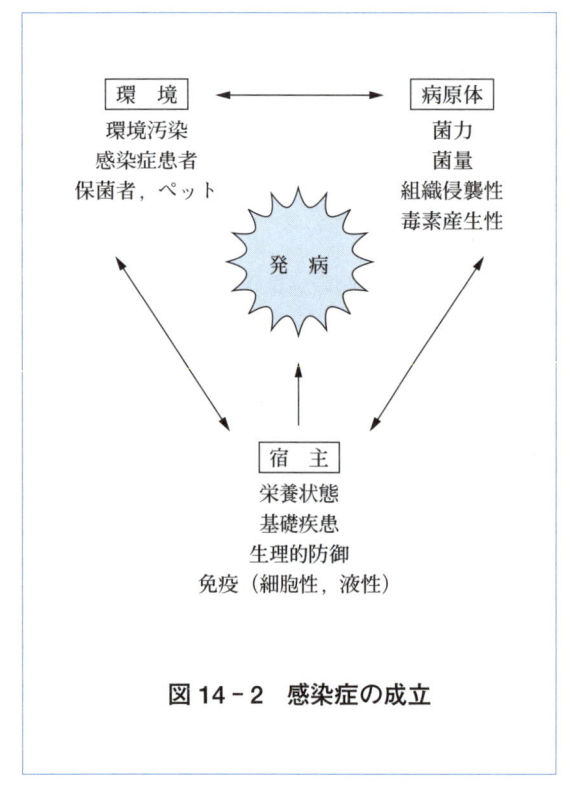

図14-1 微生物の大きさの比較（長径×短径）

ヒトの赤血球（φ約8μm）

大腸菌 2〜6×1〜1.5
緑膿菌 1.5〜3×0.5〜0.8
インフルエンザ菌 0.5〜2×0.2〜0.3
ブドウ球菌 0.8〜1.0
マイコプラズマ 0.2
梅毒トレポネーマ 6〜20×0.15
リケッチア 0.3〜0.5×0.3
クラミジア 0.2〜1.5

単位μm＝0.001mm

ブドウ球菌（φ800〜1,000nm）
ヘルペスウイルス 150〜200
インフルエンザウイルス 80〜120
C型肝炎ウイルス 50
B型肝炎ウイルス 42

単位nm＝0.001μm

資料）岡田淳ほか『微生物学／臨床微生物学』医歯薬出版，2005一部改変

図14-2 感染症の成立

環境：環境汚染、感染症患者、保菌者、ペット
病原体：菌力、菌量、組織侵襲性、毒素産生性
宿主：栄養状態、基礎疾患、生理的防御、免疫（細胞性，液性）
発病

また，人間には常在菌といわれる微生物が咽頭や腸管に共生している。感染症に対して大量の抗菌薬が投与された場合，常在菌のバランスが崩れ，感染症のきっかけとなった微生物ではなく，抗菌薬に感受性のない微生物だけが繁殖して新たな感染症を引き起こすことがある。このように微生物のバランスが変化してくる現象を菌交代現象といい，それによって起こされる感染症を菌交代症という。ことに抗菌薬が不適切に使用された場合に起こる。

病院内で発生した微生物が入院中の患者などに感染して発病する感染症を院内感染症という。たとえばメチシリン耐性黄色ブドウ球菌（MRSA）が，患者や医療従事者を介してほかの患者に感染して発病するケースがある。

今日の感染症では，日和見感染症，菌交代症，院内感染防止が重要な課題となっている。

各臓器別の感染症と主な起炎菌を表14-2，3

表 14−2 主な感染症と原因微生物 (1)

臓　器	感染症名	主な原因微生物
呼吸器	咽頭炎 中耳炎 気管支炎・肺炎 肺膿瘍 結核	化膿レンサ球菌，ジフテリア菌，アデノウイルス 肺炎球菌，インフルエンザ菌，化膿レンサ球菌，黄色ブドウ球菌 肺炎球菌，インフルエンザ菌，肺炎マイコプラズマ，黄色ブドウ球菌，百日ぜき菌，結核菌，オウム病クラミジア，レジオネラ-ニューモフィラ 嫌気性菌 結核菌
中枢神経系	髄膜炎 脳炎	新生児：大腸菌，クレブシエラ属，B群溶血レンサ球菌 小児：インフルエンザ菌，肺炎球菌，髄膜炎菌 成人：肺炎球菌，クリプトコックス 単純ヘルペスウイルス，日本脳炎ウイルス
尿　路	膀胱炎 腎盂腎炎 尿道炎	大腸菌 急性：大腸菌，クレブシエラ属 慢性：緑膿菌，腸球菌，カンジダ属 淋菌：クラミジア
肝・胆道系	胆のう炎・胆管炎・肝膿瘍	大腸菌，クレブシエラ属，腸球菌属，バクテロイデス
腹腔内	腹膜炎	大腸菌，クレブシエラ属，バクテロイデス
消化管	感染型 毒素型	カンピロバクター，サルモネラ，腸炎ビブリオ，赤痢菌，腸管組織侵入性大腸炎 ボツリヌス菌，黄色ブドウ球菌，ウェルシュ菌，コレラ菌，毒素原性大腸菌，腸管出血性大腸菌，クロストリジウム-ディフィシル
皮膚・軟部組織	蜂窩織炎 破傷風	黄色ブドウ球菌，化膿レンサ球菌 破傷風菌
心・血管系	心内膜炎	α溶血レンサ球菌，表皮ブドウ球菌，黄色ブドウ球菌

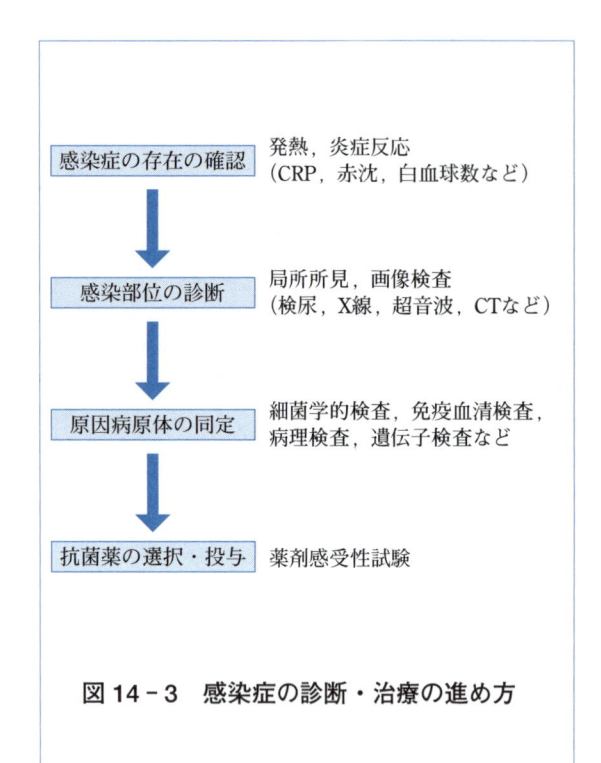

```
感染症の存在の確認 ── 発熱，炎症反応
                    （CRP，赤沈，白血球数など）
        ↓
感染部位の診断 ── 局所所見，画像検査
                （検尿，X線，超音波，CTなど）
        ↓
原因病原体の同定 ── 細菌学的検査，免疫血清検査，
                  病理検査，遺伝子検査など
        ↓
抗菌薬の選択・投与 ── 薬剤感受性試験
```

図14-3 感染症の診断・治療の進め方

に示す．感染症に対しては，感染を起こしている部位を特定し，そこから病原体を同定し，薬剤感受性を調べて適切な抗菌薬で治療する（図14-3）．

1. 感染症の成因，病態，診断，治療の概要

1）細菌感染症

細菌はほかの生物に寄生しなくても自己で増殖できる単細胞の原核生物で，大きさは0.2〜1.5μmほどである．細胞膜と細胞壁からなる単一の袋の中に，DNA*，RNA*，代謝に必要な酵素などを含む．

喀痰や尿などの検体を染色して光学的顕微鏡で観察できる．染色はグラム染色が基本で，さらに特殊な染色も行われる．

また，細菌は適切な培地で人工的に培養するこ

表14-3 主な感染症と原因微生物（2）

分類	感染症名	主な原因微生物
スピロヘータによる疾患	梅毒 ワイル病 ライム病	梅毒トレポネーマ 黄疸出血性レプトスピラ ライム病ボレリア
リケッチアによる疾患	ツツガムシ病 日本紅斑熱	オリエンチア-ツツガムシ 日本紅斑熱リケッチア
クラミジアによる疾患	オウム病 尿道炎 肺炎	オウム病クラミジア トラコーマクラミジア 肺炎クラミジア
ウイルスによる疾患	普通感冒 肺炎 麻疹 風疹 流行性耳下腺炎 伝染性紅斑 突発性発疹 水痘─帯状疱疹 小児麻痺 尋常性いぼ 伝染性単核症 日本脳炎 エイズ 成人T細胞白血病 A型肝炎 B型肝炎 C型肝炎 乳児嘔吐下痢症	インフルエンザウイルス，パラインフルエンザウイルス，アデノウイルス RSウイルス 麻疹ウイルス 風疹ウイルス ムンプスウイルス パルボウイルスB19 ヘルペスウイルス6型 水痘─帯状疱疹ウイルス ポリオウイルス パピローマウイルス EBウイルス 日本脳炎ウイルス ヒト免疫不全ウイルス（HIV） ヒトT細胞白血病ウイルス（HTLV-1） A型肝炎ウイルス B型肝炎ウイルス C型肝炎ウイルス ロタウイルス

とができ，培養して増殖した細菌の性質を調べることで細菌を同定することができる。

感染症を起こす原因としてもっとも多い。多くは抗菌薬で治療できるので，感染症の原因となった細菌を同定し，感受性のある抗菌薬で早期に治療する。

(1) ブドウ球菌感染症

ブドウ球菌はグラム陽性球菌で，とくに問題になるのは黄色ブドウ球菌である。

黄色ブドウ球菌は健康人の皮膚や鼻腔などにも常在するが，皮膚創傷などから組織内や血液中に侵入したり，異常に増殖して毒素を大量に産生したような場合に問題になる。

黄色ブドウ球菌感染症には，化膿性感染症と毒素性感染症がある。

化膿性感染症は，黄色ブドウ球菌が局所に膿瘍をつくり，進行すれば蜂窩織炎や敗血症を起こす。そのほか，心内膜炎，髄膜炎，肺炎，肺化膿症，膿胸，骨髄炎なども起こすことがある。

毒素性感染症は，黄色ブドウ球菌の産生する毒素が，ブドウ球菌性皮膚剥脱症や毒素性ショック症候群を起こしたり，食中毒の原因になったりする。

診断は，膿瘍などから検体を採取して，塗抹染色，培養検査を行って同定する。また，薬剤感受性を調べる。

黄色ブドウ球菌に対して感受性のある抗菌薬を投与して治療する。

(2) 連鎖球菌感染症

連鎖球菌はグラム陽性球菌で，口腔や消化管に常在する細菌である。このうち，A群β溶血連鎖球菌が問題になる。

溶血連鎖球菌は発熱毒，発赤毒，溶血毒などの毒素や，ストレプトキナーゼなどの酵素を産生し，これらの毒素が種々の症状を引き起こす。

溶血連鎖球菌は，咽頭炎，扁桃炎，猩紅熱，丹

> **＊DNAとRNA**
> 細胞の遺伝情報を司る核酸である。DNA（デオキシリボ核酸）は細胞の核の中にあり，遺伝情報を有する。この遺伝情報はRNA（リボ核酸）に読み取られ，タンパク質を合成してDNAの遺伝情報が発現される。人間をはじめ，細菌，真菌，植物などには細胞の中にDNAとRNAがあるが，ウイルスにはDNAかRNAのいずれかしかない。

毒，膿痂疹などを起こす。これらの感染症に罹患した後で急性糸球体腎炎を発症することがあるので，注意する。

また，劇症型連鎖球菌感染症は，壊死性筋膜炎や精神錯乱などを起こす重症な疾患である。

診断は細菌学的検査のほか，血清学的検査で血清中のASO抗体やASK抗体価の上昇から診断される。

治療は感受性のあるペニシリン系抗菌薬を投与する。

適切な抗菌薬で治療すれば予後はよいが，劇症型連鎖球菌感染症の予後はきわめて悪い。

(3) ヘリコバクター・ピロリ感染症

ヘリコバクター・ピロリは胃炎，胃・十二指腸潰瘍，胃ガンを起こす原因菌として注目される。

経口感染し，胃の中で生存する。ウレアーゼにより尿素を分解してアンモニアを産生し，胃粘膜を傷害する。

診断は，胃粘膜生検組織での菌体の証明や，ウレアーゼ試験，呼気テストなどで行われる。

プロトンポンプ阻害薬と抗菌薬を併用して治療する。

除菌が成功すれば予後はよい。

(4) 細菌性赤痢

グラム陰性桿菌の赤痢菌が経口感染して急性の大腸炎を起こす疾患である。赤痢菌は大腸粘膜細胞に侵入し，大腸粘膜に潰瘍をつくって，出血したり，膿性滲出液や粘液の過剰分泌が起きる。

1～4日の潜伏期を経て，悪寒，発熱，腹痛，下痢で急激に発症する。吐き気や嘔吐を伴うこともある。下痢は軟便や水様便ではじまり，膿，粘液，血液が混入するようになる。

便検査で診断する。感染経路を確認して，発症の拡大を防ぐ。

治療は，安静にして，食事療法，輸液療法を行う。また，ニューキノロン薬，カナマイシンなどの抗菌薬で治療する。

1週間以内に回復することが多い。

(5) 細菌性食中毒

細菌性食中毒は，年間で3～4万人前後が発症している。原因菌としては，腸炎ビブリオ，黄色ブドウ球菌，サルモネラが上位を占める。ついでカンピロバクターやウェルシュ菌による食中毒が多い。

細菌性食中毒は発症メカニズムにより，①感染型，②毒素型，③中間型（生体内毒素型）に分けられる。

感染型は増殖した生菌によって発症する。細菌が腸管組織へ侵入し，炎症を起こす。サルモネラ，腸炎ビブリオ，腸管病原性大腸菌，カンピロバクターなどがこのタイプに属する。

毒素型は食品内で増殖した細菌の産生した毒素によって発症する。黄色ブドウ球菌，ボツリヌス菌，セレウス菌（嘔吐型）などがこのタイプである。

黄色ブドウ球菌は耐熱性の毒素を産生し，嘔吐中枢を刺激して発症する。ボツリヌス菌は神経毒を産生し，神経障害を起こす。

中間型は，感染型のうち，細菌が腸管内で増殖するときに産生する毒素によって発症する型で，腸管病原性大腸菌，ウェルシュ菌などが相当する。

主な細菌性食中毒の特徴を表14－4に示す。嘔吐，下痢，腹痛などの胃腸炎症状が主な症状である。感染型では発熱がある。毒素型は潜伏期間が短く，発熱を伴わないことが多い。

臨床症状に加え，便の細菌培養検査を行って診断する。感染源や感染経路を特定することも重要である。

対症療法として，輸液，食事療法を行う。毒素型や単純な胃腸炎に対しては抗菌薬は必要ないが，重症の感染型にはニューキノロン薬，ホスフォ

マイシン，ペニシリンなどの抗菌薬を投与する。ボツリヌス中毒では，神経障害による呼吸困難が問題となり，集中治療室（ICU）に収容して呼吸管理を行う。

ボツリヌス，病原性大腸菌食中毒を除けば一般に予後はよい。

(6) コレラ

コレラ菌による急性の下痢性疾患である。

コレラ菌は水や食品を介して経口感染する。1日以内の潜伏期をおいて，腹部不快感，不安感に続いて突然の下痢と嘔吐で発症する。発熱と腹痛はない。下痢は「米のとぎ汁様」で，激しい下痢によって脱水と電解質異常を起こす。

便の細菌検査で診断される。

治療は補液で十分な量の水と適切な電解質を補充する。コレラ菌に対してはテトラサイクリン系抗菌薬などを投与する。

表14-4　主な細菌性食中毒の特徴

原因菌		主な原因食品	潜伏期間	主な症状					その他の症状
				水様便	血便	腹痛	悪心嘔吐	発熱	
サルモネラ		肉・卵・乳とその加工品	6〜48時間	◎	◎	○	○	◎	腸管外感染
腸炎ビブリオ		生魚介類	10〜20時間	◎	△	◎	○	△	
ブドウ球菌		折り詰め弁当, にぎりめし	2〜4時間	○			◎		
腸管病原性大腸炎	血清型（EPEC）	水，不明	12〜72時間	○	△	○	○		
	毒素原性（ETEC）			◎		△	○	△	
	組織侵入性（EIEC）			○	◎	○	○		
	ベロ毒素産生性（VTEC）	ハンバーガー	3〜5日	○	◎	◎	○	△	溶血性尿毒症症候群
ボツリヌス		いずし，真空包装食品	18時間前後						麻痺症状
カンピロバクター		鶏肉，水	2〜7日	○	○	○	○	○	
エルシニア		豚肉	3〜7時間	○		○		○	

◎：鑑別のポイント，○：よくみられる，△：ときにみられる

適切な輸液を行えば予後はよい。

2）ウイルス感染症

ウイルスは微生物のなかでも小さく，ナノメートル*の単位の大きさである。このため細菌のように光学的顕微鏡で観察することはできず，電子顕微鏡で観察しなければならない。ゲノム**としてはDNAかRNAのどちらか一方しかなく，生きたほかの生物細胞に寄生してのみ増殖できる。

ウイルスが感染すると，宿主細胞の中でウイルスが増殖し，細胞を破壊する。また，場合によってはウイルスゲノムが宿主細胞のゲノムに組み入れられ，長期間にわたって共存する場合もある。

ウイルスに対しては，インフルエンザウイルスやヘルペスウイルスなどに対する抗ウイルス薬を除き，特異的な抗ウイルス薬は少ない。ただし，ウイルスに感染すると，体内に抗体がつくられてウイルスは排除される。

このため，安静にして栄養状態をよくするなどの対症療法が中心になる。また，ワクチン接種による予防も有効である。

(1) 麻 疹

麻疹ウイルスが空気感染して発症する。

潜伏期は10～12日で，発熱，咳，鼻汁，結膜炎で発症する。

発症後2～3日目に口腔頬粘膜にコプリック斑と呼ばれる周囲が赤い小さな斑点が出現する。発症後3～4日にいったん解熱するが，再び高熱が出て，耳後部，頸部からしだいに全身に斑状の丘疹性発疹が出現する。

そして2～3日高熱が続いた後，急速に解熱し，発疹が消退して回復する。

診断は血清検査でウイルス抗体価の上昇で確定する。

特異的な治療法はなく，安静にして，栄養や水分を補給し，発熱には解熱薬を使用する。なお，弱毒生ワクチンの接種で予防できる。

予後はよいが，肺炎や脳炎などの合併症がみられることがある。

(2) 風 疹

風疹ウイルスの飛沫感染によって発症する。2～3日で軽快するので，俗に三日ばしかとも呼ばれる。

14～21日の潜伏期を経て，バラ紅色の斑状丘疹，発熱，リンパ節腫脹が出現する。発熱は発疹と同時にみられ，2～3日で解熱する。発疹も3日前後で消退する。

ウイルス抗体価の上昇で診断が下される。

特異的な治療法はなく，安静にして栄養，水分を補給する。弱毒生ワクチンによる予防が有効である。

予後はよい。

(3) インフルエンザ

インフルエンザウイルスによる呼吸器を中心にした感染症である。インフルエンザウイルスは伝播力が強く，冬季に大流行しやすい。

1～2日の潜伏期をおいて悪寒，発熱，頭痛，腰痛，倦怠感などの全身症状が出現し，咳，喀痰，胸痛などの呼吸器症状もあらわれる。39～40℃の高熱が3～5日間持続し，急速に解熱する。筋肉痛，関節痛，悪心，嘔吐，下痢，腹痛などを伴うこともある。

迅速診断として，咽頭スワブ***，うがい液からインフルエンザウイルス抗原を検出する。

抗ウイルス薬で治療する。対症療法として，安静にして保温し，栄養，水分を補給する。ワクチンで予防する。

通常は4～7日で軽快するが，高齢者や心疾患，糖尿病など基礎疾患に罹患している患者などでは重症になることもある。

(4) 流行性耳下腺炎

ムンプスウイルスが原因で耳下腺が腫脹する疾患で，俗にいう"おたふくかぜ"である。ウイルスは飛沫感染する。

2～3週間の潜伏期をおいた後，発熱し，耳下腺が腫脹して痛む。

合併症として，髄膜炎，膵炎，精巣上体炎，精巣炎などを起こすことがある。

血液生化学検査では血中，尿中アミラーゼが上昇する。免疫血清検査でウイルス抗体価の上昇を確認して診断する。

耳下腺を湿布し，抗消炎薬を投与する。

発熱は数日で軽快し，耳下腺腫脹は約1週間でよくなる。

予後は一般にはよいが，髄膜炎を合併したときには難聴，精巣炎・精巣上体炎を合併したときには不妊の原因になったりする。

(5) 単純ヘルペス感染症

単純ヘルペスウイルスによる感染症で，口唇や性器に痛みのある小水疱をつくる。性器ヘルペスは性行為で感染する。

血清検査でウイルス抗原・抗体を検査して診断する。

抗ウイルス薬を局所に塗布したり，全身に投与する。

予後はよいが，再発しやすい。中枢神経に感染すると予後が悪い。

(6) 水痘・帯状ヘルペスウイルス感染症

水痘・帯状ヘルペスウイルスによる感染症である。

ウイルスの初感染では水痘を発症する。これが治った後，ウイルスは神経節に潜伏して持続的に感染する。極度の疲労や，ガンや糖尿病などによって免疫能が低下した場合，このウイルスが再び活性化され，帯状ヘルペス（帯状疱疹）を引き起

＊ナノメートル
1ナノメートル（nm）は，10億分の1メートル。

＊＊ゲノム
生物の種に特異的な遺伝子の集合体をゲノムという。DNAの塩基配列で規定される遺伝情報をゲノムとする。

＊＊＊咽頭スワブ
咽頭粘膜を綿棒などでぬぐい，ぬぐい液を細菌の培養やウイルスの検出などに使用することをさす。また，巻綿子などで薬物を咽喉頭に塗布することもいう。

こす。

水痘は，10～20日間の潜伏期をおいて，発熱と皮疹があらわれる。皮疹は，紅色丘疹→水疱→膿疱→痂皮の順に変化する。

帯状ヘルペスは，潜伏感染した神経節の支配領域の皮膚に，神経の走行にそって帯状の水疱をつくり，ピリピリと痛む（図14-4）。

水疱内容液からウイルス抗原を検査したり，血清中の抗体を検査して診断する。

小児の水痘には，解熱薬や抗ヒスタミン薬の投与，石炭酸亜鉛華リニメントの外用などで対症療法を行う。帯状ヘルペスや重症の水痘には抗ウイルス薬で治療する。

水痘の予後はよいが，ウイルスが潜伏感染して，再活性化することがある。

3) クラミジア感染症

クラミジアは，生きた動物細胞の中でのみ寄生して増殖できる小型の細菌である。

人体に感染して問題になるクラミジアには，オウム病クラミジア，肺炎クラミジア，トラコーマクラミジアなどがある。

クラミジアにはペニシリンは無効で，治療にはテトラサイクリン系，マクロライド系の抗菌薬が使われる。

(1) オウム病

鳥類などの病原体であるオウム病クラミジアが肺炎を起こすものである。感染しているインコや鳩などの鳥類と接触して経気道感染する。

潜伏期は1～2週間で，高熱，頭痛，咳，筋肉痛などで発病する。

胸部X線写真で異常な陰影が認められ，血清学的検査で抗体価が上昇する。

テトラサイクリン系やマクロライド系などの抗菌薬で治療する。

早期に適切な治療をすれば予後はよいが，重症になると予後は悪い。

(2) クラミジア肺炎

肺炎クラミジアによる肺炎である。飛沫感染し，潜伏期は3～4週間である。

がんこな咳が出て，発熱する。

胸部X線写真で異常な陰影が認められ，血清学的検査で抗体価が上昇する。

テトラサイクリン系やマクロライド系などの抗菌薬で治療する。

早期に適切な治療をすれば予後はよい。高齢者では重症化することがある。

(3) トラコーマ

トラコーマクラミジアによって起きる結膜炎である。結膜炎の分泌物から感染する。

目の充血，眼脂，角膜潰瘍などが起こる。

表皮細胞中のトラコーマ封入体を証明して診断

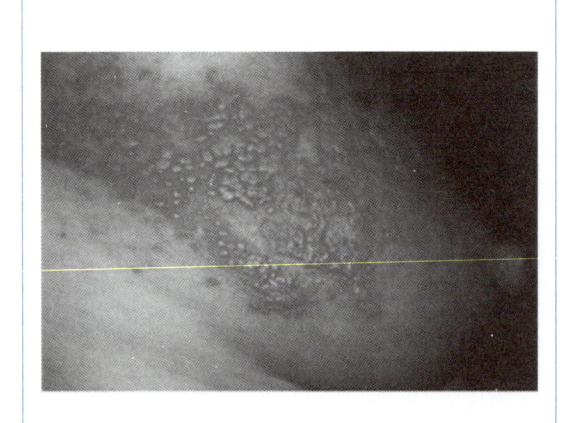

図14-4　帯状疱疹
（神経の走行に沿って水疱がみられ，疼痛が強い）

する。

テトラサイクリン系点眼薬，眼軟膏などで治療する。

早期に治療すれば予後はよい。

4）リケッチア感染症

リケッチアは，クラミジアと同じように，生きた動物細胞中でのみ増殖できる小型の細菌である。ノミ，シラミ，ダニなどの節足動物によって媒介されて感染する。

人間に感染して問題になるのは，発疹チフスリケッチア，発疹熱リケッチア，ツツガムシ病リケッチア，ロッキー山紅斑熱リケッチアなどである。

リケッチアに対してもペニシリンは効果がなく，テトラサイクリン系抗菌薬などが使われる。

(1) 発疹チフス

発疹チフスリケッチアによって感染する疾患である。リケッチアに汚染されたシラミに刺され，刺し口や掻き傷からリッケチアが侵入して感染する。

約1週間の潜伏期をおいて，突然に頭痛，悪寒，発熱，筋肉痛があらわれる。第5病日頃に，発疹が全身に広がってくる。

血清学的検査で，リケッチアに対する抗体を検出して診断する。

テトラサイクリン系抗菌薬を投与して治療する。

適切な治療を行えば予後はよいが，治療が遅れると重症になって意識混濁などを起こす。

(2) ツツガムシ病

ツツガムシ病リケッチアによって発病する疾患である。かつては新潟，山形，秋田などの河川流域に多かったが，最近ではそのほかの地域でも散発的に発症することがある。

ツツガムシ病リケッチアをもつツツガムシの幼

虫に刺されて発病する。

　ツツガムシの幼虫に刺された後，6〜18日して刺し口に黒い痂皮ができ，高熱，頭痛，眼痛，結膜充血が出現する。1週目の終わり頃から発疹が体幹から四肢に広がり，2週目には脳神経症状，心筋炎，乏尿などの多臓器症状があらわれて重症になる。

　血清学的検査で抗体を検出して迅速に診断する。

　テトラサイクリン系抗菌薬を投与する。

　治療の効果が出れば，10〜14日で軽快する。治療が遅れると，重症になる。

5）真菌症

　真菌は，いわゆるカビの仲間で，真核細胞からなる原生生物の一群である。細菌と異なって多細胞で，真核，ミトコンドリア，小胞体をもつ。白癬（俗にいう水虫）も真菌感染症のひとつである。

　真菌は口腔内などに常在するが，ガンや白血病などで免疫能が低下した患者では日和見感染＊を起こしやすく，また全身性に拡大して重症になることもある。

　治療は，抗真菌薬を投与する。

（1）カンジダ症

　主にカンジダ・アルビカンスの感染による疾患で，日和見真菌感染症のなかでもっとも頻度が高い。

　カンジダは消化管，口腔，女性性器などに常在し，消化管における菌交代現象などによって発病する。乳児，妊婦，糖尿病患者，免疫抑制薬使用者，重症患者，HIV感染者などに発症しやすい。

　カンジダは，粘膜や皮膚を主に侵す。このような感染症は潜在性カンジダ症と呼ばれる。

　口腔カンジダ症（鵞口瘡）は，口腔粘膜に白色でクリームのような斑点ができ，はがすと出血する。口内不快，咽頭痛がある。

　食道カンジダ症では，嚥下困難や胸骨下部に疼痛を訴える。

　皮膚カンジダ症では，爪炎，爪周囲炎，肛門炎などを起こす。

　一方，免疫不全状態では，深部臓器に小膿瘍や肉芽腫を形成して重症になる。このような状態は深在性（内臓）カンジダ症と呼ばれ，尿路カンジダ症，肺カンジダ症，カンジダ心内膜炎などがある。さらに感染が全身に及ぶと播種性カンジダ症を起こし，重症になる。

　検体の塗抹標本を顕微鏡で観察したり，培養して診断する。深在性真菌症では，血清学的検査で真菌の成分を抗原として検出する。

　浅在性カンジダ症には局所に抗真菌薬軟膏を塗布するなどして治療する。深部カンジダ症には抗真菌薬を全身に点滴注射で投与する。

　潜在性の場合には予後はよいが，深在性カンジダ症は播種性になったり，免疫能の低下した患者で終末期に感染した場合の予後は悪い。

6）寄生虫症，原虫疾患

　原虫は単細胞の真核生物で，動物としての特徴をもつ。人体に有害な原虫として，赤痢アメーバ，マラリア原虫，トリコモナスなどがある。海外旅行で感染するケースが多い。

　治療は抗原虫薬で駆虫する。

（1）赤痢アメーバ症

　赤痢アメーバによって起きる消化器症状を主とした疾患である。開発途上国に多く，輸入感染症となる。また，性感染症（STD）や特殊収容施設での集団発生もある。

　ヒトや汚染食物を介して経口的に感染する。赤痢アメーバは，大腸と肝臓に寄生する。

　大腸に寄生すると，腹痛，下痢，粘血便，血便などの症状が出て，腸アメーバ症と呼ばれる。

　また，大腸から血行性にアメーバが運ばれると

肝臓に寄生して膿瘍をつくることがある。腸外アメーバ症と呼ばれ，右季肋部痛，食欲不振，発熱などが起きる。

便検査でアメーバ虫体を検出すると診断がつく。血清学的検査で血清抗体価を調べても診断できる。肝膿瘍はエコー検査やCT検査で確認できる。

抗原虫薬で治療する。

腸アメーバ症は治療でよくなるが，再発することがある。肝膿瘍は，確定診断がつかないと死亡する症例もある。

(2) マラリア

マラリア原虫が感染して起きる感染症で，周期的な発熱発作，貧血，脾腫が特徴的である。世界中では年間に数億人がマラリアに罹患し，100万〜200万人が死亡しているとされる。

マラリア原虫はハマダラ蚊の雌によって媒介される。人体に寄生するのは，熱帯熱マラリア，三日熱マラリア，四日熱マラリア，卵形マラリアの4種類がある。

マラリア原虫は赤血球に寄生して赤血球を破壊する。

強い悪寒とガタガタふるえのくる戦慄で発症し，40℃以上の高熱，頭痛がある。そして多量に発汗するとともに解熱する。その後もマラリアのタイプに応じて周期性に発熱する。

そのほか，全身倦怠感，筋肉痛，関節痛，咳，下痢，肝脾腫などもある。重症になると脳症状や腎不全などを起こして危険な状態になることもある。

血液塗抹検査で，赤血球に原虫を確認する。

抗マラリア薬で治療する。

早期に的確な治療を行えば予後はよい。熱帯熱マラリアは重症になりやすく，予後も悪い。

＊日和見感染

本来は感染することのない微生物が，糖尿病やガンなどの基礎疾患によって免疫能が低下した患者に感染することをいう。たとえば，健康人に真菌が感染して問題になることは少ないが，免疫能の低下した患者では真菌が重症の感染症を引き起こし，致命的になることすらある。

7）性行為感染症，性感染症

性行為などによって感染する疾患の一群をいう。

性行為によって感染するため性行為感染症とよばれたが，複雑な性行動によって感染することから，今日では性感染症ということが多い。かつては梅毒や淋病が多かったが，現在ではクラミジア感染やAIDSが問題になっている。

(1) 梅　毒

梅毒トレポネーマによって起きる性感染症である。性行為で感染し，多彩な症状が出現する。

感染して約3週目に，梅毒トレポネーマが侵入した部位に硬結ができ，潰瘍ができる。また，所属リンパ節が腫脹する。これらの病変は数週間以内で消える。

感染して3カ月頃から梅毒トレポネーマが血中に入って増殖し，発疹，発熱，関節痛，全身倦怠感，全身リンパ節腫脹などがあらわれる。

血清学的検査のワッセルマン反応*や，トレポネーマに対する抗体を検査して診断する。

ペニシリン系抗菌薬を投与して治療する。

適切な治療を行えば予後はよい。治療が十分に行えなかった時代には，感染して10年以降に，梅毒性大動脈瘤や脊髄癆，進行麻痺などがみられた。また母親が梅毒の場合，胎児が母体内で感染する先天性梅毒もある。

(2) 淋菌感染症

淋菌感染症（淋病）は，淋菌による急性の性感染症で，男性では尿道炎，女性では子宮頸管炎が代表的である。このほか，結膜炎，咽頭炎，直腸炎，腹膜炎，全身感染症を起こすこともある。

分泌物の塗抹標本で淋菌を同定して診断する。

抗菌薬で治療する。

適切な治療を行うと，早期に治癒する。不適切な治療では，尿道狭窄や卵管狭窄を起こすこともある。

(3) 性器クラミジア感染症

トラコーマクラミジアが感染して発病する性感染症である。性行為で感染し，尿道上皮細胞内に感染して増殖し，尿道炎を起こす。

1～2週間の潜伏期間の後，頻尿，排尿痛，漿性分泌物が出現する。女性では頸管炎，子宮内膜炎，卵管炎，骨髄腹膜炎などを起こし，男性では精巣上体炎などへ波及することもある。

感染上皮細胞から遺伝子検査を行うと確定診断できる。

テトラサイクリン系やマクロライド系などの抗菌薬で治療する。

適切な治療を行えば完治する。パートナーも同時に治療する。

8）院内感染症

院内感染症は，患者や医療従事者が保有している病原体が，入院患者などに感染し，病院内で広がるものである。家族や見舞い者が病原体をもちこむケースもある。

院内感染症が発症し，拡大する要因には，①入院して免疫能が低下しているなど宿主要因，②薬剤耐性など微生物要因，③同じ施設内に多数の人が生活し，同じ給食や医療材料などが使われるなど環境要因がある。これらが複雑にからみあい，院内感染症を引き起こす。

院内感染を予防するには，感染症の原因となる微生物の特徴を十分に把握し，感染源や感染経路を絶つことが重要である。このため，総合的に感染を制御することが求められる。病院には院内感染対策を専門にする委員会やチームが組織され，活動している。

病原体が感染する経路には，接触感染，飛沫感染，空気感染がある。

接触感染を起こす微生物には，MRSA（黄色ブ

ドウ球菌），腸管出血性大腸菌O157，赤痢菌，ロタウイルス，ヘルペスウイルスなどがある。

飛沫感染には，インフルエンザ菌，インフルエンザウイルス，風疹ウイルスなどがある。

空気感染は，結核菌，麻疹ウイルスなどである。

これらの病原体による院内感染症が問題になるときには，感染経路をよく認識して，院内感染を予防するようにする。

現在，院内感染症として問題になっているのは，MRSA感染症をはじめ，バンコマイン耐性腸球菌（VRE），緑膿菌，セラチア，バクテロイデスなどである。

(1) MRSA感染症

ペニシリン系抗菌薬の一種であるメチシリンに耐性をもつ黄色ブドウ球菌（MRSA）による感染症をいう。

MRSAは，健康人でも鼻腔内など常在していることがある。これらは，ふだんは問題を起こさない。ところが，MRSAを保菌している人から，医療従事者の手や医療器具，食器などを介して伝播し，入院患者にMRSAが肺炎などを起こすことがある。

とくに，手術後の患者やガン患者など，免疫能の低下した患者において，敗血症，肺炎，腸炎，創傷感染，尿路感染などが院内感染症として問題になる。

診断には，感染部位からMRSAを検出する。また，その原因となった保菌者を調査し，感染経路を追跡して，感染が拡大しないように予防対策を講じるようにする。

MRSAはほとんどの抗生物質に耐性を示し，耐性の少ないアルベカシンやバンコマイシンで治療する。

免疫能が低下している患者に敗血症や肺炎などの重症感染を起こしたときには，治療薬剤が限られているだけに予後は不良である。

＊ワッセルマン反応
ウシの心臓脂質のカルジオリピンを抗原にして，梅毒患者の血清と補体結合反応を行うことをさす。梅毒の血清診断として長く用いられているが，梅毒以外の患者でも偽陽性になることがあり，また梅毒患者で治療によって治癒した後も陽性のままになる欠点がある。

＊低栄養（p.182）
一般に，タンパク，エネルギー不足などによる栄養不良の状態をいう。摂取不足のほか，消化・吸収不良などでも起こる。

9）新興感染症，再興感染症

新興感染症は1973年以降に発見された新しい感染症で，地域あるいは世界的規模で流行して人々の健康上の問題を引き起こすものをいう。

レジオネラ症，エボラ出血熱，成人T細胞白血病，AIDS，牛海綿状脳症（BSE），重症急性呼吸器症候群（SARS）などがあり，いずれも重症である。

再興感染症は以前からあったが，すでにほぼ制圧されていたと思われていたにもかかわらず，最近になって再び増加して問題になっている感染症である。

これらには，①細菌感染症（ペスト，ジフテリア，結核，コレラ，百日咳など），②ウイルス感染症（狂犬病，デング熱，黄熱病，など），③寄生虫，原虫感染症（マラリア，住血吸虫症，エキノコッカス症など）がある。

新興感染症や再興感染症が発生している背景には，人口増加と都市集中化，政情不安定による難民や低栄養*の増加，地球温暖化，高齢化，抗菌薬の濫用，海外旅行や多様な性行動など生活様式の変化などがあげられる。これらに対して，地球規模で取り組むことが求められる。

た名称である。

現在使われている抗菌薬は，細菌に対する作用機序から，①細胞壁の合成を阻害するもの（ペニシリン系，セフェム系など），②細胞膜の機能を阻害するもの（抗真菌薬など），③核酸の合成を阻害するもの（ニューキノロン系など），④タンパク質の合成を阻害するもの（マクロライド系，アミノグリコシド系など），⑤代謝に拮抗するもの（サルファ剤）に分類される。

適切な抗菌化学療法を行うにあたっては，まず感染症を確実に診断し，原因となった起炎菌を同定して，薬剤感受性を調べることが大切である。そして，起炎菌にもっとも有効な抗菌薬を選択する。さらに感染を起こしている臓器に抗菌薬がよく移行し，かつ副作用の少ないものを使用する。経済性や患者の状態に応じて適切な抗菌薬を選択することも要求される。

敗血症などの難治性感染症には，一剤だけでなく，作用機序の異なった抗菌薬を組み合わせて使うことが多い。

2. 化学療法の概要

感染症に対する治療には，①感染症を引き起こした病原体を排除する原因療法，②感染によって生じた発熱や頭痛など随伴した症状を改善する対症療法，③易感染性など宿主の免疫能低下を改善する免疫補助療法がある。

このうち，もっとも重要なのは原因療法で，病原体に感受性のある抗菌薬を投与する抗菌化学療法が基本となる。

抗菌薬は，放線菌などの微生物がつくる抗生物質と，人工的に合成された抗菌活性物質を合わせ

◆ 演習問題

問題1． 扁桃炎を起こし，感染後に急性糸球体腎炎を併発する原因菌はどれか。
  (a) 破傷風菌   (b) ジフテリア菌   (c) 溶血連鎖球菌
  (d) 黄色ブドウ球菌   (e) インフルエンザ菌

問題2． 胃・十二指腸潰瘍の原因になる細菌はどれか。
  (a) 大腸菌   (b) コレラ菌   (c) ボツリヌス菌
  (d) クロストリジウム   (e) ヘリコバクター・ピロリ

問題3． 夏季に生魚介類などから発症する食中毒の原因菌となるのはどれか。
  (a) 大腸菌   (b) サルモネラ   (c) ブドウ球菌
  (d) 腸炎ビブリオ   (e) カンピロバクター

問題4． 流行性耳下腺炎の原因ウイルスはどれか。
  (a) ノロウイルス   (b) ヘルペスウイルス   (c) ムンプスウイルス
  (d) パピローマウイルス   (e) コクサッキーウイルス

問題5． リケッチア感染症はどれか。
  (a) 麻疹   (b) オウム病   (c) マラリア
  (d) トラコーマ   (e) ツツガムシ病

問題6． 通常は院内感染の<u>原因にならない</u>病原体はどれか。
  (a) MRSA   (b) 緑膿菌   (c) セラチア
  (d) 破傷風菌   (e) バンコマイシン耐性腸球菌

◎**解　答**
問題1．(c) ▶ p.171参照
問題2．(e) ▶ p.172参照
問題3．(d) ▶ p.173参照
問題4．(c) ▶ p.175参照
問題5．(e) ▶ p.177参照
問題6．(d) ▶ p.180参照

chapter 15 免疫と生体防御

〈学習のポイント〉

①免疫は，外来から侵入した病原体など異物を認識し，破壊して排除する役割を果たしている。
②アレルギーは，外から侵入した異物に対して病的な反応を起こす病態である。アレルギー性疾患には，アトピー性皮膚炎，蕁麻疹，気管支喘息などがある。
③膠原病は，全身の膠原線維にフィブリノイド変性が見られる疾患群を総称したもので，全身性エリテマトーデス（SLE），強皮症（全身性硬化症PSS），皮膚筋炎（DM），関節リウマチ（RA），リウマチ熱（RF），結節性多発動脈炎（PN），シェーグレン症候群，ウェゲナー肉芽腫，過敏性血管炎，ベーチェット病，血栓性血小板減少性紫斑病などが該当する。
④免疫不全症は，免疫反応に関わる因子の欠陥によって感染症などを起こしやすい病態である。先天性の原発性免疫不全症候群と，ほかの基礎疾患によって二次的に免疫因子に異常がある続発性免疫不全症候群とがある。
⑤ヒト免疫不全ウイルス（HIV）の感染によって発症するAIDS（後天性免疫不全症候群，エイズ）も続発性免疫不全症候群のひとつである。

　免疫は，体外から侵入した病原体などの異物を認識し，破壊して排除する生体防御において中心的な役割を果たしている。
　免疫系が正常に働いていれば，感染症をある程度は食い止めることができる。しかし，免疫能が低下していれば，弱毒菌などに対しても簡単に感染してしまう。しかも，重症になりやすい。
　生体防御に重要な働きのある免疫系に異常があると，さまざまの疾患が発生する。
　免疫能が先天的あるいは後天的に低下すれば，重症の感染症にかかってしまう。逆に免疫が過剰に起これば，外敵から身を守るどころか，アレルギー疾患や自己免疫疾患を引き起こしかねない。

1. 免疫・アレルギー疾患の成因，病態，診断，治療の概要

　免疫系の異常で起きる疾病として，アレルギー性疾患，膠原病，免疫不全症をとりあげる。

1) アレルギー性疾患

　アレルギーとは，外から侵入した異物を排除する本来の免疫反応とは異なり，生体にとって有害な病的反応を起こしてしまう病態である。
　たとえば，外来の異物が体内に入った場合，蕁麻疹を起こしたり，吐いたり，喘息発作を誘発したりする。
　このような現象は，かつて侵入した異物に対して抗体がつくられたり，リンパ球が感作され，再び同じ異物が侵入したときに起こる。異物に対する感作リンパ球や抗体との反応の結果，ヒスタミンなどの化学伝達物質が放出され，かえって生体に傷害を与えてしまうものである。
　アレルギーを起こす原因になる物質をアレルゲンと呼ぶ。
　アレルギーによって起きると考えられる疾患には，アトピー性皮膚炎，蕁麻疹，気管支喘息などがあり，生活環境の変化などを受けて近年増えてきている。

（1）アトピー性皮膚炎
　乳幼児期から発症する湿疹性皮膚疾患である。
【成因と病態生理】
　真の原因は不明であるが，アレルギーが原因とされる。

【症状と所見】

乳幼児期に発症し，年齢によって症状に差異がある。

①乳幼児期（3歳頃まで）：顔や頭に紅斑や丘疹が出現し，頸部や体幹，四肢へ広がる。

②幼小児期（4～10歳頃）：頸部や関節窩の皮膚が乾燥して，硬い皮疹になる。

③思春期，成人期：思春期頃までに軽快することが多い。成人になっても残る場合には，皮疹は乾燥傾向が強く，関節窩などに限局していることが多い。

【診　断】

特徴的な皮膚症状で診断できる。

【治　療】

日常の生活環境や全身の清潔を保ち，保湿剤やステロイド外用剤を適宜使用する。

【経過と予後】

多くは思春期頃までに軽快する。ただし，成人になっても治らなかったり，成人で発症することもある。

(2) 蕁麻疹

蕁麻疹は，局所の皮膚が赤くみみず腫れのように腫れ，かゆみのある膨疹である。

【成因と病態生理】

蕁麻疹もアレルギーとされ，原因となる物質を食べたり，触ったりして発症する（表15-1）。

【症状と所見】

皮膚が赤くなって，かゆみがはじまる。そして，その部分が線状，円形，地図状などに盛りあがった膨疹になる（図15-1）。

数分から数時間のうちに跡形もなく消えてしまうことが多い。

【診　断】

臨床経過や皮疹の性状から診断できる。

【治　療】

抗ヒスタミン薬や抗アレルギー薬を投与する。

表15-1　蕁麻疹の主な原因

食物	魚，貝，獣肉類，卵，牛乳，ナッツ，そば，小麦，大豆，食品添加物
薬物	ペニシリン，セフェム系抗菌薬，鎮痛解熱薬，消炎鎮痛薬，造影剤，麻薬，血液製剤，ワクチン，輸血
吸入原	ハウスダスト，真菌，花粉
感染	ウイルス，カンジダ，寄生虫，昆虫
他疾患	膠原病，血清病，悪性腫瘍
物理的刺激	機械性，寒冷，温熱，日光，コリン性，水性
心因	精神的ストレス
特発性	原因が発見できない

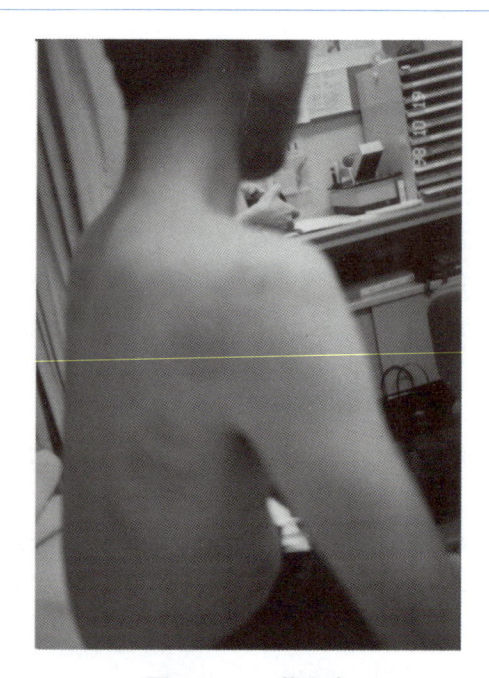

図15-1　蕁麻疹
（背部に隆起したかゆみのある膨疹がみられる）

原因となる物質がわかるときには，それを避けるようにする。

【経過と予後】

原因がなくなれば消えてしまう。原因から遠ざかり，くり返さないようにする。

2）食物アレルギー

食物が原因となって，嘔吐や蕁麻疹，喘息などのアレルギー症状が出るものが食物アレルギーである。

【成因と病態生理】

食物アレルギーを起こす原因には，乳幼児では，卵，牛乳，大豆が多く，年齢が長じるにつれ，米，小麦粉，魚介類などのアレルギーも多くなる（表15-2）。

【症状と所見】

多彩な症状が起こる。

消化器症状として，悪心，嘔吐，腹痛，下痢などがある。皮膚症状には，湿疹，蕁麻疹がある。呼吸器症状として，咳，喘鳴，呼吸困難がある。重症では，アナフィラキシーショック＊を起こして生命が危険なこともある。

【診断】

食事内容とアレルギーの発現の関連をよく確認する。免疫血清検査で特異的IgEを検査してアレルゲンを特定する。

【治療】

アレルゲンを特定し，それを含むすべての食品を食べないようにする。

アレルギー症状に対しては，抗ヒスタミン薬や抗アレルギー薬で対症的に治療する。アナフィラキシーショックを起こしているときには，呼吸を保ち，点滴して血圧を上げるなど，救急処置を行う。

【経過と予後】

乳幼児の食物アレルギーは自然になくなることもあるが，成人まで残ることもある。食物との因

＊アナフィラキシーショック
特定の物質によって引き起こされるアレルギー反応のうち，血圧低下，呼吸不全，チアノーゼ，意識障害などを起こす全身性の重篤な病態をいう。気道と血管を確保し，エピネフリンや副腎皮質ホルモンを投与して治療する。

表15-2　食物アレルギーの主な原因

牛乳とその加工品	牛乳・粉ミルク，バター，チーズ
卵とその加工品	卵，鶏肉，マヨネーズ，ケーキ，フライ，天ぷら
穀類・豆類	米，そば，小麦粉，大豆，ピーナッツ
魚介類	サバ，マグロ，アジ，エビ，カニ
野菜・果物類	ほうれんそう，なす，たけのこ，山いも，リンゴ，バナナ，キウイ，メロン

果関係をよく調べて，アレルゲンとなる食品を口に入れないようにする。

3）膠原病，自己免疫疾患

膠原病は，全身の膠原線維（コラーゲン線維）にフィブリノイド変性という共通の病変がみられる疾患群を総称したものである。

全身性エリテマトーデス（SLE），強皮症（全身性硬化症PSS），皮膚筋炎（DM），関節リウマチ（RA），リウマチ熱（RF），結節性多発動脈炎（PN）の6疾患が古典的に定義された膠原病で，それにシェーグレン症候群，ウェゲナー肉芽腫，過敏性血管炎，ベーチェット病，血栓性血小板減少性紫斑病などが膠原病周辺あるいは近縁疾患とされている。

膠原病には，共通した臨床的特徴がみられる（表15-3）。

表15-3 膠原病の臨床的特徴

- 発熱，体重減少など全身症状がある。
- 複数の臓器に病変がある。
- 再燃と寛解を繰り返す。
- 種々の自己抗体が証明され，免疫機構の異常が病因に考えられる。
- 発症に遺伝的な素因の存在が認められる。

（1）全身性エリテマトーデス

皮膚や腎臓など，全身の臓器に病変がみられ，多彩な症状を示す慢性炎症性疾患である。抗核抗体をはじめ，多くの自己抗体が検出され，自己免疫疾患とされる。

男女比は1：9～10と圧倒的に女性に多く，20～40歳代に好発する。

【成因と病態生理】

遺伝的素因，環境要因，内分泌環境などが作用して免疫異常を起こし，つくられた自己抗体が原因となって全身の臓器を傷害すると考えられている。

【症状と所見】

多彩な症状があらわれる。
①全身症状：発熱，倦怠感，体重減少，食欲不振などがみられる。
②皮膚・粘膜症状：鼻から両頬部に広がる蝶形紅斑が特徴的である。そのほかにも種々の皮疹，頭髪の脱毛，日光過敏症，口腔粘膜潰瘍などもみられる。
③関節症状：関節痛がみられる。
④臓器症状：
・腎臓＞タンパク尿，血尿，ネフローゼ症候群
・肺＞胸膜炎，胸水貯留，間質性肺炎
・心臓＞心外膜炎，心筋炎，心内膜炎
・神経＞けいれん発作，精神症状，髄膜炎
・消化器＞腹痛，嘔吐，腹膜炎，肝機能障害
・血管＞血管炎

【診　断】

末梢血液検査で白血球減少，貧血，血小板減少がある。免疫血清検査で，抗核抗体，抗DNA抗体（とくに抗dsDNA抗体），抗Sm抗体，リウマトイド因子などの自己抗体が陽性になり，血清補体価が低下する。

【治　療】

副腎皮質ステロイド薬や免疫抑制薬を使用して治療する。

【経過と予後】

慢性的に増悪と寛解*をくり返す。

(2) 関節リウマチ

関節を中心に，全身の支持組織が多発性におかされる慢性の炎症性疾患である。

【成因と病態生理】

自己免疫疾患と考えられるが，真の原因は不明である。

【症状と所見】

関節症状として，初期には朝に関節がこわばるのが特徴である。やがて関節痛，腫脹が起こり，進行すると関節が破壊され，変形する。

関節外の症状としては，皮下結節，間質性肺炎，肺線維症，胸膜炎，血管炎，強膜炎，心膜炎，心筋炎など，さまざまな症状があらわれることがある。

合併症として，腎障害や心障害などが起きることがある。

【診　断】

免疫血清検査でリウマトイド因子が陽性である。骨・関節X線写真で，骨のびらんや破壊などの変化がある。

【治　療】

過労を避け，十分な栄養と休養をとり，全身状態をよくする。

非ステロイド系抗炎症薬，副腎皮質ステロイド薬，免疫抑制薬，生物学的製剤などを薬物療法として適宜使用する。

関節の破壊，変形が強く，関節機能が著しく損なわれたときは手術し，人工関節に置換する。

【経過と予後】

完全寛解する例は少なく，病変は慢性的に進行する。ただし，最近では効果的な薬物療法が開発され，軽快することが多い。

＊増悪と寛解

病気が完全に治癒することがなく，悪化したり（増悪），いったんは治ったように見える状態（寛解）になることをいう。

＊ニューモシスチス肺炎（p.190）

真菌に属するニューモシスチス・イロベチイ（かつては原虫に分類されニューモシスチス・カリニと呼ばれた）によって起こされる肺炎である。免疫能が低下した患者に発症し，咳嗽，発熱，呼吸困難が急速に進行する。適切な治療で軽快するが，治療が遅れると致命的になる。

＊＊カポジ肉腫（p.190）

カポジが1872年に特発性出血性肉腫と報告した肉腫で，下肢などに腫瘤を形成する。エイズなどで免疫能が低下した患者で発病し，予後は不良である。

4）免疫不全症

　免疫不全症は，免疫反応にかかわる因子に欠陥があり，感染に対する抵抗性が低下するなど，さまざまな症候をきたす疾患をいう。

　免疫不全症には，免疫因子が遺伝的に異常のある原発性免疫不全症候群と，ほかの基礎疾患によって二次的に免疫因子に異常のある続発性免疫不全症候群がある。

　ヒト免疫不全ウイルス（HIV）の感染により発症するAIDS（後天性免疫不全症候群，エイズ）も続発性免疫不全症候群のひとつである。

　免疫不全症では感染がもっとも問題になる。その特徴は，表15－4に示すようである。

（1）AIDS（後天性免疫不全症候群，エイズ）

　ヒト免疫不全ウイルス（HIV）が感染して起きる免疫不全症に続発する症候群である。1981年にはじめて報告されて以来，全世界で患者数が増えている。

【成因と病態生理】

　HIVは細胞性免疫を担当するTリンパ球に感染し，その機能を破壊する。その結果，免疫能が極度に低下し，日和見感染を起こす。

　HIVが感染する経路には，①HIV感染者との性交渉，②HIVが混入した血液製剤の輸注，③HIV感染者の妊娠・出産がある。

【症状と所見】

　AIDSは次のように進む。

①急性期（HIV感染後2～4週間）：ウイルス感染により，発熱，咽頭炎，リンパ節腫脹，関節痛，筋肉痛，皮疹などがみられる。数週間で軽快する。

②無症候期（数年～十数年）：特別な症状がないままで経過する。

③AIDS関連症候群期：表在性リンパ節腫脹，体重減少，発熱，下痢などがあらわれる。

④AIDS発症期：免疫不全状態となり，口腔・食道カンジダ症，帯状疱疹，ニューモシスチス肺炎*，サイトメガロウイルス肺炎などの日和見感染や，悪性リンパ腫，カポジ肉腫**などの悪性腫瘍を起こして，死亡する。

【診　断】

　免疫血清学的検査で抗HIV抗体を検査する。さらに，HIV遺伝子を確認する。

【治　療】

　抗HIV薬で薬物治療を行う。日和見感染を起こしているときには，病原体に感受性のある抗菌薬を投与する。また，悪性腫瘍を合併した場合には，抗ガン化学療法を行う。

【経過と予後】

　AIDSが発症すると，予後はきわめて悪い。

表15－4　免疫不全における感染の特徴

- 感染する頻度が高い。
- 感染すると長期化し，重症化しやすい。
- 通常の感染とは異なる経過をたどる。
- 本来は病原性が弱い病原体によって感染する。

◆ 演習問題

問題1． アレルギー性疾患はどれか。
 (a) 糖尿病
 (b) 気管支喘息
 (c) 急性心筋梗塞
 (d) レジオネラ症
 (e) 全身性エリテマトーデス

問題2． 全身性エリテマトーデスに特徴的な症候はどれか。
 (a) 蝶形紅斑
 (b) 突発性発疹
 (c) アキレス腱肥厚
 (d) ヘリオトロープ斑
 (e) リウマトイド結節

問題3． AIDS（エイズ）の原因となる病原体はどれか。
 (a) HIV
 (b) HTLV−Ⅰ
 (c) プリオン
 (d) ロタウイルス
 (e) マイコプラズマ

◎解　答
問題1．(b) ▶ p.185参照
問題2．(a) ▶ p.188参照
問題3．(a) ▶ p.190参照

chapter 16 悪性腫瘍

〈学習のポイント〉
① 悪性腫瘍は，細胞が無制限に増殖し，正常の組織や臓器を傷害してしまう病態である。
② 日本人の死因第1位は男女ともガンである。
③ ガンは，腫瘍による局所の傷害だけでなく，肺や肝臓などに転移する。
④ ガンの治療法には，手術療法，放射線療法，化学療法，免疫療法，遺伝子治療などがあり，ガンの種類と患者の状態に応じて選択される。
⑤ 食道ガンは食道に原発するガンで，嚥下障害が起きる。
⑥ 胃ガンは胃の粘膜上皮細胞から発生し，胃もたれ感，腹痛，食欲不振，嘔吐などの症状がある。診断は胃内視鏡検査で行われ，手術で治療する。
⑦ 結腸・直腸ガンは大腸に発生し，下痢，血便，腹痛，腸閉塞（イレウス）などの症状があらわれる。
⑧ 肝ガンは肝硬変から発症しやすく，腹痛，肝腫大，黄疸，腹水，腹部膨満などがあらわれる。
⑨ 膵ガンは膵臓に発生し，黄疸，上腹部や腰背部の疼痛，体重減少が主な症状である。
⑩ 肺ガンは肺に発生し，組織型から，扁平上皮ガン，腺ガン，小細胞ガン，大細胞ガンに分けられる。咳，痰，血痰，胸痛，呼吸困難，やせなどが主な症状になる。
⑪ 子宮頸ガンは子宮頸部に発生し，ヒト乳頭腫ウイルス（HPV）との関連が示唆される。不正性器出血，接触出血，帯下などがみられる。
⑫ 乳ガンは乳腺に発生し，腫瘤を触れたり，乳頭分泌，びらんなどがあらわれる。
⑬ 前立腺ガンは前立腺に発生するガンで，排尿困難，頻尿，血尿，排尿痛などがあらわれる。腫瘍マーカーのPSAが診断や進行度の判断に役立つ。

えるだけでなく，ある細胞は神経細胞になったり，ある細胞は肝細胞になるなど，分化と成熟を行い，それぞれが固有の組織や臓器を構成する細胞になる。

細胞の増殖や分化は，胎生期から成長期にかけてだけでなく，成人してからも細胞は活発に増え，分化して成熟している。たとえば，皮膚や粘膜，消化管，造血器，生殖器などの細胞は，日々つくられては古い細胞と交代している。

膨大な数の細胞が増殖し，一方では死滅していくにもかかわらず，生体内での細胞増殖および分化，成熟は秩序が守られいる。決して細胞が増えすぎたり，少なすぎたりしないよう，巧妙に調節されているのである。

つまり，生体内での細胞は，動的なバランスが保たれた状態で増殖し，分化，成熟している。

もしも細胞の増殖や分化のバランスが乱れ，細胞が増えすぎてしまえば，細胞は腫瘍をつくってしまう。しかも，本来はその細胞がないはずの組織でも増殖したりもする。

こうして，細胞が無制限に増殖し，正常の組織や臓器を傷害して生命を奪ってしまう病態が悪性腫瘍である。

1. 腫 瘍

1）細胞の増殖，分化

成人のからだはおよそ60兆個の細胞でできている。

この膨大な数の細胞は，すべて1個の受精卵に由来する。受精卵は分裂を重ねて増殖し，数を増やして60兆個もの細胞をつくる。細胞の数が増

2）組織の再生・修復，肥大，増生，化生，異形成・退形成

(1) 組織の再生・修復

再生とは，欠損した組織を細胞が増殖して補い，もとどおりにする現象をいう。

表皮，毛根，粘膜上皮などの組織は日々細胞や組織が生まれ変わるが，このような再生は生理的

な再生である。

一方，外傷や循環障害などで組織が傷害され，欠損した場合には，その部位で細胞が増殖し，欠損部分を修復する。このような再生は，病的再生という。

組織の傷害が少ないと，きずあとを残さず，機能も完全に修復できる（完全再生，完全修復）。しかし，傷が大きければ，きずあとや機能に障害を残したままで修復される（不完全再生，不完全修復）。

(2) 肥　大

肥大とは，細胞，組織，臓器の容積が増大する状態をいう。

妊娠したり授乳する女性の乳腺，妊娠したときの子宮壁，スポーツマンの骨格筋などは，機能が高められるために肥大するもので，生理的肥大という。

これに対して，一側の臓器が摘出されたり，臓器の一部が切りとられた場合には，残った部分が代償的に肥大する。これは代償性肥大という。たとえば，一側の腎臓を摘出した場合や，肝臓の部分切除などでみられる。

(3) 増生（過形成）

増生（過形成）は，組織，臓器を構成する細胞の数が増えて組織や臓器の容積が大きくなる状態をさす。

肥大と過形成は同時に起こることが多く，ふつうは肥大と過形成を合わせて肥大（広義）という。

ホルモンの過剰分泌で過形成を起こすことがある。たとえば成長ホルモン過剰分泌では巨人症，先端巨大症になる。

(4) 化　生

いったん分化して成熟した組織が，ほかの組織に変化する現象をいう。

慢性炎症，持続的な機械的・化学的刺激，ホルモン過剰，ビタミンA欠乏などによって起きる。たとえば，慢性炎症によって子宮頸部の円柱上皮が重層扁平上皮に変化したり，胃粘膜上皮が腸上皮組織になったりする。

(5) 異形成

前ガン病変とも呼ばれる。たとえば，子宮頸部の化生で重層扁平上皮や扁平上皮になった部分に，異型を示す細胞が一部でみられるが，ガンとはいえない状態である。

(6) 退形成

ガンが発生する過程において，母地である組織の細胞が正常の分化，構造，機能を喪失し，より未分化な胎児期の方向へ逆行するという考え方を示す用語である（Hansemann，1890）。ただし，現在では本来の意味から転じて，分裂増殖の著しい未分化な状態にみえる悪性の腫瘍細胞を形容する用語として使用される。

3）良性・悪性腫瘍

腫瘍とは，細胞が通常の秩序を乱して自律性に増殖し，腫瘤を形成するものである。

腫瘍は，良性腫瘍と悪性腫瘍とに分類できる。

良性腫瘍は，発育がゆっくりで，局所にとどまる。このため，宿主に対する影響はないか，あっても局所への影響にとどまる。予後は良好であるが，頭蓋内などにできた場合には，脳を圧迫して命にかかわることもある。

一方，悪性腫瘍は，発育が早く，局所にとどまらずに，領域リンパ節や遠隔臓器に転移する。そして正常の組織や臓器の働きを障害し，宿主を死に至らしめる。胃や大腸など，上皮組織から発生する悪性腫瘍をガン（ガン腫）と呼び，筋肉や骨など上皮組織以外から発生する悪性腫瘍を肉腫という。ただし，両方を合わせてガンと呼ぶことも多い。

4）局所における腫瘍の増殖，局所浸潤，転移

　良性腫瘍は，発生した部位や臓器にとどまり，被膜に包まれていることが多い。このため，周囲組織へ膨張性もしくは拡大性に増殖する（図16-1）。粘膜から隆起したポリープを形成したり，子宮筋腫のような塊をつくる。

　一方，悪性腫瘍は周囲組織へ浸潤性に発育し，正常組織を破壊して増殖する。腫瘍細胞が原発巣から連続性に進展していくことを浸潤という。悪性腫瘍細胞の多くは，グリコシダーゼやコラゲナーゼなどのタンパク分解酵素を産生し，周りの組織へ浸潤する。

　腫瘍細胞が原発巣を離れ，ほかの臓器に移って増殖する現象を転移という。悪性腫瘍に特徴的である。

　転移には，腫瘍細胞がリンパ管に入ってリンパ流に乗って転移するリンパ行性転移，血管内に侵

MEMO

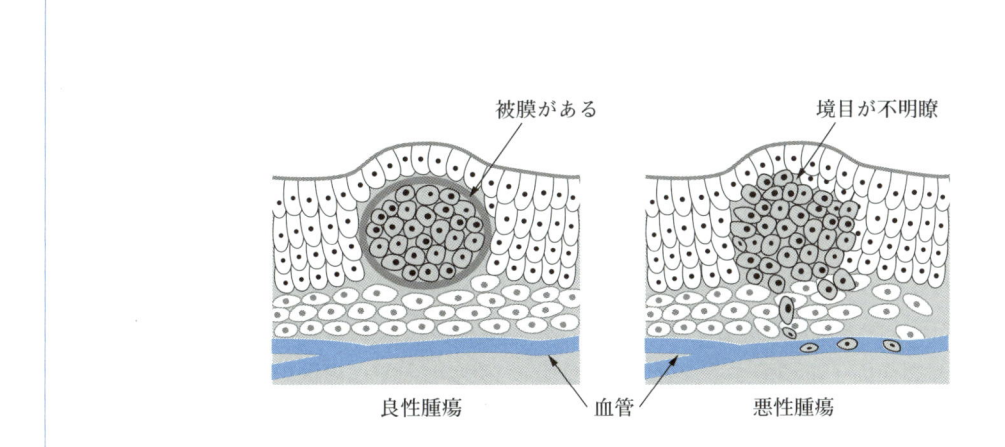

図16-1　腫瘍の特徴

入して血流に乗って遠隔臓器に転移する血行性転移，腫瘍細胞が腹腔，胸腔，髄腔などの体腔内に散らばって広がる播種がある。

5）腫瘍発生の遺伝的要因，環境要因

ほとんどの疾患は，遺伝子によって規定された遺伝的要因と，環境要因の相互作用によって発生する。悪性腫瘍も，環境要因と遺伝要因がかかわって発症すると考えられる。

遺伝要因がガンの発症に関係することは，大腸ガン，乳ガンなどが家系内で多発することから想定される。また，遺伝性の家族性大腸ポリポーシスは大腸ガンを発生し，網膜芽細胞腫も遺伝性のガンである。これらの遺伝性ガンは，次項に述べるガン遺伝子，ガン抑制遺伝子が変異して発生するとされる。

環境要因には，種々の化学物質，食品および添加物，大気汚染，排気ガス，タバコ，放射線など，化学的，物理的な因子が発ガン性を有することがある。また，ウイルスがガンを発生することもある。

6）ガン遺伝子，ガン抑制遺伝子

ガンは遺伝子（DNA）の異常にもとづく疾患であるといえる。それは，ガンの発生および進展には遺伝子の異常が関連しているからである。

ガン遺伝子と呼ばれるものは，細胞増殖因子を調節したり，細胞内のシグナル伝達に影響を与えたり，核内にある転写調節因子を調節するなど，細胞の増殖，分化成熟にかかわっている。ガン遺伝子という表現からすれば，いかにもガンを発生する遺伝子というイメージがあるが，実際には正常な細胞の増殖をコントロールする重要な役目をしている。

しかし，これらの遺伝子が発ガン物質などの影響を受けて，働きが高められると，細胞が過剰に増殖し，ガンを発生する可能性が出てくる。実際に，マウスやトリのガンでは，ガン遺伝子の異常でガンになったことが証明されるものがある。人間の大腸ガンや乳ガンなどでもガン遺伝子の異常が発ガンにつながると考えられている。

また，細胞内には，細胞の増殖を抑制するガン抑制遺伝子もある。これらのガン抑制遺伝子は，本来は細胞の増殖を抑える働きがある。この遺伝子の機能が障害されると，細胞の増殖に歯止めがかからず，細胞が過剰に増えすぎてガンになることがある。

たとえば，網膜芽細胞種や大腸ガンなどで，ガン抑制遺伝子の異常によってガンが発生していると考えられるものがある。

このように，ガンはガン遺伝子とガン抑制遺伝子の異常によって発生する。

ガン遺伝子は細胞増殖のアクセルに，ガン抑制遺伝子はブレーキにたとえられる。もしもアクセルが効きすぎれば，あるいはブレーキが故障していれば，細胞増殖という車は暴走し，とんでもない結果を生み出す。こうして起きる病気がガンである。

ガンの発生には，複数の遺伝子異常が蓄積し，いくつもの段階を経てガンになると考えられる。この考えを多段階発ガン説という。

7）ガンの疫学

日本人の死因はかつては感染症が大部分であったが，1950年代より脳血管障害による死亡率が増加し1980年までは死因の第1位であった。しかし，1981年からはガンによる死亡が男女とも第1位となっている（図16-2）。現在では，死亡した人のおよそ3人に1人の割合でガンのために亡くなっている。

ガンの臓器別死亡率をみると，かつて多かった胃ガンによる死亡者は減少傾向にあり，女性の子宮ガンによる死亡者も減っている。部位別での罹患率の変化をみると，肺ガン，大腸ガン，乳ガン

chapter16 ●悪性腫瘍

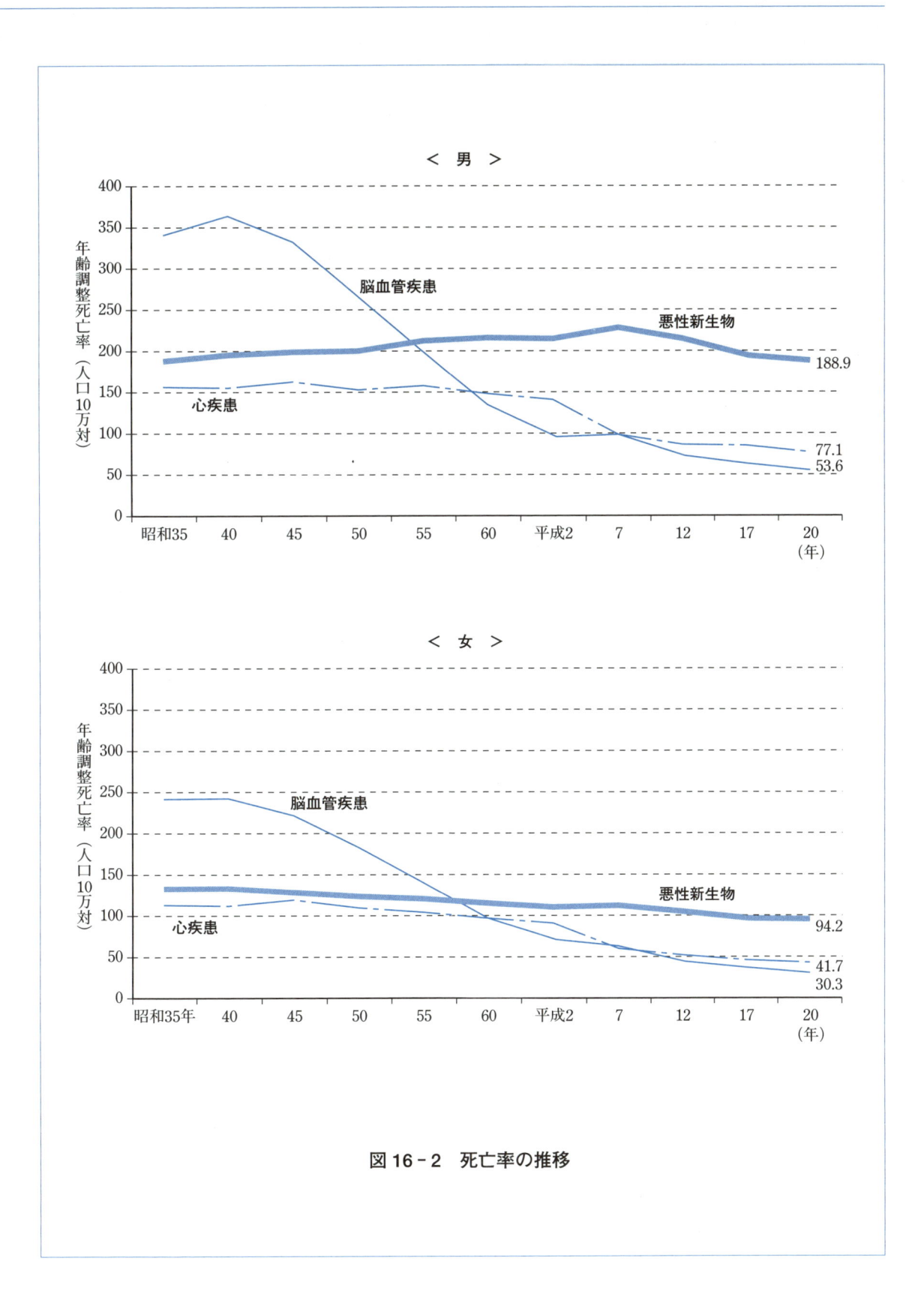

< 男 >

< 女 >

図16-2 死亡率の推移

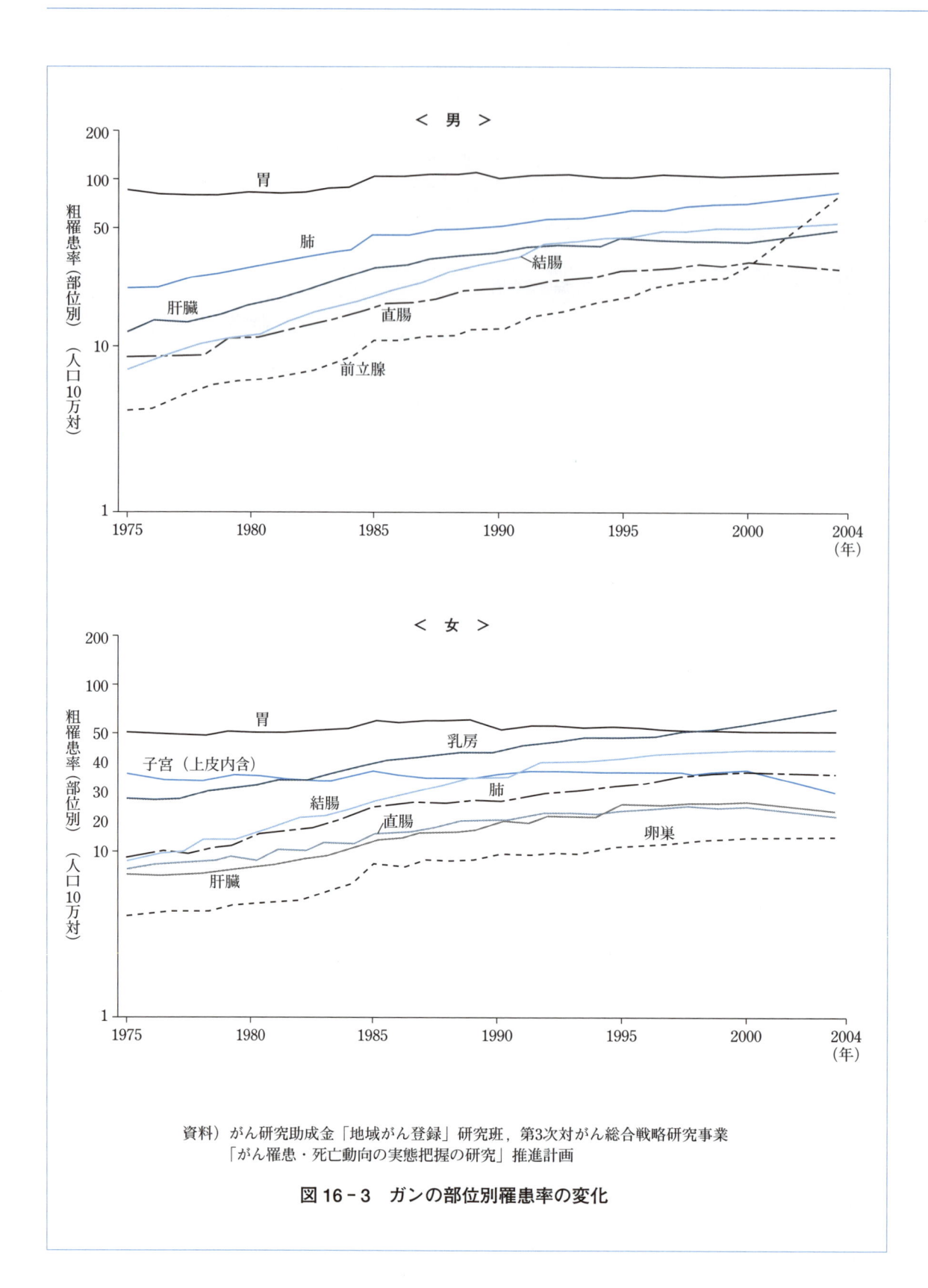

図16-3 ガンの部位別罹患率の変化

は増加の一途をたどっている（図16-3）。

これらの変化の理由は，食生活を含めたライフスタイルの変化や，がん検診の普及で胃ガンや子宮ガンは早期に発見されて治癒するために死亡率が減っていることなどがあるとされる。

8）ガンの症状

初期でガンが小さなときにはほとんど症状が出ない。

ガンが進行すると，腫瘍によって直接にあらわれる症状と，間接的に生じてくる全身症状がある。

ガンによる直接症状としては，腫瘤増大による圧迫症状（大腸ガンによる腸閉塞など），腫瘤の圧迫・浸潤による症状（甲状腺ガンでの嗄声など），腫瘍の壊死性変化（胃ガンでの吐血など），転移による症状（骨転移による病的骨折など）などがある。

一方，間接的な全身症状としては，貧血，体重減少，微熱，るいそう（悪液質）などがみられる。

9）ガンの治療

ガンをそのままにしておくと，ガン細胞は増え続け，正常の臓器の機能を障害して患者を死に追いやる。これを防ぐには，ガン細胞を根絶させ，正常の機能を復帰させることが治療の原則である。

治療法には，手術療法，放射線療法，化学療法，免疫療法，遺伝子治療などがある。

胃ガンや肺ガンなど，ガンが局所に発生するものには，手術療法でガンを完全に取り除くことが根治療法になる。放射線療法も，放射線に感受性のあるガンには有効な根治療法となる。ただし，いずれの療法も，ガンが転移していれば，いずれはガンが再発し，致命症になる。

抗ガン薬を用いた化学療法や免疫療法は，全身にガンが広がったような場合に行われる。白血病は発病時から全身性の疾患であり，化学療法が適

MEMO

応になる。化学療法は抗ガン薬に感受性のあるガンには有効であるが，感受性のないガン，あるいは副作用のために使用できない場合には効果が期待できない。

そのほか，温熱療法，ホルモン療法，骨髄移植療法，遺伝子治療，分化誘導療法*などが試みられている。

2. ガンの成因，病態，診断，治療の概要

1）食道ガン

食道に原発するガンで，ほとんどが扁平上皮ガンである。男性に多く，60歳代に発病しやすい。

【成因と病態生理】

喫煙，飲酒，熱い食べ物，漬け物の過剰摂取，食物中の発ガン物質などがリスクファクターになる。

【症状と所見】

初期には食べ物が食道にしみたり，飲み込みにくい，胸骨後部に違和感があるなど，軽度の食道症状を訴えるくらいである。

進行するにつれ，嚥下障害が起きる。しだいに悪化して，流動食も受けつけなくなり，嘔吐するようになる。

周囲の臓器へガンが浸潤すると，咳，痰，胸痛，背痛，嗄声などがあらわれる。

【診　断】

食道Ｘ線造影検査や内視鏡検査で，食道粘膜の変化や食道の変形が認められる（図16-4）。病変部位を生検して病理組織学的に確定診断する。

【治　療】

外科手術や放射線療法が根治療法として行われる。手術ができない場合には，抗ガン薬で化学療法を行う。

【経過と予後】

手術を受けた食道ガン患者の5年生存率は44％程度である。

2）胃ガン

胃の粘膜上皮細胞から発生する悪性腫瘍である。肺ガンに次いで死亡率が高く，1年間におよそ5万人が死亡している。60歳代の発病がもっとも多く，男女比はほぼ2：1である。

【成因と病態生理】

食塩，喫煙，焼けこげた魚介や肉類の摂取量と胃ガンの発生率の相関が指摘されている。ヘリコバクター・ピロリの感染も胃ガンの発生に関係していると考えられている。

胃ガンは進行すると，リンパ行性または血行性に種々の臓器（肝臓，肺など）へ転移する。

【症状と所見】

初期には特別な症状がないが，進行すると，胃のもたれ感，腹痛，食欲不振，嘔吐，体重減少，出血，全身倦怠感などがあらわれる。

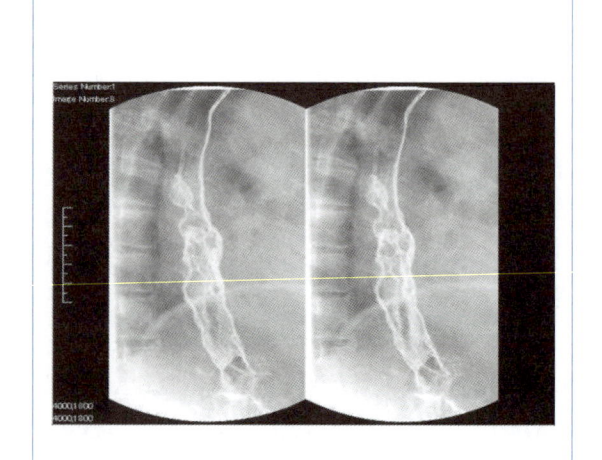

図16-4　食道ガンＸ線造影検査
（食道の粘膜が不整になっている）

【診　断】

　胃X線検査や内視鏡検査で，胃粘膜の変化や胃の変形が認められる（図16-5）。生検して病理組織学的に診断する。

【治　療】

　外科手術で胃ガンを切除する。内視鏡的手術も行われるようになっている。切除手術ができない患者には，化学療法，放射線療法，温熱療法が試みられる。

【経過と予後】

　早期胃ガンでは5年生存率が90％以上であるが，進行ガンになるにつれ，予後が悪くなる。

3）結腸・直腸ガン

　大腸に発生する悪性腫瘍を大腸ガンという。大腸ガンは発生の部位から結腸ガンと直腸ガンに分けられるが，およそ3：2の比率で結腸ガンが多い。近年，結腸ガンが増えている。

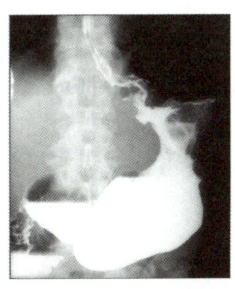

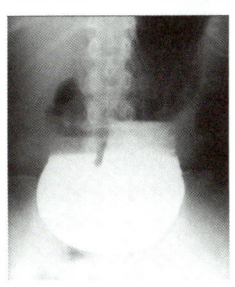

図16-5　胃X線造影検査胃ガン（上）
　　　　胃X線造影検査正常（下）
（正常な胃に比べ，胃ガンではバリウムで造影されない欠損部が目立つ）

＊分化誘導療法

正常の組織では，細胞が増えるだけでなく，成熟してそれぞれの機能を発揮する細胞へと分化する。悪性腫瘍では細胞の分化が障害され，未熟なままの細胞にとどまっていることが多い。そこで，薬物を使ってガン細胞の分化を促して治療する方法である。たとえば，急性前骨髄球性白血病では全トランス型レチノイン酸が白血病細胞の分化を誘導し，治療効果が上げられる。

【成因と病態生理】

生活の欧風化に伴い，高脂肪，高タンパク質，低繊維成分の食生活が，大腸ガンの発生に関係しているとされる。好発年齢は50〜60歳代で，性差は著明でない。

【症状と所見】

初期にはほとんど自覚症状はなく，検診で便潜血反応が陽性になって発見されたりする。

進行すると下痢，血便，腹痛，腫瘤を触れる，腸閉塞（イレウス）などがあり，貧血，体重減少も出現する。

直腸ガンでは，排便時の不快感，残便感，便通の不整，便の狭小化，血便，粘液便が特徴である。

【診　断】

便検査で便潜血反応が陽性になる。腫瘍マーカー検査では，CEA，CA19-9などの陽性率が高い。

注腸造影検査，大腸内視鏡検査で，大腸の腫瘍や潰瘍が認められる（図16-6）。生検して病理組織学的に診断する。

【治　療】

早期ガンは内視鏡的手術で治療する。進行ガンは外科手術で切除する。

手術が困難であったり，転移を起こしている場合には，放射線療法，化学療法，温熱療法，免疫療法，レーザー療法などが試みられる。

【経過と予後】

早期ガンの予後はよく，5年生存率も90％を超す。進行ガンになると予後は不良になる。

4）肝ガン

肝ガンには，原発性のものと，ほかの臓器に発生したガンが転移してくる場合とがある。

原発性肝ガンには，肝細胞に発生する肝細胞ガン（HCC）と，胆管細胞に由来する胆管細胞ガンがあるが，ほとんどは肝細胞ガンである。

【成因と病態生理】

B型肝炎ウイルスやC型肝炎ウイルスの慢性感染で発生することが多い。このほか，アルコール性肝硬変，ヘモクロマトーシス，自己免疫性肝炎なども原因になる。肝細胞ガンの80〜90％に肝硬変が併存している。

【症状と所見】

肝細胞ガン自体による症状よりも，併存する肝硬変の症状が出る。進行すると上腹部や右季肋部の疼痛と肝腫大をきたし，黄疸，腹水，腹部膨満，発熱などがあらわれる。

【診　断】

血液生化学検査ではAST，ALT，LDH，アルカリホスファターゼ（ALP）などの上昇，腫瘍マーカーのアルファフェトプロテイン（AFP）高値が認められる。

腹部エコー検査，CT検査，MRI検査，肝動脈造影検査，肝臓シンチグラムなどで腫瘍の陰影が認められる（図16-7）。

肝生検でガン細胞を確認する。

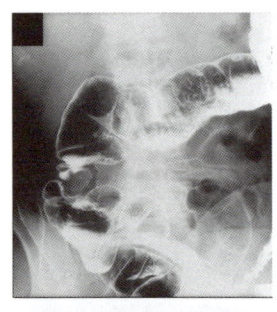

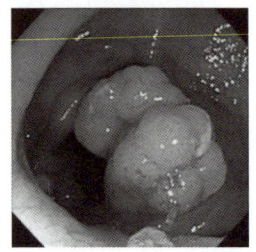

図16-6　大腸ガンX線造影検査（上）
（大腸の一部が欠損している）
大腸ガン内視鏡検査（下）
（腫瘍が認められる）

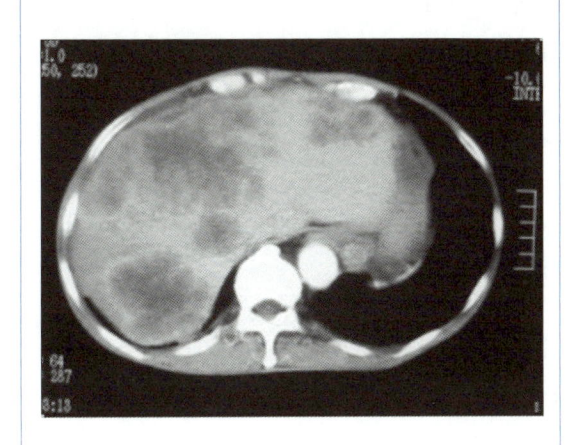

図16-7　転移性肝ガンCT
（肝臓内の黒い部分に腫瘍が多発している）

【治　療】
　腫瘍の大きさ，進行度，肝機能および患者の状態に応じて，経皮的エタノール注入療法，経カテーテル肝動脈塞栓療法，外科切除術，放射線療法，化学療法などが行われる。

【経過と予後】
　早期の肝細胞ガンでは5年生存率が80％を超えるが，進行していると半年以内で死亡することが多い。

5）膵ガン

　膵臓にも原発性ないし転移性腫瘍が発生する。

【成因と病態生理】
　膵ガンも増えているガンのひとつである。喫煙，食習慣，飲酒，産業関連発ガン物質などとの関連が示唆されている。

【症状と所見】
　黄疸，上腹部や腰背部の疼痛，体重減少が主な

症状である。このほか，上腹部の鈍痛，腹部膨満感，食欲不振，下痢，嘔吐，便秘，全身倦怠感などがある。

【診　断】

血液生化学検査で，ビリルビン，ALP，γ-GTPなどが高値になる。腫瘍マーカー検査では，CA19-9，SPan-1，DU-PAN-2などが陽性になる。

エコー検査，CT検査，ERCP＊，腹部血管造影検査，経皮的胆道造影検査などで腫瘍が確認できる。

細胞診や生検して病理組織学的に診断する。

【治　療】

外科手術で切除するが，手術ができない場合には，放射線療法や化学療法を行う。

【経過と予後】

予後は悪い。切除できた症例でも，5年生存率は19％程度にすぎない。進行した患者の平均生存期間は3～6カ月で，1年以内に85％は死亡する。

6）肺ガン

肺ガンには，原発性の場合と，他臓器のガンが転移してくる場合がある。

原発性肺ガンは，肺および気管，気管支を起源として発生する悪性腫瘍の総称で，組織型から，扁平上皮ガン，腺ガン，小細胞ガン，大細胞ガンに大きく分けられる。

男性では扁平上皮ガンと腺ガンがほぼ同じくらいの頻度で，女性では腺ガンが多い。

年々増加の傾向にあり，年間にほぼ5万人が肺ガンで死亡している。60～70歳代に発症のピークがあり，男女比は約3：1である。

【成因と病態生理】

喫煙が原因として重要で，とくに扁平上皮ガンと小細胞ガンの発生にかかわる。このほか，放射線，アスベスト，6価クロムなども発ガン因子となる。

【症状と所見】

咳，痰，血痰，胸痛，呼吸困難，やせ，発熱，嗄声などがある。

【診　断】

胸部X線写真，CT，MRI，気管支鏡検査，シンチグラムなどで腫瘍を診断する（図16-8）。

喀痰細胞診や腫瘍の生検で，病理組織学的にガンを診断する。

【治　療】

小細胞ガンに対しては抗ガン薬を用いた化学療法を行うが，それ以外のガンには外科手術を行う。

【経過と予後】

腫瘍の進展度，組織型により異なり，ガンが進行するほど予後が悪くなる。

7）子宮頸ガン

子宮に発生するガンのうち，子宮頸部に初発するものを子宮頸ガンという。

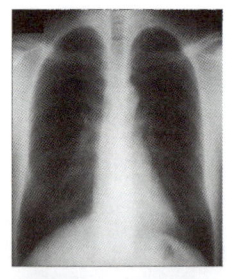

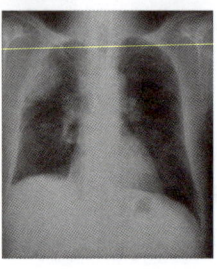

図16-8　胸部X線撮影正常（上）
　　　　胸部X線撮影肺ガン（下）
（右肺に腫瘍があり，両側肺門部のリンパ節が膨張している）

子宮ガンの90〜95％を占め，女性の性器腫瘍のうちでもっとも多い。好発年齢は40〜60歳代で，50歳代がもっとも多い。

【成因と病態生理】

初交年齢の早い者，複数の性的パートナーがいる者，配偶者が包茎である婦人などでの発症頻度が高い。ヒト乳頭腫ウイルス（ヒトパピローマウイルス：HPV）＊＊との関連が示唆される。

【症状と所見】

初期には自覚症状はないが，進行すると，不正性器出血，接触出血，帯下などがみられる。末期になると疼痛が出る。

【診　断】

内視鏡検査，超音波検査，CT検査，MRI検査などで腫瘍が確認できる。細胞診，生検による病理組織診断で確定診断がつく。

【治　療】

手術療法や放射線療法が中心になる。必要により，抗ガン薬による化学療法を行う。

【経過と予後】

腫瘍が局所に限局していると予後はよいが，進行した子宮頸ガンの予後は悪い。

8）子宮体ガン

子宮体（子宮内膜）から発生するガンである。

以前は少なかったが，平均寿命の延長や食生活の欧風化に伴い，子宮ガン全体の30％を超えるようになっている。閉経後の婦人に発症することが多い。

【成因と病態生理】

未婚，不妊，閉経後，高年齢での初婚や初妊，妊娠回数・出生児が少ない，30歳以上の月経不規則，卵胞ホルモン服用者などの婦人で発病率が高い。

【症状と所見】

不正出血，過多月経，異常帯下，疼痛などがあらわれる。

＊ERCP
内視鏡的逆行性胆管膵管造影法の略である。上部消化管内視鏡を用いて十二指腸乳頭部から膵管および胆管内に細いチューブを挿入し，造影剤を注入して胆管と膵管を撮影する検査法である。

＊＊ヒト乳頭腫ウイルス
　（ヒトパピローマウイルス：HPV）
パピローマウイルス科パピローマウイルス属に属すウイルスで，ヒトに接触感染を繰り返し，良性の腫瘍を誘発する。このうち一部が悪性化し，子宮頸ガンを発症する可能性がある。このため，子宮頸ガンを予防する目的でHPVに対するワクチンが使用される。

【診　断】
　内視鏡検査，超音波検査，CT検査，MRI検査などで腫瘍を確認する。
　子宮内膜の細胞診や組織診で異常細胞を認める。
【治　療】
　手術療法，放射線療法，化学療法を適宜選択して治療する。
【経過と予後】
　ガンが局所にとどまっていると予後はよいが，進行するにつれ予後が悪くなる。

9）乳ガン
　乳腺に発生するガンである。食生活の欧風化，ことに脂肪摂取量の増加に伴い，乳ガンは増加している。
【成因と病態生理】
　乳ガンは，家系内に乳ガン患者がいる，未婚・未産婦，初産が30歳以上，閉経年齢が55歳以上，肥満女性などに多い。好発年齢は45～50歳である。
【症状と所見】
　腫瘤が触れられる。乳頭分泌や湿疹のようなびらんをみることもある。
【診　断】
　マンモグラフィ，超音波検査，CT，MRIで腫瘍を確認する。
　確定診断は，生検，穿刺細胞診，外科的切除による病理学的診断で行われる。
【治　療】
　手術が基本で，抗ガン薬やホルモン薬を使用することもある。
【経過と予後】
　ガンが局所に限局していれば予後はよいが，進行して遠隔転移した場合の予後は悪い。

10）前立腺ガン
　前立腺に発生するガンで，老年者に多い。

【成因と病態生理】
　成因は不明である。ほとんどが腺ガンで，まれに粘液ガン，移行上皮ガンがある。
【症状と所見】
　初期には無症状である。進行すると，排尿困難，頻尿，夜間頻尿，残尿感，血尿，排尿痛などがあらわれる。
【診　断】
　腫瘍マーカーとしては，前立腺特異抗原（PSA）が早期発見，診断や進行度の判断に役立つ。
　超音波検査，尿道膀胱造影，CT，MRI，骨X線検査，骨シンチグラフィなどで，腫瘍の診断，転移の有無（ことに骨転移）を確認する。
　前立腺組織を生検で検査し，診断を確定する。
【診　断】
　外科手術療法，内分泌療法，放射線療法，化学療法などが行われる。
【経過と予後】
　初期では予後がよいが，骨などに転移すると予後は悪い。

◆ 演習問題

問題1. スポーツによって骨格筋に起こる変化はどれか。
(a) 過形成　　(b) 化生　　(c) 再生
(d) 増生　　(e) 肥大

問題2. 食道ガンのリスクファクターでないのはどれか。
(a) 飲酒　　(b) 喫煙　　(c) 高血圧
(d) 熱い食べ物　(e) 漬け物過剰摂取

問題3. 大腸ガンの症状でないのはどれか。
(a) 血便　　(b) 腹痛　　(c) 便秘
(d) 体重増加　(e) 便通不整

問題4. 子宮頸ガンの発症に関連するとされるウイルスはどれか。
(a) EBウイルス
(b) エンテロウイルス
(c) ムンプスウイルス
(d) ヒト乳頭腫ウイルス（HPV）
(e) ヒト免疫不全ウイルス（HIV）

問題5. 前立腺ガンの診断に有用な腫瘍マーカーはどれか。
(a) AFP　　(b) CA19-9　　(c) CEA
(d) SCC　　(e) PSA

◎解　答
問題1．(e) ▶ p.194参照
問題2．(c) ▶ p.200参照
問題3．(d) ▶ p.201参照
問題4．(d) ▶ p.205参照
問題5．(e) ▶ p.206参照

chapter 17 加齢（老化），死

〈学習のポイント〉
① 高齢者は生理機能が低下し，感染症，悪性腫瘍，動脈硬化性疾患などの疾病にかかりやすく，しかも慢性化して治癒しにくい。さらに複数の疾患を同時に有していたり，抑うつ状態など心理面での変化もあることに注意する。
② 死は，肺，心臓，脳の機能が，永久的かつ不可逆的に停止した状態をさす。死の判定は，呼吸運動と心拍動の不可逆的停止および瞳孔の散大（死の三徴候）で行われる。
③ 死の三徴候で認定される死亡を心臓死といい，呼吸や循環が人為的にある期間保たれていても脳機能が不可逆的に喪失した状態を脳死と判定する。

表17-1 加齢によって低下する生体機能

- 視力，聴力
- 耐糖能，腎機能，肺機能
- 収縮期血圧調節
- 骨密度
- 交感神経活動
- 免疫能
- 認知能力，行動力

1. 加齢（老化）

生体の機能は，高齢になるにつれて低下するものがある。

たとえば，視力や聴力の低下はほとんどの高齢者が経験する。免疫能や腎機能，肺機能などの種々の生理機能も加齢によって低下する（表17-1）。

生理機能の低下により，感染症，悪性腫瘍，動脈硬化性疾患などの疾病にかかりやすくなる。しかも慢性化し，治癒しにくくなる。また，高齢者では，複数の疾患を同時にもっていることが少なくない。

さらに，高齢者では抑うつ状態など心理面での変化もあり，疾患にかかった場合には，心理的側面を考えることも必要になる。

高齢者には，生理機能や心理面での変化を十分に考慮して，対応しなければならない。

2. 死

生命現象が不可逆的に失われた状態を死という。呼吸機能，循環機能が停止し，中枢機能が不可逆的に停止して，生命が消滅する。

1) 死の判定

肺，心臓，脳の機能が，永久的かつ不可逆的に停止した状態を死と判定する。

死の判定は，一般的には，呼吸運動と心拍動の不可逆的停止および瞳孔の散大（いわゆる死の三徴候）で行われる。体温降下，死斑や死体硬直な

どの死体現象が加われば，死亡は確実になる．

2）心臓死

いわゆる死の三徴候で認定される死亡を心臓死という．

3）脳　死

すべての脳機能が不可逆的に喪失したと判定された後でも，人工呼吸器や体外循環などによって呼吸や循環が人為的にある期間保たれる場合がある．このような状態を脳死という．

脳死については，正確な判定法についての問題，医学的な死の定義と法律的あるいは社会的な死の考え方との違いから生じる問題，さらに臓器移植に関する問題など，種々の問題が提起されている．2009年7月に成立した，改正臓器移植法では，脳死は人の死としてもよいと法律で認定している．

◆演習問題

問題1． 高齢者に関する記述で誤っているのはどれか。
　　(a) 免疫能が低下する。
　　(b) 加齢により認知能力が向上する。
　　(c) 動脈硬化性疾患にかかりやすい。
　　(d) 病気になると抑うつ状態になりやすい。
　　(e) 複数の疾患を有することが多い。

問題2． 死の三徴候に属さないのはどれか。
　　(a) 瞳孔の散大
　　(b) 呼吸の完全停止
　　(c) 心拍動の完全停止
　　(d) 腸管運動の完全停止

◎解　答
問題1．(b) ▶ p.209参照
問題2．(d) ▶ p.209参照

chapter 18 トピックス

〈学習のポイント〉
①臓器移植や人工臓器に代わる新しい治療法として，ヒト胚性幹細胞（ES細胞）や人工多能性幹細胞（iPS細胞）を使って組織や臓器を再生する再生医療の研究が進められている。
②牛海綿状脳症（BSE）は異常なプリオンタンパクが脳に蓄積して発病する。

1. 再生医療

　腎臓移植や肝臓移植など，臓器移植はこれまで治療が困難であった疾患の新しい治療法として効果があげられてきた。しかし，臓器移植には，ドナー不足，拒絶反応など，課題も多い。また，人工臓器も，すべての疾患に当てはまるわけではない。こうした背景で注目されているのが，ヒト胚性幹細胞（ES細胞）を使った再生医療である。
　ES細胞は，試験管の中で無限に増殖することができ，しかもからだを構成する約200種類もの細胞へ分化する能力をもっている。すなわち，ES細胞からは，心筋細胞，造血細胞，肝細胞，平滑筋細胞，血管内皮細胞，皮膚角質細胞，色素細胞，骨格筋細胞，破骨細胞，骨細胞，軟骨細胞，脂肪細胞，神経細胞，膵臓β細胞などへ分化できる。
　このような性格をもったES細胞を応用して，パーキンソン病や糖尿病などの難治性の疾患を治す再生治療の研究が進められている。
　現時点では十分な成果をあげられていないが，近い将来，多くの難治性疾患が再生医療で治癒できるようになると期待される。

とくに人工多能性幹細胞（iPS細胞）の研究が進められており，画期的な再生医療としての期待が高まっている。

2. 牛海綿状脳症（BSE）

　牛海綿状脳症は，1985年にイギリスで発見された。牛の脳に空洞が多発性にできてスポンジ状になり，歩行が困難になったり，起立ができなくなって死亡する疾病である。異常なプリオンタンパクが脳に蓄積することが原因とされる。
　プリオンは，もともとは細胞膜の最外層を構成する糖タンパクで，神経細胞に多く存在する。これが何らかの原因で立体構造が変化し，不溶性となった異常プリオンが産生されて脳に蓄積し，神経細胞を破壊してプリオン病を起こす。
　プリオン病は，ヒトでは散発性クロイツフェルト - ヤコブ病などが問題になっている。
　散発性クロイツフェルト - ヤコブ病は，初老期に発病し，記憶障害，抑うつ，無関心などの精神症候で発病し，認知症になって1～2年で死亡する。
　散発性クロイツフェルト - ヤコブ病と症状が似て若年者に発病するものに新変異型クロイツフェルト - ヤコブ病がある。これは，牛海綿状脳症に感染した牛肉を食べて発病する。また，クロイツフェルト - ヤコブ病に感染した脳硬膜を移植されて発病する医原性クロイツフェルト - ヤコブ病もあり，社会的問題となっている。
　牛海綿状脳症およびクロイツフェルト - ヤコブ

病の根本的な治療法はなく，感染牛肉を食べないようにしたり，感染した硬膜を移植しないようにして，感染を予防することが大切である。

◆ 演習問題

問題1． 再生医療として期待されている細胞はどれか。
- (a) 臍帯細胞
- (b) iPS 細胞
- (c) 骨格筋細胞
- (d) 骨髄幹細胞
- (e) 腸管平滑筋細胞

問題2． 牛海綿状脳症（BSE）の原因はどれか。
- (a) 低タンパク
- (b) 脳への脂質蓄積
- (c) 遺伝子点突然変異
- (d) 異常プリオンタンパク
- (e) ガン抑制遺伝子機能障害

◎解　答
問題1．(b) ▶ p.213 参照
問題2．(d) ▶ p.213 参照

【参考文献】

＜生化学関係＞
- 上代淑人監訳『ハーパー・生化学』丸善, 2001
- 鈴木健『生化学』医歯薬出版, 1993
- 阿南功一他『生化学』医歯薬出版, 2001
- 奥恒行, 髙橋正侑編著『生化学』南江堂, 1998
- 中野昭一編『図説・からだの仕組みと働き』医歯薬出版, 1994

＜分子遺伝学関係＞
- 奈良信雄他『遺伝子・染色体検査学』医歯薬出版, 2010
- 奈良信雄『遺伝子診断で何ができるか』講談社ブルーバックス, 1998

＜生理学関係＞
- 早川弘一監訳『ガイトン臨床生理学』医学書院, 1999
- 本郷利憲他監修『標準生理学』医学書院, 2000
- 貴邑冨久子, 根来英雄『シンプル生理学』南江堂, 1988

＜解剖学関係＞
- 佐藤昭夫, 佐伯由香『人体の構造と機能』医歯薬出版, 2002
- 中野昭一編著『図説・ヒトのからだ』医歯薬出版, 2000
- 佐藤健次『解剖学』医歯薬出版, 2008

＜病理学関係＞
- 松原修他『病理学/病理検査学』医歯薬出版, 2008
- 町並陸生, 秦順一編『標準病理学』医学書院, 1997

＜内科学関係＞
- 福井次矢, 奈良信雄編『内科診断学 第2版』医学書院, 2008
- 高久文麿他監修『新臨床内科学第9版』医学書院, 2009
- 黒川清他偏『EBM現代内科学』金芳堂, 1997

＜外科学関係＞
- 小柳仁他編『標準外科学』医学書院, 2001

＜臨床検査関係＞
- 奈良信雄『検査と疾患』メディカルカルチュア社, 1996
- 奈良信雄『臨床医学総論/臨床検査医学総論第三版』医歯薬出版, 2009
- 奈良信雄『看護・栄養指導のための臨床検査ハンドブック』医歯薬出版, 2008
- 奈良信雄『看護アセスメントに役立つ検査値のみかた・読み方』南江堂, 2001
- 奈良信雄『臨床検査小事典』中外医学社, 2002

＜薬物療法関係＞
- 奈良信雄『看護・栄養指導のための治療薬ハンドブック』医歯薬出版, 2008
- 奈良信雄編『治療薬マニュアル』中外医学社, 2002
- 奈良信雄編『薬の処方ハンドブック』羊土社, 1999

＜医学用語関係＞
- 日本内科学会編『内科学用語集』医学書院, 1993
- 奈良信雄『カルテ用語ハンドブック』南江堂, 2001

index ■さくいん

AIDS 190
A型ウイルス性肝炎 98
B型肝炎ウイルス 202
B型ウイルス性肝炎 98
BMI 17
C型ウイルス性肝炎 98
C型肝炎ウイルス 202
CCU 111
DNA 170
EBM 75
ERCP 204
ES細胞 213
ICU 75
IgE抗体 53
iPS細胞 213
MRI検査 35
MRSA感染症 181
RNA 170
X線検査 35
X線CT検査 35

あ

悪性腫瘍 194
悪性貧血 151
アシドーシス 116
アトピー性皮膚炎 185
アナフィラキシーショック 187
アポトーシス 4
アルカローシス 116
アルコール依存症 140
アルツハイマー病 136
アレルギー性疾患 49
アレルギー疾患 185
アレルゲン 49, 187
胃ガン 200
異形成 194
意識 13
意識障害 18

胃・十二指腸潰瘍 92
萎縮 5
1型糖尿病 82
一次救命処置 73
1秒率 143
逸脱酵素 44
一般検査 37
一般食 66
遺伝性球状赤血球症 153
遺伝的要因 196
医療面接 10
インターフェロン療法 98
咽頭スワブ 174
院内感染症 168, 180
インピーダンス法 80
インフォームドコンセント 65
インフルエンザ 174
ウイルソン病 87
牛海綿状脳症 213
うっ血 105
運動器系 159
運動麻痺 26
栄養管理 69
栄養失調症 77
栄養障害 77
栄養素の濃度 41
栄養評価 69
栄養療法 69
壊死 3
エストロゲン 5
壊疽 4
エネルギー 66
エルゴメータ 56
嚥下困難 28
炎症 2
炎症性疾患 28
炎症性腸疾患 94
炎症の四主徴 2

炎症マーカー 49
円柱 39
黄疸 22
嘔吐 27
嘔吐中枢 28
オウム病 176
悪心 27
おたふくかぜ 175

か

改正臓器移植法 210
潰瘍性大腸炎 94
カウンセリング 72
喀痰検査 39
拡張期血圧 15
過形成 5
化生 194
画像検査 56
家族歴 11
喀血 24
カットオフ値 36
合併症 65
過敏性腸症候群 95
カルテ 9
加齢 209
ガン 6
ガン遺伝子 196
肝炎 96
肝ガン 202
環境要因 1, 196
管腔臓器 26
肝硬変 99, 202
肝細胞ガン 202
カンジダ症 178
関節リウマチ 188
感染症 167
ガンによる直接症状 199
ガンの臓器別死亡率 196

217

ガン抑制遺伝子　196
関連痛　26
緩和医療　72
既往歴　11
飢餓　77
気管支炎　145
気管支喘息　145
凝固壊死　4
凝固・線溶検査　41
器質的便秘　30
基準値　36
寄生虫症　178
喫煙　204
機能的便秘　30
逆流性食道炎　91
急性下痢　30
急性骨髄性白血病　154
急性腎炎　118
急性腎不全　120
急性膵炎　102
急性胆のう炎　101
急性腹症　27
急性リンパ性白血病　154
9の法則　74
救命救急診療　73
狭心症　109
虚血　105
虚血性心疾患　108
巨赤芽球性貧血　150
緊張型頭痛　25
筋電図検査　35
空腹中枢　28
クッシング病　130
クラミジア　176
クラミジア肺炎　176
グリコシダーゼ　195
くる病　116, 159
クレアチニンクリアランス　122
クレチン病　129
クローン病　93
経消化管栄養法　66
経静脈栄養法　67
けいれん　19

外科手術　74
劇症肝炎　98
下血　31
血圧　15
血液　149
血液学的検査　39
血液透析　68, 124
血液分布異常　18
血管透過性　32
血球検査　40
血小板数　41
血清カルシウム濃度　115
血清酵素　44
血清脂質検査　42
血清タンパク　41
血清ナトリウム濃度　46, 113
結節性紅斑　24
血栓症　106
結腸ガン　201
血友病　156
ケトン体　38
ゲノム　174
下痢　30
ケロイド　3
原因療法　63
幻覚　19
現症　12
検体検査　35
原虫疾患　178
原発性アルドステロン症　130
現病歴　10
高カリウム血症　46, 114
高カルシウム血症　115
抗菌化学療法　182
高血圧症　12, 106
膠原病　188
高脂血症　84
甲状腺機能亢進症　127
甲状腺機能低下症　129
梗塞　106
高炭酸ガス血症　144
好中球　2
口内炎　89

高ナトリウム血症　114
高尿酸血症　84
ゴーシェ細胞　86
呼吸運動　209
呼吸器疾患　143
呼吸機能検査　35
呼吸状態　15
骨格筋　159
骨格系　159
骨髄移植　152
骨髄移植療法　154
骨軟化症　116, 159
コラゲナーゼ　195
コレラ　173
コロニー　54
根治療法　64

さ

細菌性食中毒　172
再興感染症　182
再生医療　213
再生不良性貧血　152
サイトカイン　49
細胞間質　3
細胞診　60
三大熱量素　66
散発性クロイツフェルト-ヤコブ病　213
死　209
自覚症状　9
子宮外妊娠　164
子宮筋腫　163
子宮頸ガン　204
子宮体ガン　205
自己抗体　49
自己免疫疾患　49, 185
自己免疫性溶血性貧血　153
脂質異常症　12, 42, 84
視診　12
自然流産　163
疾患　1
失見当識　137
疾病　1

歯肉炎　89
死の三徴候　209
死の判定　209
紫斑病　155
脂肪肝　100
充血　105
収縮期血圧　15
集中治療室　75
手術療法　65，69
手掌紅斑　24
主訴　10
出血　105
腫瘍　5，28
腫瘍マーカー検査　53
循環障害　105
症候性肥満　18
上皮細胞　38
食事・栄養療法　66
触診　12
食物アレルギー　187
食欲不振　28
除脂肪組織　17
ショック　18
ショック治療　102
腎移植　123
鍼灸治療　72
真菌感染症　178
心筋梗塞　110
心筋シンチスキャン　110
神経学的診察　13
神経性過食症　139
神経性食欲不振症　139
進行ガン　201
新興感染症　182
人工臓器　71
人工多能性幹細胞　213
人工流産　163
腎疾患　113
滲出性腹水　32
心臓死　210
身体所見　9
身体診察　12
診断　9

心電図検査　35，55
心拍動　209
心不全　111
蕁麻疹　185，186
診療ガイドライン　75
診療録　9
膵ガン　203
水痘・帯状ヘルペスウイルス　175
髄膜刺激症状　13
睡眠障害　32
頭痛　24
スパイロメータ　56
スプーン状爪　150
生化学検査　41
生活の質　72
性感染症　180
性器クラミジア感染症　180
正球性正色素性貧血　152
生検　60
性行為感染症　180
生殖器系　163
生体防御　185
整脈　15
赤色皮膚線条　131
赤痢　172
舌炎　89
摂食行動　138
染色体異常症　163
全身倦怠感　16
全身性エリテマトーデス　188
疝痛　124
先天性代謝異常症　85
蠕動運動　30
せん妄　19
前立腺ガン　206
早期胃ガン　201
臓器移植　70
造血器　149
創傷　2
創傷治癒　2
増生　194
塞栓症　106
組織移植　70

組織の再生・修復　193
尊厳死　73
損傷　73

た

ターミナルケア　72
体温　14
退形成　194
代謝の異常物質　27
体重の減少　17
帯状疱疹　175
対症療法　64
体性痛　26
大腸ガン　201
大腸内視鏡検査　202
他覚的所見　9
打診　12
脱水　20
胆汁排泄機能　44
単純ヘルペスウイルス　175
単純ヘルペス感染症　175
胆石症　100
タンパク質・エネルギー欠乏状態　77
タンパク尿　119
タンパク漏出性胃腸障害　92
チアノーゼ　22
窒素化合物　44
中枢神経系　135
注腸造影検査　202
超音波検査　35
蝶形紅斑　24
徴候　9
聴診　12
直腸ガン　201
治療　63
治療計画　65
ツツガムシ病　177
低栄養　182
低カリウム血症　114
低カルシウム血症　116
低血糖症　82
低酸素血症　144

低ナトリウム血症　114
テタニー　116
鉄欠乏性貧血　47, 149
転移　195
糖原病　86
瞳孔の散大　209
透析療法　124
等張性脱水　20
糖尿病　12, 82
糖尿病合併症　82
糖尿病性神経障害　138
糖尿病性腎症　123
糖尿病性網膜症　138
動脈硬化　108
ドーパミン細胞　137
特発性血小板減少性紫斑病　155
特別食　66
吐血　31
トラコーマ　176
トラコーマクラミジア　180
トレッドミル　56
トロポニン　110

な

内視鏡検査　35
内視鏡的手術　202
内臓痛　26
内分泌系　127
内分泌疾患　127
ナトリウム欠乏性脱水　20
ナノメートル　174
2型糖尿病　82
肉芽組織　2
二次救命処置　73
二次性高血圧症　106
ニッシェ　92
ニトログリセリン　110
日本高血圧学会　15
乳ガン　206
尿管結石症　124
尿検査　37
尿潜血　37
尿沈渣　38

尿糖　37
尿毒症　120
尿路　113
尿路結石症　39
妊娠高血圧症候群　163
認知症　136
ネガティブフィードバック機構　48
熱傷　74
ネフローゼ症候群　120
粘液水腫　129
脳血管障害　135
脳梗塞　135
脳死　210
脳出血　135
脳波検査　35, 56

は

パーキンソン症候群　137
パーキンソン病　137
肺炎　145
肺ガン　204
肺気腫　143
肺機能検査　56
肺結核　146
バイタルサイン　13
梅毒　180
梅毒トレポネーマ　180
バセドウ病　127
白血球数　40
白血球分画　40
白血病　154
瘢痕組織　2
皮脂カリパス　80
肥大　194
ビタミン過剰症　78
ビタミン欠乏症　78
ピック病　136
ヒト成人T細胞白血病　154
ヒト成人T細胞白血病ウイルス　154
ヒト乳頭腫ウイルス　205
ヒト胚性幹細胞　213
ヒト免疫不全ウイルス　190
肥満　18

肥満症　80
肥満度　17
評価　65
病原体　1
病原微生物　54, 167
病態識別値　36
病理検査　60
病歴聴取　10
日和見感染　178
日和見感染症　167
貧血　149
フィードバック機構　127
風疹　174
風疹ウイルス　174
不穏状態　19
腹腔鏡下手術　101
副作用　65
腹水　32
腹痛　26
腹部膨隆　31
腹膜透析　68, 124
浮腫　21
不整脈　15
物理療法　71
不定愁訴症候群　131
ブドウ球菌感染症　171
不眠症　32
プリオンタンパク　213
分化誘導療法　200
ペインクリニック　72
ヘリオトロープ紅斑　24
ヘリコバクター・ピロリ　92, 172, 200
ヘルニア　91
変形性関節症　160
便検査　39
片頭痛　25
変性　3
便潜血反応　202
便秘　29, 96
放射線治療　71
保存的手術療法　64
保存療法　64

発疹　24
発疹チフス　177
ホモシスチン尿症　86
ポリープ　195
ポルフィリン症　86
本態性高血圧症　106

ま

マクロファージ　2
麻疹　174
麻疹ウイルス　174
マス・スクリーニング　85
末梢神経系　135
麻薬取締法　140
マラリア　179
マラリア原虫　179
慢性気管支炎　144
慢性下痢　30
慢性骨髄性白血病　154
慢性糸球体腎炎　119
慢性膵炎　102
慢性リンパ性白血病　154
マンモグラフィ　206
水欠乏性脱水　20
ミネラル過剰症　80
ミネラル欠乏症　78
脈拍　14
むくみ　21
無効造血　150
ムコ多糖　22
ムンプスウイルス　175
メープルシロップ尿症　87
メチシリン耐性黄色ブドウ球菌　168
メニエール病　20
めまい　20
免疫　185
免疫学検査　48
免疫能　167
免疫不全症　53
免疫抑制療法　152
妄想　19
モノクローナル抗体　39

や

薬剤感受性試験　55
薬剤耐性菌　146
薬物療法　65, 67
やせ　17, 81
融解壊死　4
輸液　68
輸血　68
溶血性貧血　152
溶血連鎖球菌　118
葉酸欠乏症　152

ら

卵巣のう腫　163
リケッチア　177
リズム　15
利尿薬の副作用　46
リハビリテーション　72
流行性耳下腺炎　175
流産　163
良性腫瘍　194
淋菌感染症　180
臨床検査　9, 34
リンパ系　149
淋菌　180
レシチン　22
連鎖球菌感染症　171
れん縮　95
漏出性腹水　32

エスカベーシック
臨床医学概論

2010年3月1日　第一版第1刷発行

著　者●奈良信雄
発行者●宇野文博
発行所●株式会社 同文書院
　　　　〒112-0002　東京都文京区小石川5-24-3
　　　　TEL（03）3812-7777
　　　　FAX（03）3812-7792
　　　　振替　00100-4-1316
印刷・製本●中央精版印刷株式会社
DTP●内田幸子

ⓒNobuo Nara, 2010
Printed in Japan　ISBN978-4-8103-1357-4

●乱丁・落丁本はお取り替えいたします